KB138695

환자의 눈으로 쓴 藥(약) 이야기 2

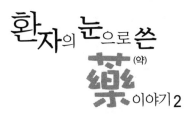

환자의 눈으로 쓴 藥(약) 이야기 2

정종호 한국경제신문 기자 지음

종문화사

2권

차 례

들어가는 글 ··· 6
이 책을 읽기 전에 ··· 10

1 대사증후군 질환

고지혈증 ··· 17
당뇨병 ··· 33
당뇨합병증 ··· 64
비만 ··· 87

2 순환기 질환

고혈압(이뇨제) ··· 106
뇌졸중(혈액순환개선제 · 뇌신경기능개선제 · ··· 154
뇌졸중 후유증 완화제 · 우황청심원)

부정맥   ··· 174

심부전   ··· 195

혈전색전증(항혈소판제 · 항응고제 · 혈전용해제)   ··· 218

협심증 · 심근경색   ··· 239

3 호흡기 질환

감기 · 독감(항히스타민제 · 해열진통제 · 진해거담제)   ··· 264

기관지염   ··· 302

만성 폐쇄성 폐질환(COPD) · 기관지확장증   ··· 309

천식   ··· 324

폐결핵   ··· 356

폐렴   ··· 372

흡연중독증(금연보조제)   ··· 379

들어가는 글

현대의학에서 '약'은 치료의 절반을 차지하고 있다고 해도 과언이 아니다. 고혈압, 당뇨병 같은 내과 질환은 물론 우울증, 하지불안증후군 같은 정신과 질환까지도 약으로 치료하고 있으니 '약 없이 살기 힘든 세상'이 되고 있다. 그러다보니 의사나 약사나 약을 개발하고 판매하는 제약사의 마케팅 전략에 말려 약효가 있다고 주장하면 일단 쓰고 본다. 그래서 '약 권하는 사회'를 조장하는 것은 아닌지 우려가 크다.

여기에 의사와 약사가 더 비판받아 마땅한 것은 약에 대한 부실한 설명이다. 환자가 의사로부터 처방전을 받아들 때 궁금한 게 한두 가지가 아니건만 환자는 '1시간 대기, 3분 진료'의 의료현실에서 충분한 설명을 듣지 못하고 있다. 환자는 내가 먹는 약이 어떤 효능과 부작용을 갖는지, 어떤 메커니즘(약리기전 藥理機轉)으로 내 질병을 치료하는지 매우 궁금할 것이다. 또 약의 치료성적은 어떤지, 불필요하게 처방된 약은 없는지, 우량제약사의 신뢰할만한 품질의 약인지, 이 약으로 낫지 않는다면 다음 단계에서는 어떤 약이 처방될지도 알고 싶을 것이다.

물론 환자는 의약품 설명서나 제약회사 홈페이지, 각종 인터넷 의약정보를 통해 약에 대한 설명을 얻을 수 있다. 하지만 의약품 설명서나 제약회사의 설명은 너무 전문용어가 많고 표현이 딱딱해서 읽기 어렵다. 예컨대 좌창(여드름), 염좌(삠), 경구투여(복용), 교상(물린 상처), 담마진

(두드러기), 수명(눈부심), 안검(눈꺼풀), 헤르니아(탈장) 등의 용어는 의료소비자들을 화나게 만든다.

저자는 건강과 제약을 8년 넘게 전담해온 기자로서 이런 환자와 그 가족들의 궁금증을 미력하나마 해결해주기 위해 이 책을 썼다. 이 책은 질병별로 쓰이는 모든 치료제와 예방약들을 망라해 각각의 쓰임새, 한계, 부작용, 비교우위 등을 설명하고 치료단계별로 A약이 듣지 않을 때 대안으로 B약을 쓰는 이유도 언급했다. 경우에 따라서는 의약품 소비자가 약의 안팎을 심층적으로 이해할 수 있도록 제약시장에서 해당 제품이 차지하는 비중과 생산방법에 대해서도 설명을 달았다.

질병의 진단과 예방에 관한 간단한 기준과 요령도 소개했다. 진료차트에 써있는 말이 대충 무엇을 의미하는지 알아볼 수 있도록 전문용어도 많이 풀이해 놨다. 하지만 어디까지나 약물치료를 중심으로 기획된 책이기에 질병에 대한 그밖의 상세한 소개는 줄였다.

저자의 노력에도 불구하고 이 책은 지면상의 제약과 의학·약학 용어의 난해함 때문에 일반 독자들이 보기에 어려울 수 있겠다. 하지만 난이함을 인내하고 책을 읽다보면 분명 고개가 저절로 끄덕거려지는 측면이 있을 것으로 믿는다.

"아하, 약이란 게 그런 거구나" "그래서 내 병이 낫는 거구나" "약을 아니까 내 건강상태가 어떤지 보이는구나" 하는 말이 독자들로부터 나오길 기대하는데 과연 반응이 어떨지….

이 책은 치료에 쓰이는 약물의 성분명(화학명) 뿐만 아니라 상품명과 생산제약사도 표기했다. 대개는 같은 치료제라도 먼저 언급된 게 오리지널이고 유명하고 치료효과가 좋은 것이라고 봐도 무방하다. 상품명은 오리지널(최초개발) 제품을 위주로 선택하되 오리지널이 의미가 없을 경우에는 시장에서 가장 많이 팔리는 제품을 언급했다. 만약 독자가 처방받은 약의 상품명이 이 책에 나와 있지 않다면 인터넷약물정보사이트인 킴스온라인(http://www.kimsonline.co.kr)이나 인터넷제약정보사이트인 데일리팜(http://www.dreamdrug.com)에 들어가 성분명을 확인함으로써 효능과 장단점을 보다 상세하게 파악할 수 있을 것이다.

이 책은 환자를 위한 약물 가이드로서 의사가 말해주지 않는 약에 관한 내용을 실용적으로 설명하는데 중점을 뒀다. 환자가 약에 대해 제대로 알 때 약물치료를 신뢰할 수 있고 치료성적이 좋아지고 약화(藥禍)사고를 피할 수 있다. 약을 알면 약이 되지만 모르면 독이 되는 것이다.

똑똑한 환자가 돼야 질병을 이겨낼 수 있다. 의료법상 처방전은 환자와 약사가 각각 1장씩 보관하도록 하기 위해 의사가 2장을 발급하게 돼 있다. 그러나 상당수 의사들은 처방내역의 공개를 꺼려서인지 약사보관용으로만 1장을 발급해주고 있다. 환자는 자신의 권익 보호를 위해 1장 더 처방전을 내라고 요구해야 할 것이다. 그런 다음 이 책의 내용과 대조해보는 기회를 가져도 좋다.

이 책을 쓰는데 많은 자료를 주신 제약회사, 병원, 대학교 관계자 여러분과 늘 옆에서 책 쓰기를 격려해주신 부모님과 임용호 종문화사 사장에게 깊은 감사를 드린다.

2006년 8월 20일 서빙고에서

정 종 호

ⓘ 책을 읽기 전에

의약품은 크게 정부가 공표하는 약전(藥典)에 수재된 것과 보건당국의 승인을 얻어 판매되는 신약으로 나뉜다. 재래시장에서 팔리는 한약재는 보건당국의 승인을 받지 못했기 때문에 의약품이라 할 수 없고 농산물로 분류된다.

이 책에서 나오는 거의 모든 약은 일반인이 흔히 말하는 양약(洋藥)으로서 화학식이 확립돼 있고 많은 연구를 통해 약의 작용 메커니즘, 즉 약리기전(藥理機轉)이 밝혀져 있거나 임상시험을 통해 환자를 치료한 결과 통계적으로 치료효과가 입증된 것이다.

약은 화학명(성분명), 관용명, 상품명을 갖는다. 예컨대 아스피린(aspirin)은 관용명이며 acetyl salicylic acid(ASA)는 화학명이며 '아스피린프로텍트'(바이엘헬스케어)는 상품명이다. 따라서 화학명 하나에 수많은 상품명이 존재하며 화학명만 알면 어느 회사 제품이든, 외국에서든 그 약의 '족보'를 알 수 있다.

약은 약국에서 의사처방 없이 자유롭게 팔리는 일반의약품(OTC: over the couter drug 약국 카운터를 넘어 환자에게 약을 건넨다는 데서 유래)과 의사처방을 받아야 구매할 수 있는 전문의약품(ETC: ethical drug)으로 나뉜다.

약은 형태에 따라 정제, 캅셀제, 산제, 주사제, 연고제, 좌제, 점안제 등 수많은 종류가 있는데 이를 제형(劑形:dosage form)이라고 한다. 의약품은 효능, 효과로 평가되는데 예컨대 고혈압약의 효능이 혈압강하라면, 효과는 얼마만큼 내리느냐를 의미하지만 엄밀히 구분할 필요는 없다.

약물마다 '적응증' 이라는 게 있다. 특정 약이 특정 질환을 치료할 수 있다는 것을 보건당국이 공인한 것으로 적응증으로 등재된 질병을 치료할 때 해당 약이 건강보험의 혜택을 받을 수 있고 유사시 문제가 생겨도 해당 제약사로부터 보상을 이끌어낼 수 있다. 단 의사는 재량과 책임 하에 적응증이 아닌 질병에 대해서도 해당 약을 처방할 수 있다.

약은 부작용과 금기사항을 갖고 있다. 부작용 없는 약은 거의 없다. 부작용은 이런 문제점을 안고 있으니 감안하고 주의하여 복용하라는 뜻이며, 금기사항은 심각한 문제가 있으니 복용을 금하라는 의미다. 금기사항은 '다음 환자에게는 투여하지 말 것' 으로 표기돼 있다. 주의 · 경고는 '다음 환자에게 신중히 투여할 것' 으로 명시돼 있다.

약물중독을 나타내는 용어로 의존성과 탐닉성이 있다. 의존성은 정신적으로 어떤 약에 자꾸 의지하고 싶은 성향을, 탐닉성은 생리적으로 특정 약을 복용하지 않으면 불편한 현상이 나타나는 것을 의미한다. 수면제를 먹지 않으면 불안한 증상이 의존성이라면, 수면제를 먹지 않아 통증이 오고 불면증이 나타난다면 탐닉성인 것이다. 마약 등 중독성을 나타내는 약물은 복용을 중단하면 여러 가지 참기 어려운 증상이 나타나는데 이것이 금단증상이다.

수면제의 경우 용량에 따라 적게 먹으면 불안증 치료제, 조금 더 양을 늘리면 수면제, 아주 양을 늘리면 죽음에 이르게 하는 독약이 될 수 있다. 이처럼 약은 용량에 따라 약용량(유효약물농도)과 치사량으로 나뉘고 최소 유효약물농도 이상이어야 효과가 나고 최대 허용치를 넘어서면 각종 부작용이 일어나게 된다.

약물의 효과는 같이 복용하는 약물에 의해 올라가기도 하고 내려가기도 한다. 특정 약이 다른 약과 엉겨 붙거나 반대작용을 나타내면 효과가 감소할 수 있고 각각의 부작용이 사소한 것이라도 비슷하면 같이 복용함으로써 예기치 않게 부작용이 확 커질 수 있다. 반대로 비슷한 종류, 효과, 약리기전을 가진 약물을 동시에 사용하면 약효가 올라가는데 '3+3=6'과 같이 올라가는 것을 상가(相加)작용, '3×3=9' 같이 올라가는 것을 상승(相乘)작용이라고 한다.

약물은 몸에 들어가면 흡수, 대사, 분포, 배설의 과정을 거친다. 위에서 흡수돼, 간에서 대사돼 전신혈액으로 분포된 다음 소변과 유즙(젖)으로 배설되는 약물이 있다고 치자. 위의 산도(pH)가 강산성이어야 흡수가 잘 되는데 제산제를 먹어 pH가 올라갔다면 흡수가 적게 될 것이다.

또 간에서 간내 효소계에 의해 대사된 다음에야 유효한 효과를 나타내는 성분의 약이라면 간염이 심할 경우 대사가 안 될 뿐만 아니라 오히려 간염을 악화시킬 것이다. 이 약이 무좀치료제라면 유효 성분이 발에 집중돼야 하는데 전신에 분포된다면 상대적으로 발 아닌 전신에 부담을 줄 것이다. 약이 작용을 한 후에는 소변으로 배설돼야 하는데 신기능이 안 좋다면 신장에 이 약물이 오랫동안 잔류해 바람직하지 않은 작용을 할 수 있고, 유즙으로 분비된다면 산모 젖을 먹는 유아가 피해를 입을 수 있을 것이다. 이처럼 모든 약물은 각기 다른 흡수, 대사, 분포, 배설의 이력서를 갖고 있어 주의깊게 살펴야 한다.

현대의 대다수 약물은 '수용체' 개념으로 약효를 설명한다. 특정 약물, 신경전달물질, 호르몬 등이 수용체에 도달하면 수용체는 이 정보를 해당 장기나 조직에 전달한다. 약물이 계곡에서 낙하하는 물이라면 수용체는 물레방아 같은 곳이며 방아에 연결된 절구가 우리 인체의 장기나 조직에 해당할 것이다.

예컨대 혈압을 올리고 염증을 유발하는 X수용체가 있다고 하자. Y약이 X수용체를 차단(억제·길항)한다면 혈압이 내려가고 염증이 완화될 것이다. 반대로 Z약이 X수용체를 자극(촉진·항진)한다면 혈압이 상승하고 염증이 심해질 것이다.

또 다른 예로 A약물이 B작용을 억제하는 수용체를 촉진하면 B작용이 감소할 것이나, 반대로 이 수용체를 억제한다면 B작용이 증가할 것이다. 약물에 의해 특정 작용이 점진적으로 촉진되는 것을 항진(亢進)이라면 항진에 맞서 억제하려는 반작용을 길항(拮抗)이라고 한다.

수용체 개념을 갖고 이 책을 읽어나간다면 한 가지 약이 여러 가지 효능, 효과, 부작용을 보이는 것을 이해할 수 있다. 다만 모든 약이 이런 개념에 딱 떨어지게 들어맞는 것은 아니고 복잡다기한 작용을 하기 때문에 혼선이 올 수 있으나 이는 전문가들도 더 심층적인 연구에 나서고 있는 분야인 만큼 답답해할 필요는 없다.

대사증후군 질환

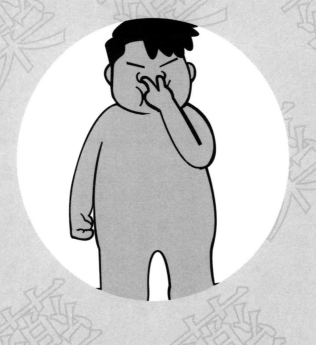

고지혈증

고지혈증은 콜레스테롤 또는 중성지방이 혈액 속에 너무 많이 있는 상태를 말한다. 오늘날 식생활의 서구화로 급증하고 있다. 고지혈증은 당뇨병, 비만, 뇌졸중, 심혈관질환 등을 초래하거나 악화시키는 원인이 되므로 경각심을 가져야 한다.

◎ 개념과 진단

콜레스테롤은 호르몬, 담즙산, 세포막을 만드는 중요한 원료물질이지만 혈중에 너무 많은 양이 있으면 '고콜레스테롤혈증' 이라 진단하며 문제가 된다. 이를 방치하면 콜레스테롤은 심장관상동맥 내벽에 두껍게 쌓여 죽상동맥경화증을 유발하고 이로 인해 혈액의 흐름이 막혀 산소 공급이 차단됨으로써 심장마비의 원인이 된다.

콜레스테롤은 혈액 속에서 단독으로 있는 게 아니라 지단백(lipoprotein)과 결합한 상태로 존재한다. 콜레스테롤이 '화물' 이라면 지단백 입자는 콜레스테롤을 운반하는 '트럭' 이라고 생각하면 된다.

지단백은 크게 저밀도지단백(LDL:low density lipoprotein)과 고밀도지단백(HDL:high density lipoprotein)으로 나뉘는데 전자와 결합한 콜레스테롤은 '해로운' 콜레스테롤, 후자와 결합한 것은 '이로운' 콜레스테롤로 부른다.

LDL은 간에서 합성됐거나 소장을 통해 흡수된 콜레스테롤을 혈액을 통해 각 조직으로 운반하는 역할을 하는데 밀도가 낮아 이동속도가 느리다. 이동속도가 느리므로 과잉의 LDL-콜레스테롤은 혈액 속을 흐르다 칼슘이나 노폐물과 결합해 혈관벽에 들러붙게 된다. LDL은 또한 면역세포로서 이물질과 병원체를 포획·공격하는 대식세포(大食細胞 macrophage)에 잡아먹히게 되는데 이 과정에서 혈관에 염증이 생기고 심장관상동맥이 두터워진다. 이런 과정이 곧 동맥경화다.

반면 HDL은 부피가 작고 밀도가 높으며 이동속도가 빠르다. 조직이나 혈액 속의 잉여 콜레스테롤을 담아 간으로 운반해 필요한 생리물질을 만들 때 쓰이게 하거나 연소되도록 유도한다.

■ 혈중 콜레스테롤 수치에 따른 고지혈증 진단기준(단위 mg/dℓ)

총콜레스테롤	240 이상	높음, 고지혈증 확진
	200~239	경계역, 요주의
	200 미만	적합
LDL-콜레스테롤	190 이상	매우 위험
	160 이상	위험
	130~159	경계역, 요주의
	100~129	높은 정상
	100미만	적합
HDL-콜레스테롤	40이상	안전할 수 있는 최소치
	60이상	적합

일반적으로 건강검진 결과 LDL-콜레스테롤이 100mg/dℓ 미만, HDL-콜레스테롤이 60mg/dℓ 이상이면 아주 이상적이다. 흔히 말하는 총콜레스테롤은 (HDL-콜레스테롤)+(LDL-콜레스테롤)+(중성지방/5)로 계산된다. 요즘에는 총콜레스테롤 수치보다도 HDL-콜레스테롤 및

LDL-콜레스테롤 수치가 진단기준으로 더 중시되고 있다.

LDL-콜레스테롤은 낮을수록 좋다는 게 전문의들의 지배적인 견해다. 이 때문에 이상적이라고 할 수 있는 LDL-콜레스테롤의 수치를 100mg/dℓ 미만에서 70mg/dℓ 미만으로까지 공격적으로 낮춰야 한다는 주장도 제기되고 있다. 협심증에 여러 가지 위험인자를 안고 있다면 50mg/dℓ까지 내려야 한다는 견해도 있다.

하지만 LDL-콜레스테롤이 감소하면 고지혈증으로 인한 심장질환 발병위험이 비례적으로 낮아진다는 확고한 증거가 없다. 따라서 LDL-콜레스테롤치 감소효과가 높은 고가의 스타틴 약물을 쓰는 게 감소효과가 그보다 떨어지는 중저가 스타틴을 쓰는 것보다 반드시 좋다고 할 수는 없다.

중성지방은 과잉될 경우 잉여분이 지방조직에 저장되는데 초기에는 문제가 되지 않는다. 그러나 지방질, 탄수화물, 알코올을 지나치게 섭취하면 중성지방이 복부, 얼굴, 간에 쌓여 각각 '복부 비만' '이중턱' '지방간'이 된다. 나중에는 당뇨병, 담석증에 이르게 된다. 또 잉여분의 중성지방은 최종적으로는 콜레스테롤로 전환되게 마련이다. 혈중 중성지방이 200mg/dℓ 이상이면 치료 대상이 된다.

◎ 치료

고지혈증 환자도 비만과 마찬가지로 3~6개월 정도 식사를 조절하고 적당한 운동을 규칙적으로 하면 혈중 지질치를 정상으로 되돌릴 수 있다. 그러나 식사 및 운동요법을 해도 마음먹은 대로 지질치가 떨어지지 않은 경우가 있다.

일반적으로 △유전적 요인(가족성)이 있거나 △남자일 경우 △나이가 들수록 △체질적으로 간에서 콜레스테롤을 많이 만들어낼수록 △당뇨병, 신장병, 간장병, 갑상선기능저하증 등의 질환을 앓는 경우 △흡연, 음주를 많이 할수록 △강박적이고 스트레스를 잘 받을수록 △외견상 말라보이지만 복부(내장)비만이 심할수록 식사 및 운동요법이 잘 통하지 않는다.

갑상선기능이 떨어지면 소모열량이 줄어들어서, 간기능이 떨어지면 간에서 담즙관을 통해 배출되는 담즙(콜레스테롤을 용해시켜 배출을 유도함)이 줄어들어서, 신장병과 당뇨합병증 등으로 신장기능이 저하되면 몸에 해로운 저밀도지단백(LDL) 생산량이 늘고 혈액에서 제거되는 중성지방의 양이 감소해서 각각 고지혈증이 개선되기 어려운 것이다.

따라서 이런 경우에는 부득이 약물치료가 필요하다. 특히 유전적으로 지방을 대사하는 효소나 대사 관련 유전자의 결손으로 유발되는 가족성 고지혈증은 일반적인 고지혈증보다 더 과학적으로 세심한 진단과 함께 그에 맞는 치료가 뒤따라야 한다. 가족성일 경우에는 사용되는 약물의 종류가 더 많아지게 마련이다.

그럼에도 불구하고 혈중 콜레스테롤 및 중성지방을 가시적으로 쑥쑥 떨어뜨리는 약들이 많이 나와 있어 약간의 부작용과 주의사항만 숙지한다면 고지혈증을 만족스럽게 치료할 수 있다.

스타틴(statin) 계열 약물

1990년대 중반에 등장한 스타틴 계열 약물은 현재 고지혈증 치료제 시장의 90% 가량을 점령하고 있다.

콜레스테롤은 음식으로 섭취되거나 간에서 합성된다. 전자가 1이라면 후자가 7을 차지할 정도로 간에서 합성되는 콜레스테롤의 양이 압도적으로 많다. 또 몸에 해로운 저밀도지단백(LDL)-콜레스테롤은 간에서 40~60%가 제거된다. 따라서 간에서 콜레스테롤 합성을 억제하거나 유해한 콜레스테롤의 처리량을 늘린다면 혈중에 돌아다닐 콜레스테롤을 대폭 줄일 수 있다.

스타틴 계열 약물은 간에서 콜레스테롤 합성의 속도를 조절하는 HMG-CoA환원효소(hydroxy methyl glutaryl-CoA reductase)를 억제하는 약이다. 대략 1~3개월 이상, 하루 1~2알을 지속 복용하면 총콜레스테롤치는 20~50%, LDL-콜레스테롤은 30~40%, 중성지방은 10~30% 가량을 낮출 수 있다. 반대로 HDL-콜레스테롤은 5~12% 높일 수 있다. 이에 따라 심혈관질환 발병위험이 24~38% 내려가고 이로 인한 사망위험이 42~64% 감소하는 것으로 나타나고 있다.

스타틴 계열 약물은 뭐니뭐니 해도 LDL-콜레스테롤을 낮춰주는 게 주된 작용이며 나머지 효과는 상대적으로 작다. 극단적인 경우 일부 사람에서는 거의 효과가 없을 수 있다.

1세대 약물로는 누룩곰팡이의 발효물에서 유래한 천연산물인 로바스타틴(lovastatin 종근당 로바로드정)과 프라바스타틴(pravastatin 한일약품 메바로친정), 이들에서 업그레이드된 반(半)합성물질인 심바스타틴(simvastatin, 한국MSD 조코정) 등이 있다.

2세대 약물로는 완전 합성제인 플루바스타틴(fluvastatin 한국노바티스 레스콜캅셀·서방정)이 있다.

3세대 약물로는 아토르바스타틴(atorvastatin 한국화이자 리피토정)이 있다.

최근에는 '슈퍼스타틴'이라 불리는 로수바스타틴(losuvastatin 한국아스트라제네카 크레스토정)과 피타바스타틴(pitavastatin 중외제약 리바로정) 등이 떠오르고 있다.

또 '포스트스타틴' 약물로 심바스타틴과 에제티미브(ezetimibe, 한국 MSD 이지트롤정)를 복합한 한국MSD의 '바이토린정' 제품이 시장에 나와 있다.

■ 스타틴 계열 약물 혈중 지질 개선효과(단위 %, 괄호 안은 제약회사측 주장)

	LDL-콜레스테롤 감소	HDL-콜레스테롤 증가	중성지방 감소효과
아토르바스타틴	38(39~60)	5~9	19~37
심바스타틴	31(24~38)	9(5~21)	18(1~46)
로바스타틴	29(24~40)	7.3(7~9)	8(10~19)
프라바스타틴	29(17~35)	10(4~10)	7(11~24)
플루바스타틴	17(19~26.5)	5.5(3~11)	10(2~10)
로수바스타틴	52(52~63)	8.9(7.6~9.6)	19(19~20)
피타바스타틴	40	11	29.8

※ 1~3개월 이상 지속 복용시 효과로 의사 임상연구논문 기준

1999년 2월에 발행된 하버드헬스레터에 따르면 혈중 LDL-콜레스테를을 낮추는 효과는 아토르바스타틴, 심바스타틴, 로바스타틴, 프라바스타틴, 플루바스타틴 순으로 강하며 나중에 나온 약물은 효과를 비교한 자료가 별로 없다. 대략 기존 자료를 보면 심바스타틴의 혈중 지질 개선효과를 100으로 잡았을 때 아토르바스타틴은 120~150, 로바스타틴과 프라바스타틴은 50, 플루바스타틴은 25정도다. 혈중 LDL-콜레스테롤치를 이상적인 목표치인 100mg/dℓ까지 낮추는 데는 플루바스타틴을 제외한 모든 스타틴 계열 약물이 효과적이었다.

아토르바스타틴이 다른 약들보다 가장 짧은 시간 안에 원하는 만큼 콜레스테롤을 낮추는 효과가 가장 강력하다는 것이 확인됐다. 특히 LDL-콜레스테롤 및 중성지방 감소효과가 매우 큰 것으로 나타났다. 아

토르바스타틴을 사용한 환자는 32%가 초기 사용으로 목표치에 도달했다. 최근에는 고지혈증을 갖고 있는 당뇨병 환자가 복용할 경우 뇌졸중 및 심장질환 발병 위험을 감소시키는 것으로 입증됐다.

심바스타틴은 HDL-콜레스테롤을 가장 많이 증가시키는 것으로 분석되고 있다. 환자의 22%가 초기에 치료됐다. 이들 두 가지 약을 제외한 다른 약들은 이보다 떨어지는 효과를 나타냈다.

로바스타틴은 전반적인 혈중 지질 개선효과가 우수하며 가장 먼저 미국 식품의약국(FDA)이 공인한 동맥경화증 억제제로서 유효성과 안전성이 가장 오랫동안 증명됐다는 게 장점이다.

다만 로바스타틴이나 프라바스타틴은 복용기간이 다소 길어질 수 있으나 치료에는 충분한 약효를 갖추고 있는 것으로 평가됐다. 아토르바스타틴, 심바스타틴, 로바스타틴, 프라바스타틴은 환자의 75%가 치료 목표치에 도달한 반면 플루바스타틴은 성공률이 낮았다. 플루바스타틴은 혈중 지질 개선효과가 미미한데다가 신기능 및 간기능 환자에 미치는 부작용이 다른 약물보다 커서 최근에는 거의 처방되지 않고 있다.

최신약으로 2003년 출시된 '크레스토'(로수바스타틴)는 몸에 해로운 LDL-콜레스테롤은 줄여주고, 이로운 HDL-콜레스테롤은 높여서 전체 환자의 82% 정도가 정상적인 콜레스테롤 목표 수치에 도달하는 것으로 임상실험 결과 나타났다. 이는 기존 치료제의 60~75%보다 높은 것이어서 제조사인 아스트라제네카 측은 '슈퍼스타틴'이라고 부르고 있다. 다른 국내 임상결과에서는 2형(인슐린 비의존성) 당뇨병을 보이는 환자 149명 중 134명(89.9%)이 크레스토를 6주간 복용했더니 이상적인 LDL-콜레스테롤치(100mg/dℓ 이하)를 보이는 것으로 나타났다.

이 약을 시판하는 아스트라제네카측은 로수바스타틴이 현존하는 스타틴 제제 중 가장 우수한 LDL-콜레스테롤 수치 감소효과를 가지고 있으며 당뇨병과 고지혈증이 겹친 환자에게 더욱 효과적이라고 자랑하고 있다. 특히 간의 약물대사효소계인 'cytochrome P450-3A4'(CYP-3A4)에서 작용하지 않으므로 이 효소에 의해 대사돼 약효를 내는 다른 약물과 상호작용을 하지 않는다는 것이다. 아울러 친수성이 강해 간에서 보다 선택적으로 작용하므로 안전성과 유효성이 확보돼 있다는 설명이다.

이에 반해 미국 시민단체인 '퍼블릭시티즌'은 로수바스타틴이 다른 스타틴 계열 약물보다도 신장 손상과 근육 독성의 부작용이 강하다는 주장을 제기하고 나섰으나 미국 식품의약국(FDA)은 2005년 3월 근거가 부족하다며 이의제기를 기각했다.

중외제약이 2005년 7월 시판한 '리바로'(피타바스타틴)는 2mg의 저용량으로 LDL-콜레스테롤을 40% 이상 낮추고 기존 제제보다 HDL-콜레스테롤 수치를 월등히 높일 수 있다는 게 회사 측 주장이다.

같은 시기에 나온 한국MSD의 '바이토린'은 심바스타틴과 소장에서 음식물 중의 콜레스테롤 흡수를 차단하는 에제티미브(ezetimibe 한국 MSD 이지트롤정)를 복합한 약이다. 에제티미브는 본래 스타틴 계열 약물만으로 혈중 지질 저하효과가 미진할 때 사용한다. 따라서 바이토린을 복용하면 간에서 콜레스테롤이 생성되는 것을 억제하는 동시에 소장에서 콜레스테롤이 흡수되는 것까지 차단하므로 약효 상승효과가 생긴다. MSD측은 임상실험 결과 스타틴 계열 약물만으로 콜레스테롤 조절이 잘 되지 않던 환자들에게 특히 뛰어난 효과가 있었다고 밝히고 있다. 실제로 전체 콜레스테롤 중 소장에서 흡수되는 콜레스테롤은 15~30%에 이르므로 이같은 주장은 신뢰성 있게 받아들여진다.

간에서 콜레스테롤 합성되는 시간이 자정에서 새벽 3시 사이에 최고조가 되기 때문에 스타틴계 약물은 대체로 저녁식사 또는 취침 전에 복용하는 것이 좋다. 다만 아토르바스타틴은 반감기가 12시간으로 길어 (자정 무렵 약물 유효최고농도에 도달하므로) 오전에 복용하는 게 좋고 식후에 복용해도 큰 상관이 없다.

스타틴계 약물의 부작용으로는 소화불량·구역감 등 위장관 기능저하, 간(肝)독성, 근육통, 광(光)과민성 등이 있으며 간질환자, 임산부나 수유부에는 금기다. 임산부는 장기 복용할 경우 기형아를 출산할 위험이 있다.

실제로 과거에 개발된 스타틴계 약물인 세리바스타틴(cerivastatin 바이엘 리포바이정)은 복용한 70만여명 가운데 31명이 사망한 것으로 판명되면서 2001년 시판허가가 취소됐고 바이엘이 유가족에게 거액의 손해배상을 한 적이 있다. 이는 스타틴계 약물이 간 독성이 있고 근육 섬유질을 용해할 가능성이 있기 때문이다. 즉 횡문근(橫紋筋)에 변성이 일어나고 떨어져 나온 미세한 근육 부스러기가 혈관을 타고 돌다가 신장을 손상시키는 독성을 일으키고 사망에 이를 수 있다는 것이다.

하지만 이런 사례를 제외하면 스타틴계 약물은 콜레스테롤을 낮춰서 얻는 의약학적 효과가 부작용보다 훨씬 크기 때문에 의사들은 여전히 스타틴계 약물의 효용성을 절대적으로 옹호하고 있다.

간염증지수가 높아지고 근육분해효소가 증가하는 부작용은 △고령일수록 △복용량이 많을수록 △피브레이트 계열 고지혈증 치료제(특히 gemfibrozil), 항생제인 에리스로마이신(erythromycin), 면역억제제인 사이클로스포린(cyclosporine) 등과 함께 복용할 경우에 더욱 심해진다. 따라서 약물복용시 안전성을 확보하려면 복용 2주 후부터 혈중 간염증지수(GOT 및 GPT)와 근육분해효소(creatine phophokinase)가 복용 전에 비해 각각 2배, 10배를 넘지 않는지 검사해 보는 게 필요하다. 근육통, 근무력감, 구역질, 식욕저하 등의 증상이 있으면 부작용을 암시하는 것이므로 긴장해야 한다.

일반적으로 스타틴계 고지혈증 치료제는 칼슘길항제 계열의 고혈압 치료제와 같이 복용할 경우 심혈관질환 발병률을 낮추는 효과가 우수하다. 따라서 스타틴계 약물은 암로디핀(amlodipine 한국화이자 노바스크정)이나 니페디핀(nifedipine 바이엘헬스케어 아달라트오로스정)과 같은 칼슘길항제와 병용할 것이 권장되며 실제로 의사들이 많은 처방을 내리고 있다.

한편 건강기능식품 가운데 홍곡은 사실상 로바스타틴과 거의 동일한 천연 성분이므로 약 먹기를 꺼려하는 경증 고지혈증 환자에게 바람직하다. 홍곡(紅麴 또는 紅穀)은 쌀을 '모나스커스 퍼퍼레우스'(Monascus purpureus)라는 누룩곰팡이로 발효시켜 만든 붉은 쌀이다. 당나라 때부터 중국과 한국에서 만들어져왔는데 중국 명나라 때 이시진이 지은 본초강목에는 "약성이 완화하고 독성이 없으며 소화불량과 설사를 다스리는데 유용하며 혈액순환을 촉진하고 소화기능을 튼튼하게 한다"고 적혀있다. 또 홍곡은 곡주를 빚거나 생선이나 육류를 요리할 때 맛을 높이기 위해 쓰여 왔다. 1979년 일본의 아키라 엔도 교수는 홍곡의 발효과정에서 '모나콜린-K'가 만들어지고 이것이 콜레스테롤을 합성하는 HMG-CoA 환원효소를 저해한다는 사실을 밝혔다. 한국파마넥스 '콜레스틴캅셀'이 대표적 제품이다.

담즙산 결합제(bile acid sequestrant, 일명 resin)

콜레스테롤 수치만 내리는 약물이다. 이 계열 약물은 소장에서 담즙산과 결합해 대변으로 배출되도록 유도한다. 이에 따라 간에서 담즙산을 회수하는 양이 줄면 간은 LDL-콜레스테롤을 더 많이 끌어당겨 부족한 담즙산을 만드는데 쓰게 되므로 혈액 속에 있는 LDL-콜레스테롤이 줄게 된다.

콜레스티라민(cholestiramine 보령제약 퀘스트란 현탁용산)과 콜레스티폴(colestipol LG생명과학 바이트란산 생산중단)이 있다. 미황색 또는 백색의 분말로 하루에 4g 단위로 포장된 약을 4~6회 가량 식사 직전에 복용해야 하므로 여간 고역이 아니다. 최대 복용 허용량은 콜레스티라민은 24g까지, 콜레스티폴은 30g까지다. 변비, 메스꺼움, 복부팽만, 잦은방귀 같은 부작용이 흔하다. 용량을 서서히 늘리고 수분을 충분히 섭취함으로써 부작용을 완화시킬 수 있다. 약물 복용에 순응도가 높은 환자는 LDL-콜레스테롤을 10~20% 낮출 수 있다. 스타틴계 약물만으로 효과가 없는 경우에 같이 처방된다.

담즙산 결합제는 엽산, 지용성 비타민, 강심제인 디기탈리스(digitalis), 혈액응고제인 와파린(wafarin), 고혈압약인 치아자이드(thiazide) 계열 이뇨제 및 베타차단제 등과 결합해 약효를 떨어뜨릴 수 있으므로 주의가 요망된다. 따라서 다른 약들은 담즙산 결합제보다 1시간 전에 먹어두거나, 아니면 담즙산 결합제 복용 후 4~6시간 뒤에 따로 복용하는 게 좋다. 담즙산 결합제는 이런 복용상의 단점을 최소화하고 향미를 좋게 하기 위해 미리 오렌지 또는 사과 주스와 혼합하여 냉장고에 보관하였다가 복용하면 좋다.

콜레스티라민은 소장내 담즙산을 신속히 체외로 배설시켜 체내 담즙산 농도를 낮춰주므로 담관이 부분적으로 막혀 담즙산에 의해 온몸이 가려울 때 이를 완화시키는 효과가 있다. 흡수불량에 의한 설사를 멎게 하는 효과도 있다. 이 때문에 역으로 변비환자는 주의해야 한다.

피브레이트(fibrate) 계열 약물

간에서 만들어지는 콜레스테롤과 중성지방의 분해를 촉진한다. 특히 중성지방을 20~30% 정도 낮춰 다른 약물에 비해 중성지방 개선효과가 높은 편이며 콜레스테롤도 5~15% 떨어뜨릴 수 있다. 주로 동맥경화 예방약으로 많이 사용됐으나 효과가 높은 스타틴계 약물이 부상하면서 사용빈도가 상당히 줄었다. 특히 부작용마저 피브레이트 계열과 스타틴 계열 약물이 서로 비슷해 병용 처방이 금기시 되고 있기 때문에 용도가 더욱 제한적인 상황이다.

피브레이트 계열은 주로 담즙산 결합제와 같이 처방되는데 이럴 경우에는 LDL-콜레스테롤을 30~40% 낮출 수 있는 것으로 연구돼 있다.

피브레이트 계열은 대체로 위장관장애 부작용이 많고 드물게 두통, 불면, 두드러기, 가려움증, 탈모증 등을 유발한다. 보다 심각한 부작용으로 스타틴계 약물과 마찬가지로 간 독성이 있어 간염증지수를 높일 수 있으며 근육을 용해시켜 이로 인한 신부전이 초래될 수 있다. 따라서 스타틴 계열 약물과 마찬가지로 복용 후에는 혈중 간염증지수(GOT 및 GPT)와 근육분해효소(creatine phophokinase)의 상승 여부를 체크해봐야 한다. 임산부나 수유부에게는 금기다.

클로피브레이트(clofibrate 국내 시판제품 없음), 페노피브레이트(fenofibrate 녹십자 리피딜슈프라정), 베자피브레이트(bezafibrate 종근당 베자립정·서방정), 시프로피브레이트(ciprofibrate 유유 리파놀캅셀), 에토피브레이트(etofibrate 한화제약 리포멜즈 서방캅셀) 등과 이와 구조가 상이한 겜피브로질(gemfibrozil 제일약품 로피드캅셀) 등이 있다.

페노피브레이트는 HDL-콜레스테롤을 6% 증가시키고 중성지방을 31% 감소시키는 것으로 알려져 있다. 특히 2005년부터 HDL-콜레스테롤을 높이는 것으로 재부각됨으로써 사용이 다소 늘어나고 있다. 리피딜슈프라는 페노피브레이트를 마이크로코팅(micro coating)하여 생체이용률을 25% 이상 개선한 제품으로 중성지방과 LDL-콜레스테롤을 각각 40%, 20~35% 낮추는 것으로 연구돼 있다.

베자피브레이트는 비선택적 PPAR(peroxisome proliferator activated receptors)활성화제로 LDL-콜레스테롤과 중성지방을 감소시키고 HDL-콜레스테롤을 증가시키는 효과가 있다. PPAR은 세포핵에 존재하는 인슐린 활성을 높이는 미립자로 PPAR-α는 지단백 형성에, PPAR-γ는 지질 및 탄수화물 대사에, PPAR-δ는 지방산 및 지질대사에 관여하는 것으로 연구돼 있다. 따라서 수년간 복용하면 고지혈증 개선은 물론 인슐린 비의존형(2형) 당뇨병의 발생을 41% 감소시키고 당뇨병 소인이 있는 사람에서 당뇨병 발병까지 걸리는 기간을 2년 지연시키는 것으로 보고돼 있다.

클로피브레이트와 겜피브로질은 LDL-콜레스테롤을 5~10%, 베자피브레이트와 시프로피브레이트는 24~31% 감소시키는 것으로 연구돼 있다.

니코틴산(나이아신)

니코틴산(nicotinic acid, niacin, 비타민B₃ 머크주식회사 니아스파노정)은 가격에 비해 혈중 중성지방 및 콜레스테롤의 감소효과가 좋은 편이어서 꾸준히 처방되고 있다. 특히 최근에는 HDL-콜레스테롤을 높이는 것으로 재조명돼 사용이 늘어나고 있다.

니코틴산은 지방조직이 분해돼 콜레스테롤의 원료가 되는 것을 방해하고 LDL-콜레스테롤을 합성하는 아포단백질B의 합성과 분비를 억제함으로써 혈중 지질치를 개선한다. 중성지방은 25~50%, 콜레스테롤은 10~20% 내릴 수 있다. 반면 매일 이 약을 1~2g 복용할 경우 몸에 이로운 HDL-콜레스테롤을 30% 이상 높일 수 있는 것으로 나타나고 있다.

최근의 연구결과 LDL-콜레스테롤을 낮추는 것만으로는 심혈관계 질환의 위험을 낮추는데 한계가 있기 때문에 HDL-콜레스테롤을 같이 높여야 한다는 공감대가 형성돼가고 있고 HDL-콜레스테롤을 높이는 게 더 중요하다는 견해가 속속 나오고 있다. 이에 따라 HDL-콜레스테롤을 높이는 니아스파노와 리피딜슈프라 같은 약이 각광을 받을 전망이다. 특히 니아스파노는 리피딜슈프라와 달리 스타틴 계열 약물과 병용해도 부작용이 그리 크지 않기 때문에 유리하다. 현재 니코틴산과 스타틴 계열 약물의 복합제도 국내외에서 속속 개발되고 있다.

니코틴산 제제는 안면홍조, 열감, 갈증, 가려움, 위장장애 등 가벼운 부작용을 유발할 수 있다. 간 독성이 있어 통풍, 고요산혈증, 활동성 간질환, 소화성궤양, 중증 2형 당뇨병에게는 쓰지 않는다. 임산부나 수유부에게 금기다. 보통 피브레이트 계열 약물과 같이 처방되지 않으며 단독으로 쓰이는 경우도 거의 없다.

아시피목스(acipimox 일동제약 올베탐캅셀)는 2세대 니코틴산 유도체로서 지방조직에서 지방이 분해되는 것을 감소시키고 지단백분해효소(lipoprotein lipase)를 자극해 초저밀도지단백(VLDL)의 분해 · 소멸을 유도한다. 따라서 유리(遊離)지방산과 중성지방의 혈중 농도를 현저히 감소시킬 수 있다. 그러나 니코틴산 제제로서의 부작용이 적잖으므로 주의해야 한다.

기타 약물

프로부콜(probucol 다림양행 로데코정), 설로덱사이드(sulodexide 아주약품 베셀듀연질캅셀), 소 췌장추출물(pancreatic sulfomucopolysaccharide 현대약품 리파로이드정), 에틸리놀레인산(ethyl linoleate 영풍제약 바란세프연질캡셀) 등이 있다.

프로부콜은 작용기전이 불명확하나 LDL-콜레스테롤치를 8~17% 감소시키는 것으로 알려지고 있다. HDL-콜레스테롤도 20% 가량 낮춘다. 따라서 유전적, 체질적으로 콜레스테롤이 체내에서 많이 합성되는 환자에게 제한적으로 처방된다. 담즙산 결합제와 같이 처방될 수 있다.

설로덱사이드는 돼지의 십이지장 점막에서 얻는 천연물질로 동맥벽에서 지단백분해효소(lipoprotein lipase)가 활성화되도록 유도해 혈중 중성지방과 콜레스테롤을 정상화하고 혈전이 응집되는 것을 저해함으로써 동맥경화에도 효과적이다.

리파로이드는 소 췌장에서 추출한 저분자형 함황(含黃) 점막 다당체로서 혈액내의 콜레스테롤 및 중성지방을 정상화하고 혈전 및 혈관벽 염증성 병변의 용해를 촉진해 역시 동맥경화에 효과적이다.

에틸리놀레인산은 콜레스테롤을 낮추고 동맥경화를 개선하는 약이다.

이밖에 항생제인 네오마이신(neomycin), 갑상선기능저하증치료제인 티록신(thyroxine), 대두단백 성분으로 과잉의 콜레스테롤과 지방질을 부족한 곳으로 옮겨주는 역할을 하는 레시틴(lecithin) 등이 보조적으로 쓰이고 있다. 비타민류로 수용성인 리보플라빈(riboflavin 비타민B_2대웅제약 하이본정), 피리독신(pyridoxine 비타민B_6 삼일제약 염산피리독신정), 시아노코발라민(cyanocobalamine 비타민B_{12}) 등과 지용성인 A, D, E 등이 추가 처방되기도 한다.

폐경 후 여성들이 갱년기증후군을 치료하기 위해 투여하는 에스트로겐은 LDL-콜레스테롤을 감소시키고 HDL-콜레스테롤을 증가시킨다. 여성호르몬 대체요법을 하는 폐경 여성들이 그렇지 않은 여성보다 심장 관상동맥질환의 발병률이 낮다는 연구결과가 나와 있으나 아직까지도 확고하게 입증된 사실이라고 볼 수 없는 상황이다.

유의사항

일부 약물은 혈중 지질을 높인다. 보통 콜레스테롤보다는 중성지방에 더 많은 영향을 미친다. 이런 악영향이 매우 심각한 경우로 여드름 치료제인 이소트레티노인(isotretinoin 한국로슈 로아큐탄연질캅셀), 치아자이드 계열 이뇨제 겸 고혈압약, 고혈압 및 협심증 차단제로 쓰이는 베타차단제 등이 고지혈증을 유발 또는 악화시킬 수 있다. 그러나 예컨대 고혈압약인데 혈중 지질을 상승시킨다면 혈압강하효과가 생명유지에 더 중요하므로 혈중 지질이 다소 올라간다고 해서 약을 중단할 일은 아니다.

또 자몽은 간에 존재하는 분해효소계 'cytochrome P450-3A4' (CYP-3A4)를 저해함으로써 간에서 약물이 제거(배설)되는 것을 더디게 만드는 성분을 함유하고 있다. 이에 따라 자몽이나 자몽주스를 먹고 간에서 주로 배설되는 약물을 함께 복용하면 약효가 오랫동안 지속된다. 따라서 자몽주스와 함께 약을 복용하는 것을 삼가야 한다.

이런 약물로는 스타틴계 고지혈증 치료제를 비롯해 협심증 및 고혈압 치료제로 사용되는 칼슘길항제(amlodipine, nifedipine, verapamil), 신경안정제(alprazolam, midazolam), 진정·졸림 작용이 없는 항히스타민제(terfenadine 생산금지), 먹는 피임약(ethinyl estradiol), 항우울제(clomipramine), 면역억제제(cyclosporine), 아토피성 피부염 치료제(tacrolimus) 등이 있다.

당뇨병

당뇨병은 가장 흔한 내분비계 질환으로 식생활의 서구화와 비만인구 증가, 운동부족 및 스트레스로 계속 증가하고 있다. 21세기 '문명생활병'으로 창궐할 것이라는 우려를 무심히 넘겨볼 게 아니다. 30년 전만해도 100명 중 1명 비율로 발생했던 국내 성인 당뇨병 환자가 2003년에는 전체 인구의 8.29%(401만명)로 불어났고 2010년께에는 10%(490만명) 선으로 폭증할 것이라는 전망이 나오고 있다.

◎ 원인과 증상

당뇨병은 말 그대로 소변에 포도당이 빠져나오는 질환이다. 중요한 에너지원이라 할 수 있는 포도당이 체내에서 효과적으로 쓰이지 못하고 혈액에 기준치를 초과하게 되고 오줌으로도 유출되는 것이다. 췌장에서 생산되는 인슐린이 적게 분비되거나 적당량 분비되더라도 혈당을 안정하게 조절하지 못할 경우에 당뇨병이 나타난다.

이렇게 되면 흔히 '3다'라고 해서 다음(多飮)·다식(多食)·다뇨(多尿) 증상이 생긴다. 즉 포도당을 배출하기 위해 자주 소변을 보게 되고 이에 따라 물을 많이 마시게 된다. 포도당이 남아도는데도 인체가 이를 제대로 쓰지 못하므로 자주 허기져서 많이 먹게 된다. 물론 사람마다 체질과 당뇨병의 원인에 따라 이같은 전형적 증상이 일괄적으로 나타나는 것은 아니다.

이와 함께 체중감소, 권태, 무기력증, 어지럼증 같은 증상이 동반되고 습진이나 무좀 같은 피부에 잘 걸리게 되며 혈액순환이 나빠져 잇몸염 증이 쉽게 생긴다.

만성화되면 신경, 말초혈관, 망막, 발, 신장, 심장 등 혈관이 뻗어있는 부위라면 어디든지 심각한 합병증을 일으키게 된다. 그래서 당뇨성 신경증, 당뇨성 신증(腎症), 당뇨병성 망막증, 당뇨병성 족부궤양, 당뇨성 고혈압 등과 같은 합병증 이름이 붙게 된다. 쉽게 말해 과잉의 포도당이 혈관에 남아 있으면 혈관이 물러져 병원체나 노폐물이 침입하기 쉽고 혈관이 균열 직전의 상태에 이르게 되며 탄력이 사라지는 등 전방위적 으로 문제가 생기는 것이다.

◎ 진단

당뇨병은 다음과 같은 진단기준에 따른다.

■ 당뇨병 진단 혈당 기준치 (한국 · 단위 mg/dℓ)구분

구 분	공복 혈당치	식후 혈당치
정 상 인	70~110	139 이하
당뇨병 전단계	111~125	140~199
당뇨병 환자	126 이상	200 이상

이를 기준으로 서울대 의대에서 국내 도농(都農)간 인구분포를 대표하 는 서울, 정읍, 연천, 안산 등지에서 대규모 당뇨병 표본조사를 실시했 더니 당뇨병으로 진단되는 사람은 10.2%, 당뇨병 전단계인 사람은 7.0~13.5%인 것으로 추산된다는 연구결과가 2005년에 나온 바 있다.

이 연구의 결론은 공복혈당이 110mg/dℓ을 넘을 경우 당뇨병 발병률이 급격히 증가할 것으로 예상되므로 당부하검사(공복상태에서 포도당 75g을 물에 타서 마시고 2시간 뒤에 변화된 혈당치를 측정) 같은 정밀검사를 통해 당뇨병인지 여부를 확진해야 한다는 것이다.

당뇨병성 합병증을 예방하기 위해 당뇨병 환자는 1년에 3~4회 당화혈색소(HbA1c) 검사를 받아봐야 한다. 당화혈색소란 적혈구의 혈색소(헤모글로빈 hemoglobin)와 혈당이 결합한 것으로 전체 혈색소 중 당과 결합한 혈색소의 비율을 % 단위로 표시한다. 혈당치가 높아지면 당연히 당화혈색소 비율도 늘어난다. 당화혈색소는 적혈구가 수명(120~130일)이 다하는 동안 혈액 속에 존재하므로 당화혈색소의 평균 수명은 60~65일(8~10주)로 봐야 할 것이다. 왜냐하면 적혈구는 이제 막 생긴 것도 있고 수명이 다해 곧 소멸될 것도 섞여 있으므로 그 중간값이 당화혈색소의 수명인 셈이다. 따라서 당화혈색소의 비율을 측정하면 최근 2개월여(8~10주)의 장기적 혈당변화 추이를 알 수 있다.

당화혈색소는 7% 이하면 정상, 8% 이상이면 치료가 필요하다. 최근에는 6.5% 이하로 지속적으로 관리돼야 혈당이 효과적으로 제어돼 당뇨병성 합병증의 발병 가능성을 낮출 수 있다는 견해가 인정받고 있다. 당화혈색소 수치는 당뇨병 합병증과 밀접한 관련이 있어 수치가 1% 감소하면 당뇨병성 관상동맥질환으로 인한 사망위험이 10%, 심근경색 발생위험이 18%, 미세혈관질환 발생위험이 25%씩 낮아지는 것으로 연구돼 있다.

예컨대 당화혈색소는 정상 혈색소와 비교할 때 산소와의 결합력은 정상적이나 산소를 필요한 조직에 공급(분리)하는 능력이 떨어져 말초조직에 저산소증을 유발하고 신경합병증, 혈관노화 등을 초래할 수 있다. 따라서 당뇨병 합병증 예방을 위해서는 4주에 한번 정도 당화혈색소를 측정해 볼 필요가 있다.

최신 치료지침은 집중적인 치료 후 3개월이 지나도 당화혈색소가 6.5% 이하로 떨어지지 않으면 다양한 종류의 약제를 병용할 것을 권고하고 있다. 또 진단 당시 당화혈색소가 9% 이상인 모든 환자에게는 즉시 약물병용치료나 인슐린치료를 할 것을 추천하고 있다.

◎ 일반적 치료 지침

기본은 식사요법과 운동요법이다. 특히 비만이나 관상동맥경화, 협심증, 고혈압과 같은 심혈관질환을 같이 앓고 있는 사람은 절식과 운동을 통한 체중감소가 필수적이다. 그러나 이것만으로 혈당조절이 정상적으로 이뤄지지 않으면 약물요법이 필요하다.

당뇨병 전단계(내당능 장애: 당부하 검사 결과가 정상치 범위에 들지 못한 경우)이거나 당뇨병 환자라도 공복 혈당이 180mg/dℓ 미만, 무작위 혈당이 250mg/dℓ 미만이면 운동과 식사조절로 혈당을 낮출 수 있다. 그러나 이런 조치를 취해도 공복 혈당이 150mg/dℓ, 당화혈색소가 7%를 넘는다면 약물치료를 받아야 한다.

처음 진단됐을 때 공복 혈당이 180mg/dℓ, 무작위 혈당이 250mg/dℓ을 초과하면 처음부터 생활요법과 함께 약물치료가 필요하다. 공복 혈당이 250mg/dℓ, 무작위 혈당이 350mg/dℓ을 넘으면 처음부터 인슐린 치료를 시작한다.

당뇨병 전단계인 사람은 대부분 10년 내에 2형 당뇨병(인슐린 비의존형 당뇨병)으로 악화되는 것으로 알려져 있다. 2형 당뇨병이란 혈중 인슐린양이 정상치보다 다소 부족할 뿐인데 인슐린의 효율이 낮아 세포 단위에서 혈당을 연소시켜 에너지로 변환시키는 능력이 떨어져 있는 상태(인슐린 저항성)를 말한다. 다시 말해 많은 양의 인슐린이 들어가야만 혈당을 분해할 수 있는 비효율적 상태가 되고 그러다보니 인슐린을 만들어내는 췌장 베타세포가 점차 지치고 망가져서 회복 불능의 지경에 이르게 되는 것이다.

2형 당뇨병 환자의 80~85%는 인슐린 저항성을 가지고 있으며 나머지는 유전자 돌연변이에 의해 인슐린 분비기능을 하는 췌장 베타세포의 기능이 저하된 것으로 연구돼 있다.

인슐린 분비기능만 감소된 경우에는 당뇨병 발병위험이 3배 정도 증가하고, 인슐린 저항성만 존재하는 경우에는 5배 정도 증가한다. 인슐린 분비장애와 인슐린 저항성을 동반한 경우에는 당뇨병 발병위험이 20배 증가한다.

당뇨병 전단계인 사람들은 또 혈당치가 정상인 사람에 비해 심혈관질환 발병위험이 1.5배 더 높다는 연구결과다. 당뇨병으로 인해 혈관이 망가지고 흠집이 난 곳에 노폐물이 끼면 심혈관에도 여파가 미친다는 얘기다.

따라서 당뇨병 전단계에 해당하는 사람은 이를 인지하는 순간부터 식사요법, 운동요법 등으로 체중을 줄이고 생활습관을 교정하는데 적극 나서야 한다. 그리하면 당뇨병 발생률을 58%나 줄일 수 있다는 게 미국의 한 연구결과다.

이런 생활습관교정 프로그램은 다름 아닌 4년 동안 하루 1500kcal를 섭취하고 1주일에 3~4회 중등도의 운동을 시행해 6개월 안에 7kg의 체중을 뺀 뒤 이후 4년 이상 유지하는 방법이었다. 그러나 이런 프로그램은 늘 허기지고 술과 고량진미에 대한 유혹을 떨쳐내기 어렵기 때문에 실천하기 힘든 게 현실이다. 따라서 먹는 당뇨병치료제나 인슐린 주사의 도움을 받으면서 생활요법을 실천해나가야 당뇨병이 악화돼 합병증까지 나타나는 불행에서 벗어날 수 있다.

　중증 당뇨병 환자라면 사실상 평생 약을 복용해야 하므로 환자들이 약을 꺼려하는 것은 당연하다. 하지만 최근에는 신약이 나와 약효는 개선됐고 부작용은 줄었다. 먹는 약은 정상인의 인슐린 분비 형태와 가장 유사하게 약효가 빨리 나타나고 지속시간이 짧은 것이 좋다. 반면 환자들은 약효가 강하고 작용시간이 긴 제제를 선호한다. 대체로 최신 약들은 작용시간이 단축되고 약물의 체내 축적량이 감소돼 지나친 혈당강하로 인한 저혈당 쇼크 부작용을 줄이고 있다.

　의사가 약을 처방할 때 주안점을 두는 것은 혈당의 변화 패턴이다. 공복 혈당이 높은 경우, 식후 혈당이 높은 경우, 둘 다 높은 경우로 나눠 이에 잘 맞는 약을 써보게 된다. 약물은 식전과 식후에 복용할 것으로 분류되며 각각의 용법을 어길 경우에는 약효가 반감되거나 오히려 역효과가 날수 있으므로 용법을 지키는데 신경을 써야 한다. 아울러 약을 걸렀다고 2~3회 분을 한꺼번에 먹거나, 식사를 거르거나, 공복 상태에서 지나친 운동을 하면 저혈당 쇼크가 올 수 있으므로 주의해야 한다.

　한 가지 약제를 최대용량으로 투여해 혈당조절에 실패하면 2~3가지 약을 병용하게 된다. 병용요법을 할 경우 서로 다른 약물 기전(작용메커니즘)을 가진 것을 사용하는 게 원칙이며 의사가 처음부터 병용투여가 효과적일 것으로 판단하면 적극적으로 병용요법을 고려해봐야 한다. 병용요법은 약리작용이 다른 약물을 각각 저용량으로 복합 투여함으로써 효과를 최대화하고, 부작용은 최소화하며, 비용 대비 효과 측면에서 이점을 얻을 수 있는 방법이다.

　인슐린은 일반적으로 먹는 약으로 효과가 없을 때, 심한 고혈당 증세가 나타나거나, 당화혈색소가 10.5% 이상이어서 합병증 발생이 우려되는 경우에 사용하게 된다. 하지만 최근에는 이같은 인식이 바뀌어 초기 당뇨병이나 이른 나이에 발생한 당뇨병에도 공격적으로 인슐린을 처방하는 추세다. 획일적인 시각으로 젊다고 해서 인슐린을 맞을 필요가 없는 게 아니며 나이가 많다고 인슐린이 필요한 것은 아니다. 고령자라 하더라도 혈당을 세밀하게 조절할 필요성이 없다면 먹는 약으로만 치료할 수 있다.

일반적으로 임산부, 수유부, 전신마취가 필요한 대수술을 전후한 환자, 감염 환자, 당뇨병성 케톤산혈증(DKA ▶당뇨병 합병증 참고)을 보이는 사람, 심한 스트레스가 있는 환자, 간 또는 신장에 질병이 있는 환자, 단백뇨가 있는 환자, 염증이 극심한 환자 등은 먹는 약 대신 인슐린 주사를 써야 한다. 임산부의 경우 임신중 혈당조절이 불완전하거나, 경구용 당뇨병 치료제를 복용하면 기형아를 출산할 위험이 있어 인슐린이 필요하다. 또 신장 및 간 기능이 많이 저하된 당뇨병 환자는 먹는 약이 이들 장기의 기능을 더 떨어뜨릴 수 있으므로 인슐린이 바람직하고 식사요법을 보다 철저히 지켜야 한다.

도식적으로 잘라 말하기는 어려우나 비만도가 낮고, 혈당치가 아주 높지 않고, 신장과 혈당의 생성 및 소모에 관여하는 간의 기능에 이상이 없는 경우에는 먹는 약을 복용하지 않아도 운동과 절식만으로 당뇨병 증상이 개선될 수 있다. 비만한 당뇨환자는 약 복용이나 인슐린 투여에 앞서 절식과 운동을 통한 체중감량이 반드시 전제돼야 하며 그 후에 본격적인 치료에 들어가는 게 정답이다.

경희의료원이 국내에서 치료를 받고 있는 1170명의 당뇨환자를 대상으로 조사한 결과 당화혈색소와 공복혈당이 제대로 조절되지 않는 사람은 각각 70%, 64%인 것으로 나타나고 있다. 당뇨병 환자의 적극적인 혈당관리가 시급한 상황이다.

◎ 먹는 당뇨약

비만하지 않은 당뇨병 환자는 식사요법, 운동요법을 실시한 뒤 효과가 없으면 설폰우레아계 약물을 사용해본다. 그럼에도 나아지지 않는다면 비구아나이드계 약물이나 알파글루코사이다제 억제제를 추가로 투여한다.

비만한 당뇨환자는 식사요법, 운동요법, 체중감량을 시도한 뒤 효과가 없으면 비구아나이드계 약물이나 알파글루코사이다제 억제제를 바로 투여한다. 설폰우레아계 약물은 비만을 유도할 가능성이 있고 비만한 당뇨환자의 인슐린저항성을 부추길 수 있어 비만환자에게 단독으로 처방하지 않는 게 상례다.

설폰우레아계(sulfonyl urea 설폰요소계) 약물

설폰우레아계 약물은 췌장 베타세포를 자극, 인슐린 분비량을 늘리도록 하는 게 주된 작용이다. 이 계열 약물이 췌장 베타세포막 내측에 있는 2종류의 설폰우레아 수용체와 결합하면 인접한 'ATP의존성 칼륨 통로'(ATP-sensitive K^+channel)를 막아 K^+이온이 세포 밖으로 이동하는 것을 억제한다. 이로써 세포막의 탈분극(脫分極)이 이뤄지면 전압 의존성 Ca^{2+}이온이 세포내로 이동하여 세포내 Ca^{2+}이온농도가 증가한다. 증가된 세포내 Ca^{2+}이온은 베타세포 안의 세포골격(cytoskeleton 미세섬유·중간섬유·미세소관으로 구성)에 영향을 미쳐 인슐린 과립의 세포 밖 유출을 자극함으로써 인슐린 분비를 증가시킨다.

세포막 바깥이 양전하를 띠고 세포막 안쪽이 음전하를 띠어 안정적인 상태를 유지하는 것을 분극(polarization)이라고 하며 이것의 균형이 깨진 것을 탈분극(depolarization)이라고 하며 다시 분극화되어 안정을 되찾는 것을 재분극(repolarization)이라고 한다.

설폰우레아계 약물은 또 미약하나마 부차적으로 인슐린과 인슐린 수용체간의 결합력을 높이고, 인슐린 수용체의 숫자를 늘리며, 골격근으로 포도당(glucose) 유입을 증가시킴으로써 근육·지방·간에서 인슐린의 효과를 높인다. 간이 당을 생합성히거나 간에 저장된 포도당을 혈액 속으로 내보내는 것을 막아주기도 한다.

클로르프로파미드(chlorpropamide 한국화이자 다이아비네스정), 글리벤클라미드(glibenclamide 한독약품 다오닐정), 글리클라지드(gliclazide 한국세르비에 디아미크롱정·서방정), 글리퀴돈(gliquidone 한국베링거인겔하임 글루레노름정), 글리피지드(glipizide 유한양행 다이그린정), 글리메피리드(glimepiride 한독약품 아마릴정) 등이 국내에서 주로 사용되고 있다. 혈당강하효과에는 큰 차이가 없고 부작용에서 다소 차별화된다.

이들 약은 베타세포의 기능이 어느 정도 살아있어야 효과를 발휘하므로 베타세포 기능이 유명무실한 1형 당뇨병(인슐린 의존성)과 당뇨병성 케톤산혈증(DKA)을 갖고 있는 당뇨 환자에게는 투여하지 않는다. 음식과 함께 복용하면 약효가 떨어지므로 일반적으로 식전 30분에 복용한다. 또 식전 30분쯤 먹어야 혈당치가 식후 30~45분쯤 최고조에 달하는 것을 효과적으로 완충시킬 수 있다. 반대로 너무 일찍 복용하면 혈당이 높아지기 전에 약효가 나타나 오히려 혈당이 너무 떨어지는 저혈당 쇼크에 빠질 위험이 있다.

만약 식전 복용으로 위장장애나 거북스런 증상이 나타난다면 식사 직후에 또는 식사와 함께 복용할 수 있다. 복용시간을 놓친 경우에는 식사 직전이나 직후에라도 먹는 게 권장된다. 그러나 약을 걸렀다고 한번에 2회 분의 약을 복용하면 저혈당에 빠질 수 있다.

설폰우레아계 약물의 주요 부작용은 저혈당과 체중증가다. 이들 약물은 환자의 고혈당 여부와 상관없이 인슐린 분비를 자극해 혈중 포도당 농도를 떨어뜨리므로 저혈당을 유발할 수 있다. 예상치보다 약효가 의외로 강하게 나타나 저혈당 쇼크가 일어날 수 있다. 작용시간이 긴 약물이라면 복용 후 수일이 지나도 체내에 남아서 저혈당을 유발할 수 있다.

복용자의 20%가 한번쯤은 심각한 저혈당에 빠진다고 한다. 혈당이 50mg/dℓ 이하로 떨어지면 생명이 위험할 수도 있다. 저혈당 쇼크 부작용은 신장과 간 기능에 장애가 있거나 설사 및 불규칙한 식사(탄수화물 공급부족), 음주(간의 포도당 생합성 억제) 등을 하면 더욱 많이 나타날 소지가 있다. 임신 중이거나 임신을 계획하는 여성은 저혈당 쇼크가 태아 기형을 유발할 수 있으므로 복용을 금해야 한다.

또 하나의 단점은 몸무게가 증가하는 것이다. 이 약 복용으로 인슐린이 과잉 분비되면 고인슐린혈증이 되고 인슐린이 지방합성을 촉진하므로 비만이 되는 것이다. 고인슐린혈증과 비만으로 말미암아 비만 환자에게는 설폰우레아계 약물을 쓰는데 한계가 있으며 인슐린 저항증을 개선하기도 어렵다.

설폰우레아계 약물은 어떤 종류의 약을 같이 먹느냐에 따라 혈당에 더 큰 변화가 생긴다. 일반적으로 결핵약, 이뇨제, 탄수화물을 분해해 포도당을 만드는 글루카곤(glucagon), 포도당 대사를 촉진하는 갑상선 호르몬(thyroxine) 등과 같이 먹으면 고혈당이 유발된다. 반대로 술, 글루카곤 분비를 억제하는 옥트레오타이드(octreotide), 아스피린 등 살리실산(salicylate) 계열 약물 등과 같이 복용하면 저혈당이 유발된다.

클로르프로파미드는 투여후 4~6시간에 최대 혈중 농도에 도달하며 작용시간이 40~60시간으로 가장 길어 저혈당을 가장 잘 유발한다. 1세대 약물로 지금은 거의 처방되지 않는다.

나머지 약은 대개 2세대로 저혈당 부작용이 크게 줄었다. 특히 가장 최근에 개발된 글리메피리드는 다른 약물에 비해 저혈당을 거의 일으키지 않는다. 정상 혈당 수준에서는 인슐린 분비 자극효과가 적고, 아침 공복 혈당이 높을 경우 사용하면 하루 한번 복용으로 저농도의 인슐린이 지속적으로 분비되도록 유도한다. 심혈관계에 영향을 미치지 않고 저혈당 발생위험이 낮아 이 계열 당뇨약에서 가장 많이 처방되고 있다.

글리피지드는 빠른 속도로 흡수되며 혈당강하효과도 강한 편이다. 약효가 24시간 지속되며 소변을 통해 약물의 80%가 배설된다. 흡수도 빠르지만 소멸도 신속하므로 저혈당의 부작용이 현저히 줄었다.

글리퀴돈은 혈중 반감기가 짧고 작용시간이 5~7시간에 불과해 하루 2~3회 복용해야 한다. 공복혈당이 낮으면서 식후 고혈당이 심한 경우에 주로 사용한다. 주로 간에서 대사돼 95%는 담즙으로, 나머지 5%는 신장을 통해 배설되므로 신장기능에 이상이 있는 사람에게도 사용할 수 있다.

글리벤클라미드는 혈중 반감기는 짧으나 약효가 24시간이나 지속된다.

글리클라지드는 복용 후 2~6시간에 최고 혈중 농도에 도달하며 혈중 반감기는 10시간, 작용시간은 16~24시간으로 비교적 길다. 간에서 대부분 흡수돼 소변으로 70%, 담즙으로 30%가 배설된다. 혈소판이 엉기는 것을 막아주므로 당뇨병으로 인해 말초혈관에 혈전이 뭉치는 것을 예방하는 효과를 기대할 수 있다.

비구아나이드(biguanide) 계열 약물

이 계열의 약물로는 3가지가 있지만 한국과 미국에서 주로 쓰이는 것은 메트포르민(metformin 대웅제약 다이아벡스XR서방정, 머크주식회사

글루코파지XR서방정)이다.

LG생명과학의 '노바메트GR정'은 메트포르민 성분을 미국 제형 개발 전문기업인 데포메드가 새로운 제형으로 만들어 놓은 제품이다. 2005년 6월 미국 식품의약국(FDA)로부터 신약 승인을 받은 이 제품은 위산에 강한 폴리머를 사용해 약물이 지속적으로 방출되도록 유도했고 위장관장애 부작용이 현격하게 줄었다.

메트포르민은 간에서 포도당 생합성(glucogenesis)을 억제하고, 소화기관에서 포도당 흡수율을 낮추는 역할도 한다. 또 인슐린이 제대로 작용할 수 있도록 돕는 인슐린 비의존형(2형) 당뇨병의 대표적인 치료제다. 즉 간과 말초조직(주로 근육)에 작용해 세포 안에서 과량의 혈당이 연소되도록 유도한다. 이를 '인슐린 감수성'을 높인다고 표현한다. 부수적으로 식욕이 줄면서 체중이 2~3kg 빠지고 혈중지질 농도를 떨어뜨리는 효과를 나타낸다.

비구아나이드계 약물은 설폰우레아계 약물처럼 인슐린 분비를 늘리지는 않지만 인슐린 수용체의 활성도와 숫자를 증가시켜 인슐린 저항성을 없애주는 것으로 연구돼 있다. 베타세포에 작용해 인슐린 분비를 자극하지 않으므로 인슐린에 의해 체중이 증가하거나 과잉 인슐린으로 인해 저혈당 쇼크를 받거나 체중이 증가하는 일이 거의 없다. 다만 인슐린의 존재 하에서만 일정한 역할을 할 수 있으며 인슐린 분비량을 변화시키지는 않는다.

메트포르민은 식사요법 및 운동요법을 통한 혈당조절에 실패한 환자에게 단독 투여할 경우 우수한 혈당강하효과를 볼 수 있다. 설폰우레아계 약물로 효과가 불충분한 경우 가장 흔하게 이 약물을 병용투여하며 기대에 부합하게도 가장 효율적인 혈당조절효과가 나타난다. 설폰우레아계 약물과 달리 적정용량에서 저혈당을 초래하지 않는다. 이에 힘입어 치료실패율이 10~20%를 넘지 않는다. 이 때문에 최근에는 메트포르민을 설폰우레아계, 메글리티나이드계, 알파글루코사이다제 억제제, 치아졸리딘디온계 약물과 병용 투여하는 추세이며 메트포르민과 나머지 약물을 복합한 약제들이 봇물처럼 쏟아지고 있다.

메트포르민은 고인슐린혈증을 유발하지 않으므로 설폰우레아계 약물처럼 비만이 초래되지 않는다. 또 동맥경화를 유발하는 중성지방(TG)과 초저밀도지단백(VLDL) 또는 저밀도지단백(LDL)과 결합한 콜레스테롤은 감소시키고, 동맥경화를 개선해주는 고밀도지단백(HDL)과 결합한 콜레스테롤은 증가시키는 것으로 연구돼 있다. 이처럼 메트포르민은 고지혈증을 개선해 심혈관질환의 단초가 되는 동맥경화증과 혈전생성을 억제함으로써 심혈관질환을 예방하는데도 유익하다.

고인슐린혈증은 인슐린이 부족하지 않은데도 식사 후에 갑작스럽게 혈당이 상승하자 뇌가 이를 인슐린 부족으로 느끼고 과잉분비를 지령함으로써 나타나는 증상이다. 고인슐린혈증이 생기면 혈당대사에 이상이 생겨 당뇨병이 유발·악화되고, 지질대사에도 문제가 생겨 혈중 콜레스테롤·중성지방·유리지방산은 올라가고, 몸에 이로운 고밀도지단백(HDL) 결합 콜레스테롤은 떨어진다. 또 혈액에 나트륨 성분(염분)이 많아져 고혈압이 유발되고, 요산치가 올라가 통풍이 생기고, 혈액이 끈끈해져 언제 혈관이 막힐지 모르게 된다. 인슐린 저항성은 이러한 고인슐린혈증을 촉발하는 최초의 방아쇠 역할을 한다.

메트포르민의 가장 위험한 부작용은 유산증(乳酸症 lactic acidosis 유산이 과다해 혈액을 산성화)이다. 따라서 유산증의 위험이 높은 신기능 및 간기능 부전 환자(유산염 배출이 원활하지 않음), 울혈성·심부전 등 심장질환과 폐질환 등 호흡부전 환자(심장과 폐에 저산소증이 나타나 유산증 유발), 당뇨병성 케톤산혈증 환자, 임산부, 심한 감염자, 중증 알코올중독 환자 등에게는 금기다. 특히 이 약은 체내에서 대사되지 않은 형태로 90%가 신장을 통해 바로 배설되므로 신기능이 저하된 경우에는 메트포르민이 체내에 축적돼 유산증이 유발될 위험이 크다. 따라서 신장 기능을 나타내는 지표인 혈중 크레아틴치가 1.5mg/dℓ 이상이면 사용하지 않는 게 좋다.

식욕부진, 미각이상, 오심, 구토, 설사, 복부팽만감 등의 부작용도 일시적으로 나타난다. 복용량을 서서히 늘리면 이를 완화시킬 수 있다. 장기 복용하면 비타민B_{12}와 엽산의 장내흡수가 감소될 수 있다.

저혈당의 위험은 없으나 공복에 먹으면 위장장애가 나타날 수 있으므로 식후에 즉시 또는 식사(하루 한번 복용시 주로 저녁식사 후에)와 함께 복용하는 게 바람직하다.

알파-글루코사이다제 억제제(α-glucosidase inhibitor)

알파글루코사이다제(α-glucosidase)는 소장의 융모막 세포에 존재하는 효소로 말타아제(maltase), 수크라제(sucrase), 글루코아밀라제(glucoamylase) 등을 포함하고 있다. 알파 결합한 이탄당(二炭糖) 이상의 다당류를 흡수가 가능한 단당류로 분해한다. 따라서 알파글루코시다제의 작용을 억제하면 이들 효소에 의해 엿당(maltose), 설탕(sucrose), 전분(starch) 등의 다당류가 소장에서 단당류로 분해·흡수되는 속도가 느려져 식사 후에도 급격한 혈당 상승이 일어나지 않는다.

알파글루코사이다제 억제제는 이탄당과 유사한 구조로서 알파글루코사이다제(효소)에 대한 높은 친화력을 가져 효소의 활동을 강력하게 저해한다. 이로써 식후에 포도당이 소장으로 흡수돼 혈당이 올라가는 것을 효과적으로 막는다.

대표적 약물로는 아카보스(acarbose 바이엘헬스케어 글루코바이정)와 보글리보스(voglibose CJ제약사업본부 베이슨정)가 있다. 두 약물의 작용 원리는 거의 차이가 없지만 보글리보스는 단당류 분자 2개가 결합된 이 당류의 분해를 주로 저해하는 것으로 알려져 있다.

이들 약물은 탄수화물 섭취비중이 커서 식후 혈당치가 높은 당뇨환자에게 우선적으로 사용할 수 있으며 저혈당을 일으키지 않고 부작용이 적어 심하지 않은 당뇨 환자에 투여하기 좋다. 식후 혈당치를 20~40mg/dℓ 정도 떨어뜨리고 공복시 혈당과 당화혈색소도 완만하게 내리며 혈중 중성지방 농도를 감소시키는 효과도 기대할 수 있다. 체중증가나 고인슐린혈증을 유발하지 않는 장점이 있다. 그러나 회복이 가능하긴 하나 일시적으로 간기능이 떨어질 수 있는 단점을 안고 있다.

알파글루코사이드 억제제는 부작용으로는 소화·흡수되지 않은 다당류가 대장 속 세균에 의해 분해되면서 배가 부글부글 끓고 방귀를 심하게 뀌며 설사, 복부팽만 등의 증상이 나타나는 것이다. 대략 환자의 80%에서 이런 증상이 나타나지만 시간이 지남에 따라 대체로 약화되는 경향을 띤다. 따라서 염증성 장질환, 만성 소화성 궤양, 흡수불량, 부분적 장폐색증이 있는 환자에게는 사용하기 어렵다.

이들 약물은 단독으로 혈당을 충분히 떨어뜨리기 힘들므로 대체로 다른 약물과 같이 복용하게 된다. 또 당뇨병은 물론 비만, 고지혈증 등 다른 질환에서도 식사요법의 효과를 높이기 위해 보조적으로 처방되기도 한다. 설폰우레아계 약물과 알파글루코사이다제 억제제를 같이 복용하면 저혈당이 초래될 수 있으므로 주의가 요망된다.

탄수화물이 분해되기 전에 약효가 나타나기 시작해야 효과를 극대화할 수 있기 때문에 식사 직전에 복용하며 식사를 거를 때는 약물 복용도 거른다. 이같은 이유 때문에 소화제와 병용할 경우 약효가 감소될 수 있다.

이밖에 장내흡착제, 제산제, 소장에서 담즙산과 결합해 콜레스테롤을 낮추는 고지혈증치료제인 콜레스티라민(cholestiramine 보령제약 퀘스트란 현탁용산) 등과 같이 쓰면 약효가 감소한다.

메글리티나이드(meglitinide) 계열 약물

화학구조상 비(非)설폰우레아계 약물이지만 설폰우레아계와 비슷하게 췌장 베타세포를 자극하여 인슐린 분비를 촉진한다. 설폰우레아계 약물이 췌장 베타세포의 설폰우레아 수용체와 결합하는데 비해 메글리티나이드계 약물은 직접 췌장 베타세포 내층의 'ATP의존성 칼륨 통로'(ATP-sensitive K$^+$channel)와 선택적으로 결합, 인슐린 과립의 세포 밖 유출을 자극함으로써 인슐린 분비를 증가시킨다. 설폰우레아계 약물이 간접적으로 인슐린 분비를 촉진한다면 메글리티나이드계 약물은 보다 직접적으로 분비를 자극한다고 할 수 있으며 이에 따라 약효발현속도는 메글리티나이드가 훨씬 빠르고 짧게 나타난다.

메트포르민처럼 혈중 지질 상태를 개선하는 효과는 없으며, 설폰우레아계와 비슷하게 다소 체중이 늘어날 수 있다.

레파글리나이드(repaglinide 노보노디스크제약 노보넘정)와 나테글리나이드(nateglinide 일동제약 파스틱정) 등이 대표적 제품이다.

레파글리나이드는 약효가 복용 후 10분 만에 빠르게 나타나고 최대 작용시간은 복용 후 30~60분 정도이며 3~4시간 후에는 간에서 분해돼 소실되는 것이 특징이다. 혈당치가 올라갈 때에는 인슐린 분비를 촉진하고 혈당이 낮아지면 인슐린 분비량을 줄인다.

따라서 식후 고혈당을 정상화하는데 효과적이며 설폰우레아계에 비해 저혈당 쇼크와 고인슐린혈증의 발생빈도가 낮다. 식사요법이나 운동요법으로 혈당조절이 잘 안 되는 2형 당뇨병 환자가 식전마다 복용함으로써 식후 고혈당을 다스릴 수 있다. 특히 식사습관이 불규칙한 환자나 설폰우레아계 약물을 복용해 저혈당 쇼크에 빠진 경험이 있는 환자라면 더욱 유용하다. 대개 메트포르민이나 알파글루코사이다제 억제제로도 충분한 혈당조절효과를 보지 못한 경우에 쓴다. 약효가 빠르게 나타나므로 식사 10~15분 전에 복용하는 것이 바람직하며 지나치게 일찍 복용하면 식사 전에 저혈당이 나타날 수 있으므로 주의가 필요하다.

나테글리나이드는 대체로 레파글리나이드와 비슷한 장단점을 갖고 있으며 식후 혈당강하효과가 다소 우수한 것으로 연구돼 있다.

치아졸리딘디온(thiazolidinedione 또는 glitazone) 계열 약물

인슐린 저항성이 생긴 환자에게 주로 처방된다. 가장 최신 버전의 약으로 국내 대부분의 환자들이 식사요법이나 운동요법으로 잘 치료되지 않는, 인슐린 저항성을 가진 2형 당뇨병 환자임을 감안할 때 처방량이 지속적으로 늘어날 전망이다.

치아졸리딘디온 계열 약물은 세포핵 안에 존재하는 수용체인 PPAR-γ(peroxisome proliferator activated receptors-gamma)와 결합하여 유전자 전사인자(transcription factor: 전사는 DNA의 유전정보를 복사하여 RNA를 합성하는 것을 말하며 RNA정보를 바탕으로 단백질의 종류가 결정됨)로 작용한다. 이에 따라 관련 유전자의 발현이 촉진되면 인슐린에 대한 반응성을 높이는 여러 종류의 단백질이 합성돼 인슐린의 작용이 증진된다. PPAR-α는 지단백 형성에, PPAR-γ는 지질 및 탄수화물 대사에, PPAR-δ는 지방산 및 지질대사에 관여하는 것으로 연구돼 있다.

이 계열 약물은 궁극적으로 인슐린 수용체에 대한 인슐린의 감작성

(感作性 반응 민감도)을 높여 골격근육, 간, 지방조직으로 포도당이 유입되어 잘 연소되도록 촉진하는 역할을 한다. 이에 따라 인슐린 저항성이 개선된다. 간에서 포도당이 생합성되는 것을 억제하는 효과도 나타낸다. 하지만 설폰우레아계나 메글리티나이드계 약물처럼 인슐린 분비를 늘려주지는 않는다. 약효가 발현하는데 수주가 걸리고 최대 효과를 지속하는 기간도 수개월로 매우 길다. 단독 사용할 수 있으나 대개는 설폰우레아계 약물이나 메트포르민과 병용한다.

췌장 베타세포의 점진적인 파괴를 막고 당뇨병의 진행을 막을 수 있는 것으로 평가돼 당뇨 예방약물로도 주목받고 있다.

최초 제품은 트로글리타존(troglitazone 워너램버트 레줄린정)으로 1997년 미국에서 시판되어 1998년 간 독성으로 사망한 사람이 33명에 달하면서 2000년 시장에서 퇴출됐다. 현재는 로시글리타존(rosiglitazone 글락소스미스클라인 아반디아정)과 피오글리타존(pioglitazone 한국릴리 액토스정)이 리딩 제품이다.

로시글리타존은 체내 흡수율이 99%에 달하는데 식사 후 바로 약을 먹거나 공복에 약을 먹거나 흡수율에는 큰 차이가 없는 게 장점이다. 로시글리타존을 단독 또는 메트포르민과 함께 투여하면 잘 관리되지 않는 2형 당뇨병 환자의 혈당을 효과적으로 내릴 수 있다.

로시글리타존의 혈당강하 효과는 약 3~4주에 걸쳐 서서히 나타난다. 2형 당뇨병환자 가운데 인슐린 저항성이 심한 경우에는 기존에 사용하던 인슐린이나 설폰우레아계 약물의 용량을 상당히 감소시킬 수 있으며 이를 통해 고인슐린혈증을 막을 수 있다. 또 혈중 중성지방(TG)을 낮추고 몸에 이로운 고밀도지단백(HDL)결합 콜레스테롤을 높이며, 이완기혈압과 미세단백뇨를 낮춰 인슐린 저항성에 의한 심장관상동맥질환 위험을 낮추는데 기여하는 것으로 평가받고 있다.

피오글리타존은 2형 당뇨병환자의 심혈관질환 및 뇌졸중 합병증으로 인한 사망률을 16%나 낮추는 것으로 2005년 9월 발표된 자료에서 입증됐다. 심근경색 발병률은 28%, 급성 관상동맥증후군(ACS) 위험률은 37% 감소시키는 것으로 나타났다. 2형 당뇨병 환자 사망원인의 75%는 심혈관계 합병증이다.

피오글리타존은 PPAR-γ에만 작용하는 다른 치아졸리딘디온계 약물과 달리 PPAR-γ외에 PPAR-α에도 작용하기 때문에 중성지방을 낮추고 HDL-콜레스테롤을 높이는 효과가 더 나은 것으로 평가받고 있다.

로시글리타존과 피오글리타존은 간에 심각한 영향을 미치지 않으나 트로글리타존의 전례를 감안, 복용 후 처음 1년간은 2개월마다 간염증지수(GOT, GPT)를 체크해보는 게 권장된다. 치아졸리딘디온 계열 약물은 중증 심부전 환자나 과거 심부전을 앓았던 환자에게 투여할 경우 부종의 위험이 증가하므로 사용을 금하거나 신중해야 한다.

복합치료제

최근에는 각 계열 약물의 장점은 키우고 부작용은 줄이기 위해 △치아졸리딘디온계+비구아나이드계(글락소스미스클라인 '아반다메트' =로시글리타존+메트포르민) △설포닐우레아계+비구아나이드계(대웅제약 '글루리아드' 및 한국MSD '글루코반스' =글리벤클라미드+메트포르민, 한독약품 '아마릴엠' =글리메피리드+메트포르민) 등과 같은 복합제제가 줄지어 시판되고 있다.

◎ 인슐린 주사제

인슐린은 말초조직에서 혈당을 흡수해 연소시키는 것을 돕고 잉여 혈당을 글리코겐으로 바꿔 간에 저장하도록 유도한다. 또한 중성지방과 지방산을 지방조직에 저장하므로 비만을 초래할 수 있다.

인슐린은 거의 모든 인슐린 의존형(1형) 당뇨병 환자의 생명유지를 위해 투여가 필요하다. 인슐린 비의존형(2형) 당뇨병 환자는 그동안 먹는 혈당강하제와 식사요법, 운동요법으로 혈당관리를 하는 것으로 인식돼 왔으나 이로써 혈당이 잘 조절되지 않는 2형 환자는 인슐린 저항성이 있을 뿐만 아니라 상대적으로 인슐린 분비량이 감소돼 있는 것으로 판단하고 인슐린을 적극 투여하는 치료가 이뤄지는 추세다.

2형 환자 가운데 기존 먹는 약의 효과가 미진하거나 췌장세포가 망가져 인슐린을 전혀 만들지 못하거나, 임신성 당뇨병 · 당뇨병성 케톤산혈증 · 고삼투압성 비케톤성 혼수(▶당뇨병 합병증 참고) 등에 의해 위험 상태에 빠진 경우 인슐린을 시급하게 공급해야 한다. 또는 대수술 · 외상 · 감염 · 극심한 스트레스 등으로 인슐린 요구량이 급증할 때 인슐린이 일시적으로 필요하다. 공복 혈당이 250mg/dℓ 이상이거나 고혈당에 의한 증상이 심할 경우에 즉각 인슐린 주사치료를 해야 할 것으로 권고되고 있다. 하루 한번 투여하다가 효과가 없으면 횟수를 늘리는 게 원칙이다. 거꾸로 인슐린 투여 후 혈당조절이 잘 되면 6~8주 후에 다시 혈당강하제로 바꿀 수 있다.

의사들은 하루의 혈당치 변화패턴과 최근 2개월여의 장기적 혈당변화를 반영하는 당화혈색소 수치를 보면서 가장 적합한 인슐린을 선택해 준다. 당화혈색소가 7이상~10미만 %인 경우에는 먹는 당뇨약과 인슐린 주사제를 병용 투여한다.

당화혈색소가 10%를 넘으면 먹는 인슐린 분비 촉진제 복용을 중단하고 인슐린 주사제만으로 치료하는 게 바람직하다. 기저인슐린(중시간형 또는 장시간형 작용 인슐린)을 기본 처방하고 매 식사 때마다 5~10단위의 초속효성 인슐린을 추가로 맞아 공복혈당 및 식후혈당이 치료목표에 가깝게 유지될 수 있도록 한다. 보통의 단순 혼합형 인슐린은 정교하게 혈당을 조절할 수 없으므로 권장되지 않으나 아침 식전과 저녁 식전에 10단위를 투여함으로써 혈당을 일정하게 관리하는데 도움을 줄 수 있다.

대개 체중이 많을수록, 연령이 적을수록, 감염이 됐거나 다른 질병이 있는 경우, 활동량이 적을수록, 갑상선기능이 항진돼 있을수록, 당질코르티코이드(glucocorticoid) 분비량이 많을수록 인슐린 투여량은 늘어나게 된다. 반대로 신장과 부신의 기능이 떨어지거나, 뇌하수체 전엽 기능(갑상선호르몬 분비)이 저하되거나, 체중이 줄거나, 운동량이 많거나, 영양실조가 생기면 인슐린 투여량은 감소하게 된다.

인슐린요법은 주사맞기를 두려워하는 환자들 때문에 먹는 약을 이용한 약물치료로 효과를 보지 못하면 차선책으로 실시하는 것으로 인식되고 있지만 최근에는 오히려 증세가 악화되기 전에 조기에 보다 공격적으로 실시하는 게 바람직하다는 반론이 나오고 있다. 즉 중증 당뇨병 환자가 아니더라도 당뇨 초기부터 적절히 인슐린을 투여, 혈당을 안정권으로 유지한 다음 당뇨병 치료제 복용이나 식사요법 및 운동요법을 병행함으로써 혈당을 장기적으로 일정하게 유지할 수 있다는 주장이다. '소 잃고 외양간 고치기' 식이 되지 않도록 초기부터 인슐린을 적절히 쓰라는 것이다. 일부 전문의들은 대부분의 당뇨병 환자는 진단 당시부터 인슐린 분비능력이 정상인의 50% 수준으로 감소돼 있기 때문에 인슐린요법을 치료 후순위로 놓으면 인슐린 저항성이 더 강해진(당뇨병이 악화된) 상태에서 인슐린을 투여하게 돼 사용 적기를 놓치거나 치료효과가 줄어드는 결과를 낳게 된다는 견해를 펼치고 있다.

간편한 인슐린 투여를 위해 최근에는 다행히 주사바늘로 주사하는 불편과 통증을 덜어주기 위해 볼펜 모양의 휴대용 주사기가 보편화돼가고 있다. 또 다이얼을 돌려 쉽게 용량을 조절할 수 있는 보다 개량된 펜형 타입의 주사기 '이노렛'(INNOLET)도 나와 있다. 이노렛은 용량을 표시하는 숫자가 커서 당뇨병과 노령으로 시력이 약하고 조작이 서투른 환자들이 쉽게 사용할 수 있다.

인슐린 주사의 번거로움을 피하기 위해 인슐린펌프가 등장했다. 인슐린 펌프는 한마디로 '허리춤에 차는 인공췌장'이다. 일정 시간을 주기로 환자별로 알맞은 양의 인슐린이 침을 통해 복부로 주입된다.

인슐린의 분류

인슐린은 크게 동물인슐린과 휴먼인슐린으로 나뉜다. 1970년대 이전에는 대개 소나 돼지의 췌장에서 추출한 인슐린을 정제해 썼다. 그러나 동물인슐린은 생산단가가 높고 국소적 알레르기, 인슐린 저항성(인슐린에 대한 항체가 생겨 효과가 떨어짐), 주사부위의 지방변성 같은 부작용이 있어 최근에는 전체 인슐린 시장의 2% 가량을 점유하고 있으며 갈수록 쓰는 사람이 감소하고 있다. 반합성 인슐린이라 함은 동물인슐린에 화학적 조작을 가한 것을 말하는데 그리 많이 쓰이지 않는다.

이른 바 '휴먼인슐린'은 유전자 재조합 방식으로 대장균이나 효모에 사람의 인슐린 생산 유전자를 넣어 대량으로 생합성한 것이다. 그러나 휴먼인슐린은 사람의 원래 인슐린과 단백질 분자구조가 완전 일치하지는 않는다. 인슐린 유사체(insulin analogue)는 휴먼인슐린에 화학적 조작을 가하여 작용시간이나 약효강도를 변화시킨 것이다.

휴먼인슐린은 동물인슐린에 비해 불순물에 의한 오염위험이나 각종 부작용이 적으나 대개는 흡수 및 작용시간이 짧다. 효과는 양자가 비슷하나 동물인슐린을 쓰던 사람 가운데 일부는 휴먼인슐린으로 바꾸고 나서 몸 상태가 다소 나빠졌다고 호소하는 사람이 제법 있다.

인슐린은 약효가 나타나는 시간과 작용 지속시간에 따라 크게 초속효성(넓게 보면 속효성의 범주에 속함), 속효성(단시간형), 중간형(중시간형), 지속형(장시간형)으로 나뉜다.

인슐린은 분자구조를 변화시킴으로써 약효지속기간을 줄였다 늘렸다 할 수 있다. 또 프로타민(protamine) 단백질이나 아연을 첨가하면 대개 첨가량에 비례해 지속시간이 연장된다. 아연의 경우 semilente(속효성), lente(중간형), ultra lente(지속형) 순으로 아연 첨가량이 늘어나며 이에 비례해 지속시간도 길어진다. 따라서 속효성은 대체로 주사약이 맑아 보이는 반면 중간형, 지속형은 첨가물로 인해 탁한 색을 띤다. 인슐린에 첨가물을 넣으면 알칼리화되면서 침전물이 생기게 마련인데 인산이나 초산 같은 약산성 완충액을 넣어 인슐린의 최적 작용조건인 약알칼리(pH 7.2~7.4)상태로 만들어준다.

일반적으로 중간형, 장시간형은 하루 종일 지속적으로 인슐린을 공급하므로 '기저(基底)인슐린'이라 하고 초속효성, 속효성은 식후 혈당을 조절하므로 '식사시간 인슐린'이라 약칭한다. 기저인슐린이란 식사와 상관없이 혈당 조절을 위해 기본적으로 요구되는 인슐린을 말한다.

＊초속효성과 속효성 인슐린은 식후 혈당치가 높은 양상을 보이는 한국인의 당뇨병에 적합하다.

초속효성 인슐린 유사체(insulin lispro, insulin aspart, insulin glulisine)에는 각각 한국릴리 '휴마로그(Humalog) 바이알·펜타입', 노

보노디스크제약 '노보래피드(Novorapid)바이알 · 펜타입', 사노피아벤티스코리아 '애피드라(Apidra) 국내 미시판'가 있다. 이들 인슐린 유사체는 인슐린을 이루는 아미노산 조성을 바꿔 약효 발현이 빠르고 지속시간이 매우 짧다. 따라서 매 식사 직전(또는 직후)에 하루 3번 주사한다. 초기에는 매 식사당 5~10단위(하루 15~30단위)를 초속효성 인슐린제제로 하고 이를 포함한 총 인슐린 필요량 중 30~50%는 지속형 · 장시간형 제제로 충당한다.

초속효성은 주사 1시간 후쯤 최고약효를 발휘하므로 식후 혈당조절 효과가 우수하다. 작용지속시간이 짧아 저혈당(특히 야간 취침중)에 빠질 위험성이 적다. 용량을 융통성 있게 조절할 수 있고 주사 횟수를 줄이기 위해 다른 인슐린제제와 혼합이 가능하다. 그러나 기본적으로 주사 횟수가 잦으므로 환자들이 불편해한다.

속효성 · 단시간형(short acting: regular 및 semilente)은 초속효성보다 약효 발현시간과 지속시간이 더 느리고 긴 인슐린이다. RI 또는 R은 regular insulin의 약어로서 한국릴리 '휴물린-R'(바이알), 녹십자의 '노보렛-R'(펜 타입), '노보린-R'(바이알)이 대표 제품이다. 보통 매 식사 30분전 하루 3차례 주사한다.

＊ 중간형(intermediate: NPH(N) 및 lente(L))과 지속형 · 장시간형(long acting: PZI 및 ultra lente(U))은 기저인슐린이 낮을 때 처방한다. 기저 인슐린을 일정하게 유지하려면 중시간형을 하루 두 번 투여하든지, 장시간형을 하루 한번 투여해야 한다. 대체로 후자가 혈당을 일정하고 안정되게 유지하는데 전자보다 유리하고 투여횟수가 줄어 간편하다.

NPH는 Neutral Protamine Hagedorn의 약어다. 하게돈 박사가 개발한 중성 단백질이란 뜻이다. 점액성 어류 단백질의 일종이다. NPH가 인슐린에 첨가되면 인슐린의 작용시간이 연장된다. NPH에 아연을 소량 첨가한 인슐린을 isophane insulin, 프로타민을 첨가하지 않고 아연을 보다 많이 첨가한 인슐린을 insulin lente라고 하는데 작용하는 패턴이 서로 비슷해진다.

NPH형으로는 녹십자의 '노보렛-N' (펜 타입)과 '노보린-N' (바이알), 노보노디스크제약의 '인슈라타드주' (바이알)과 '인슈라타드-이노렛' (이노렛 타입), 한국릴리의 '휴물린-N' (펜 타입 및 바이알)이 대표적이다. 대개 아침 식전과 저녁 식전 하루에 2번 나눠 주사한다. 식후 혈당이 제대로 조절되지 않는 1형 또는 2형 당뇨병에 하루 필요 총 인슐린의 40~50%를 NPH로 취침 전에 주사하고, 나머지 용량은 매 식사 30분전에 RI(속효성·단시간형 인슐린)로 3회에 걸쳐 배분하여 주사하는 방법이 일반적으로 많이 쓰인다. 하루 인슐린 필요량이 20단위 미만(하루에 10단위씩 2회)이면 NPH만으로 충분하고 다른 인슐린과 병용할 필요가 없다. 아침 및 야간에 저혈당에 빠질 위험이 높은 편이다.

PZI는 protamine zinc의 약어로 프로타민 단백질에 고함량의 아연을 첨가한 인슐린이다. ultra lente보다 최고 약효작용시간이 더 늦게 나타나고 늘어나는 특성을 나타낸다.

＊ 인슐린글라진(Insulin glagine)은 장시간형으로 ultra-lente보다 흡수시간 및 작용지속시간이 보다 길다. 기존 인슐린의 아미노산 조성을 일부 변형시킨 인슐린 유사체(insulin analogue)로서 하루 한번 주사로 24시간 동안 피크(약효 최고 작용점)없이 거의 균일하게 지속적으로 작용한다. 사노피아벤티스코리아에서 나온 '란투스(Lantus)' (바이알 및 충진주사제)가 대표적 상품이다. 식사량에 상관없이 하루 종일 혈당을 일정하게 유지해준다. 이 제품은 사람의 인슐린 구조의 A체인 21번의 아스파라긴(asparagine)을 글라이신(glycine)으로 변경하고, B체인의 C-말단 끝에 두개의 아르기닌(arginine)을 붙여 구조를 변경하여 만든

인슐린 유사체로서 구조가 일부 변경됨으로써 다른 인슐린과 달리 이같이 특이하게 작용한다. 'glagine'이란 명칭은 glycine과 arginine에서 유래한 합성어다.

기존 ultra lente 인슐린은 약효지속시간이 20~36시간으로 유동적이어서 환자들이 실제 사용하는데 신경 쓸 부분이 많지만 인슐린글라진(란투스)은 피크없이 일정하게 24시간 작용하므로 혈당관리에 편하고 저혈당(특히 야간)에 빠질 위험이 매우 낮다. 여러 가지 당뇨병약을 복용하는데도 혈당이 잘 조절되지 않으면 처음에는 란투스를 하루 한번 10단위를 투여하고 공복혈당과 당화혈색소의 조절 여부에 따라 매주 인슐린 용량을 점차 늘린다.

따라서 1형 당뇨병의 경우 'insulin glargine'을 기저 인슐린으로 투여하고 'insulin lispro'를 식전마다 주사하고, 제2형 당뇨병 환자는 'insulin glargine'을 기저 인슐린으로 투여하면서 식후 인슐린 분비를 촉진시킬 수 있는 메글리티나이드 계열 먹는 약을 병용하면 혈당을 하루 종일 일정하게 유지할 수 있을 것으로 기대된다.

＊또 중간형 인슐린(NPH)과 속효성(regular)을 각각 7:3, 8:2, 9:1, 5:5, 3:7, 2:8 등으로 혼합한 여러 가지 제품이 나와 있다. 7:3 혼합제품(한국릴리 휴물린70/30, 녹십자 노보렛30/70, 노보노디스크제약 믹스타드30), 8:2 혼합제품(한국릴리 휴물린80/20, 녹십자 노보렛20/80, 노보노디스크제약 믹스타드20), 9:1 혼합제품(녹십자 노보렛10/90, 노보노디스크제약 믹스타드10)이 가장 많이 팔린다. 일반적으로 중간형의 혼합비율이 높을수록 약효발현시간, 최고약효 작용시간, 약효 지속시간이 늦어지고 길어지는 효과가 난다.

혼합형 인슐린 제제는 하루 2회 정도로 주사 횟수가 적은 게 장점이다. 하지만 기저인슐린과 식사시간 인슐린을 독립적으로 미세 조절할 수 없는 게 단점이며 상대적으로 저혈당에 빠질 위험이 높고 점심 식사 직후 혈당이 증가하는 것을 콘트롤하기 어렵기 때문에 점심 식전에 별로의 인슐린을 추가할 필요가 있다.

노보노디스크제약의 '노보믹스30(펜 타입과 바이알)'는 초속효성 (insulin aspart)과 중시간형(프로타민 결합형 insulin aspart)을 3:7(30대 70)로 섞은 것으로 하루 1~2회 주사만으로 공복혈당과 식후혈당이 원활하게 조절될 수 있게 도와준다.

노보믹스30은 정상인과 가장 유사한 인슐린 분비 패턴을 보여 당뇨 치료의 관건인 식후 고혈당을 신속히 내릴 뿐만 아니라, 혼합형이라 하루 한번 주사로 빠른 혈당강하와 기저인슐린 유지라는 두 가지 측면을 동시에 만족시키는 제품이다. 가능한 식사 15분전에 주사하는 게 좋으나 식후 15분 후에 맞아도 비슷한 혈당관리 패턴을 보이는 것으로 나타났다.

노보믹스30은 당화혈색소가 9%를 넘고 먹는 당뇨약으로 치료가 안 되는 환자에게 메트포르민과 함께 투여할 경우 메트포르민+설포닐우레아계 약물 병용투여군에 비해 당화혈색소 수치를 20% 이상 더 감소시킨 것으로 입증됐다.

노보믹스30과 유사한 제품으로 한국릴리의 '휴마로그믹스25(펜 타입과 바이알)'가 있다. 초속효성(insulin lispro)과 중시간형(프로타민 결합형 insulin lispro)를 각각 1:3(25대 75)로 섞은 것이다.

■ 인슐린 제제의 분류

	주입후 약효가 발현하는 시작 시간(onset)	최고약물농도에 도달하기까지 걸리는 시간(peak)	유효 농도를 지속하는 시간 (duration)	주사제의 탁도
LISPRO(초속효성)	15~30분	1~2시간	3~4시간	맑음
ASPART(초속효성)	15~30분	1~2시간	3~5시간	맑음
GLULISINE(초속효성)	15~30분	1~2시간	3~4시간	맑음

REGULAR(속효성)	30~60분	2~3시간	3~6시간	맑음
SEMI LENTE(속효성)	30~60분	3~6시간	12~16시간	맑은 편
NPH(중간형)	2~4시간	4~6시간	10~18시간	탁함
LENTE(중간형)	3~4시간	6~12시간	12~18시간	탁함
ULTRA LENTE(지속형)	6~10시간	10~16시간	18~20시간	탁함
PROTAMINE ZINC(지속형)	4~6시간	14~20시간	24~36시간	탁함
INSULIN GLAGINE(지속형)	4~5시간	피크 없고 효과 균일	22~24시간	탁함

※ 현재 미국 시장에서 LENTE와 ULTRA LENTE는 사용이 급감하는 추세.

■ 인슐린의 지속시간에 따른 분류와 처방의 장단점

구 분	기저 인슐린:NPH(중간형) 및 INSULIN GLAGINE(지속형)	식사시간 인슐린: LISPRO,ASPART, GLULISINE(초속효성), SEMI LENTE(속효성)	기저시간 + 식사시간 인슐린 혼합형
장 점	GLAGINE은 하루 한번, NPH는 하루 두 번 주사로 인슐린 지속 가능. 공복혈당 및 당화혈색소에 따라 용량조절이 쉬움. GLAGINE은 야간 저혈당 위험이 거의 없음	식후 혈당 및 당화혈색소에 따라 용량 조절이 가능. 주사 횟수를 줄이기 위해 다른 인슐린과 혼합 가능	약물이 혼합돼 있으므로 하루 2회 주사로 가능
단 점	GLAGINE은 다른 인슐린과 혼합 불가. NPH는 흡수에 대한 변동률이 심한 편이고 아침 및 야간 저혈당 위험 도가 높은 편.	하루 주사 횟수가 많음. 식사시간에 맞춰 투여해야 하는 융통성의 제한. 저혈당의 위험을 배제할 수 없음.	저혈당 위험이 높음. 식사시간에 대한 제약 있음. 기저인슐린과 식사시간인슐린 미세조절 어려움. 점심에 별도 인슐린 투여 필요 할수 있음

인슐린치료의 유형

인슐린 치료유형은 우선 전통적 치료법(conventional insulin therapy)과 적극적 치료법(intensive insulin therapy)로 대별된다.

전통적 치료법은 다시 단독요법(single method), 혼합요법(mixed method), 분할주사요법(split method), 혼합형 분할주사요법(mixed-split method)으로 나뉜다.

단독요법은 중간형 인슐린 12~20단위를 하루에 한번 아침 식사 30분 전에 피하주사하되 오후 5시의 혈당 양상에 따라 2~3일 간격으로 4~8단위를 증량하거나 감량하는 방법이다.

분할주사요법은 단독요법시 중간형 인슐린 사용량이 하루에 총 40단위를 넘으면 아침 식전과 저녁 식전에 2:1의 비율로 나눠 주사하는 방법이다.

혼합요법은 중간형만으로 혈당조절이 어려워 식후(오전11시와 오후 10시)혈당이 높으면 중간형에 속효성 인슐린을 혼합하여 주사하는 방법이다. 2:1 또는 1:1로 혼합해 주사한다.

혼합형 분할주사요법은 아침 식전에는 중간형과 속효성을 2:1의 비율로 섞어, 저녁 식전에는 1:1의 비율로 섞어 각각 투여하는 방법이다.

적극적 치료법에는 경피다회주입법(multiple subcutaneous insulin injection: MSII)과 지속경피주입법(continuous subcutaneous insulin injection :CSII)이 있다.

MSII는 지속형이나 중간형 인슐린으로 혈당이 완벽하게 조절되지 않아 혈당을 더욱 엄격하게 관리하고자 할 때 쓰는 방법이다. 대개 3가지 방법이 쓰인다.

① 매 식전에 하루 3번 속효성 인슐린을 주사하고 자기 전에 중간형 인슐린을 주사하는 방법

② 아침에 중간형과 속효성 인슐린을 혼합하여 주사하고, 저녁 식전에 속효성 인슐린, 취침 전에 중간형 인슐린을 주사하는 방법

③ 중간형 인슐린 대신에 기저인슐린 필요량을 보충하기 위해 지속성 (ultralente) 인슐린을 아침 식전에 한번, 또는 아침과 저녁 식전에 반반씩, 또는 저녁 식전에 한번 투여하면서 매 식전에 하루 3번 속효성 인슐린을 주사하는 방법 등이다.

①번 방법을 쓸 경우 취침전 중간형과 매 식전 속효성 인슐린의 비율은 1:3의 비율이 되며 매 식전 속효성 인슐린의 주입비율은 아침:점심:저녁으로 나눠볼 때 4:3:3이 된다.

CSII는 주로 인슐린 펌프를 이용해 속효성 인슐린을 소량씩 지속적으로 주입함으로써 인체생리와 같은 양상으로 인슐린이 분비되도록 하는 방법이다. 기저인슐린과 식사 관련 인슐린의 양이 거의 같으므로 속효성 인슐린의 절반을 상시적으로 점적 주입하고 나머지 절반은 아침: 점심: 저녁 식전으로 나눠 3차례에 걸쳐 4:3:3으로 주사되도록 한다. 인슐린 펌프는 환자가 생활양식을 제한하지 않으면서 혈당을 조절할 수 있는 게 장점이다. 약물요법이나 식사요법 등으로 혈당조절하기가 매우 어려운 사람에게 필요하다.

하지만 문제점도 많다. 고가인데다가 착용이 불편한 게 장점이다. 혈당이 100mg/dℓ 이하로 잘 유지되고 있는 환자에게는 갑작스런 저혈당쇼크 위험이 올 수 있다. 펌프의 작동 불량, 건전지 소모, 인슐린 소모, 주사바늘 이상 등의 문제가 생겨 인슐린 투입이 중단된 경우에는 수 시간 내에 고혈당과 당뇨병성 케톤산혈증(DKA)이 나타날 수 있다. 인슐린이 항시 공급되는 상태가 되므로 안심하고 음식물을 과다 섭취하게 되고 이로 인해 체중증가 및 비만이 유발될 수 있는데 인슐린 비의존형 당뇨병 환자 등에서 특히 문제가 된다. 따라서 피치 못할 사정이 아니라면 굳이 인슐린 펌프를 사용할 필요가 없다.

인슐린 주사요법에 대한 오해

1. 주사를 맞으면 아프다.
▶ 주사바늘이 미세해져 통증이 거의 없고 '펜형' 등 주사방법도 간단

한 게 많다.

2. 중증 환자에게만 필요하다.

▶ 초기부터 적절히 사용하면 유익하다. 중증 환자는 치료시기를 놓쳤기 때문이다.

3. 제2형 당뇨환자에겐 필요 없다.

▶ 2형 당뇨환자의 40%에게는 인슐린주사 처방이 필요하다.

4. 일단 시작하면 평생 맞아야 한다.

▶ 혈당관리가 되면 인슐린투여를 중단하고 식사, 운동, 먹는 약으로도 충분.

5. 저혈당쇼크와 체중증가를 유발한다

▶ 2형 당뇨병에 저혈당쇼크는 드물며 체중증가는 식사조절, 운동으로 억제 가능.

6. 인슐린 저항성이 증가한다.

▶ 인슐린주사로 인해 혈당조절이 개선되면 오히려 인슐린 감수성이 증가.

당뇨병 합병증

당뇨병 합병증은 워낙 많아 이루 헤아리기 어렵다. 크게 급성과 만성으로 구분한다.

◎ 급성 합병증

혈당이 갑자기 떨어져 몇 분 내에 혼수에 이어 사망할 위험이 매우 높은 '저혈당증 쇼크'와 반대로 매우 높은 상태의 혈당이 몇 시간 지속되어 혼수에 이어 사망할 수 있는 '당뇨병성 케톤산성혈증' '고혈당성-고삼투압성 비(非)케톤혈증 증후군' '유산성(乳酸性)혈증' 등이 있다. 당뇨병성 케톤산성 혈증은 1형(선천성·인슐린 의존형) 당뇨병에서, 고혈당성-고삼투압성 혼수상태는 2형(후천성·인슐린 비의존성) 당뇨병에서 더 많이 발생한다.

저혈당증 쇼크

혈당이 50mg/dℓ 이하로 너무 떨어지는 것이다. 인슐린 주사량이 지나치게 많거나, 혈당강하제를 과도하게 복용했거나, 약을 먹었는데 식사를 제대로 하지 못한 경우, 갑자기 과도하게 운동할 때, 과음할 때에 나타난다. 저혈당이 느껴지면 진단에 앞서 당분을 보충해주는 등 시급한 대처가 필요하다.

경미한 증상으로 지나친 배고픔, 쇠약, 신경과민, 불안감, 식은땀, 두통 등이 나타난다. 중등도 증상으로 피부가 차갑고 끈적끈적해지며, 심장박동이 강해지고, 물체가 이중으로 보이며, 걷기 곤란해지고, 입 주위와 손가락이 마비되고, 기억상실 등이 나타난다. 심하면 전신경련과 혼수상태에 빠지고 이런 증상이 지속되면 사망에 이른다.

당뇨병성 케톤산성혈증(diabetic ketoacidosis: DKA)

인슐린 결핍이 주된 요인으로 1형 당뇨병에서 쉽게 발생한다. 인슐린 분비량이 절대 부족한데 사람이 당뇨병인줄 모르고 지내다가 나타나기 쉬운 병이다. 포도당(glucose)을 이용하지 못하므로 혈당과 요당(尿糖)이 아주 높아진다. 대신 체내 지방질이 에너지원으로 이용되면서 지나치게 많은 지방산이 불완전하게 산화하여 아세토아세트산(acetoacetate), β-수산화부틸산(β-hydroxy butyric acid) 등의 산성 분해산물인 케톤체(ketone body)가 과잉 생산돼 말초조직에서 제대로 연소되지 못하고 몸에 다량 축적된다. 아세토아세트산의 경우 물과 반응해 아세톤을 만드는데 환자가 숨을 쉴 때 약간 향긋한 냄새가 나는 것은 이 때문이다. 초기에는 과량의 포도당, 케톤체, 단백질이 신장을 통해 배설된다. 혈중 또는 소변 속의 높은 포도당 농도가 삼투압 효과에 의해 세포내 수분을 끌어당기므로 탈수가 온다. 이에 따라 심한 갈증, 오심, 구토, 설사, 복통, 피부충혈, 체중감소, 전신권태, 근육통, 복부강직, 깊고 빠른 호흡, 이상감각 등이 나타난다. 말기에는 저혈압, 핍뇨(乏尿), 쇼크, 혼수상태에 이르게 된다.

유산성 산혈증(lactic acidosis)

당뇨병 환자가 혼수상태에 빠져 혈액 중 케톤체는 정상인데 유산 (lactate)농도가 올라간 것을 말한다. 호흡순환 또는 말초순환의 장애에 의해 2차적으로 조직에 저산소증이 발생하면 유산이 축적되는 경우가 많다. 세포의 산소부족 현상은 호기성(好氣性) 대사를 혐기성(嫌氣性) 대사로 바꾸기 때문에 비(非)호흡성 해당(解糖)과정에서 유산이 축적되는 것이다. 혈중 유산이 올라가면 혈중 인산도 동반 상승하므로 진단의 근거가 된다. 술 마신 다음날 우리 몸이 산성화되는 것이 세포의 산소부족에 의한 유산성 산혈증과 같은 메커니즘이라고 이해하면 된다. 당뇨약 가운데서는 비구아나이드(biguanide) 계열의 메트포르민(metformin)이 혈중 유산치를 높인다. 무기력, 권태감, 근육피로(유산축적), 과환기(過換氣 뱉어내는 이산화탄소의 양이 지나치게 늘어남), 오심, 구토, 복통(85% 이상에서 발생) 등이 나타나고 이어 의식장애, 혼수상태가 뒤따르게 된다.

고혈당 고삼투압성 비(非)케톤혈증 증후군(hyperglycemic hyperosmolar nonketotic syndrome: HHNS)

뇌졸중 · 폐렴 등에 의해 거동이 불편하고, 고른 영양분과 수분을 제대로 섭취하지 못해 혈당이 현저히 올라가고, 혈중 나트륨 농도도 높아서 혈장의 삼투압이 높을 때 생긴다. 주로 스트레스가 과다하고 장기간 아팠던 노인 2형 당뇨병 환자에게서 발생하며 탈수상태가 주된 발병의 방아쇠다. 케톤체가 없기 때문에 아세톤 냄새 같은 게 나지 않지만 높은 삼투압에 의해 탈수가 일어나는 점은 케톤산성혈증과 비슷하다. 증상도

서로 유사하다. 다만 고혈당과 탈수현상이 더 심하고 의식장애, 실어증, 경련, 발작 등 일시적 중추신경마비 증상이 혼수 전조증으로 나타나는 게 다르다. 폐렴이나 패혈증을 동반했다면 사망률이 30~50%에 달한다.

케톤산성혈증이나 고혈당 고삼투압성 비(非)케톤혈증 증후군은 고혈당과 탈수가 동반돼 있으므로 속효성 인슐린(RI) 10단위를 정맥주사하고, 생리식염수를 주입하는 게 기본치료다. 극심한 혼수상태이면 아이러니컬하게도 빠른 회복을 위해 50% 포도당액 50㎖을 정맥주사하게 된다.

◎ 만성 합병증

■ 만성 당뇨합병증의 구분과 치료

부위	합병증	치료
뇌	뇌경색, 뇌부종	혈전용해제, 뇌압강하제 투여
혈관	심근경색, 고혈압, 동맥경화	고혈압, 당뇨병, 고지혈증 등 대사성증후군 치료를 위한 식사요법, 운동요법, 약물요법의 3박자 균형
심장	심근경색	풍선확장술, 스텐트(탄성 금속그물망) 삽입술
눈	당뇨병성 망막증, 백내장	레이저로 비정상적으로 증식한 망막혈관 태움, 인공수정체 삽입
신장	당뇨병성 신증	단백질 섭취 제한, 혈당 · 혈압 · 콜레스테롤 철저 관리, 투석, 신장이식
성기능	발기부전, 성욕감퇴	발기유발 경구약 · 주사제 투여, 음경보형물 수술
구강	잇몸병, 치아흔들림	잇몸소파수술, 조직재생유도술, 치조골 이식, 임플란트 수술
피부	피부사상균(무좀)감염, 농피증, 홍반	항생제 · 항진균제 투여
발	족부궤양	발 상처 예방, 항균제 투여
신경	자율신경장애, 사지감각 이상, 신경성 궤양, 당뇨병성 근위축증 · 위무력증 · 설사, 신경성 방광, 발기부전, 심혈관계 반사부전	

당뇨병으로 인한 만성 합병증은 인체의 거의 모든 장기에 걸쳐 장시간 진행된다.

혈관 합병증은 병이 생긴 부위에 따라 대혈관 합병증과 미세혈관 합병증으로 나뉜다. 대혈관 합병증은 수년에 걸쳐 서서히 진행되므로 '침묵의 혈관병'이라고 한다. 심장관상동맥경화, 뇌혈관동맥경화, 말초혈관동맥경화 등이 이에 해당한다. 미세혈관 합병증으로는 당뇨병성 망막증, 당뇨병성 신증, 당뇨병성 신경병증 등이 있다.

신경 합병증으로는 사지감각 이상, 신경성 궤양, 당뇨병성 근위축증·위무력증·설사, 신경성 방광, 발기부전, 심혈관계 반사부전 등이 있다. 혈관과 신경에 동시에 합병증이 오는 것으로는 당뇨병성 족부궤양이 대표적이다.

A. 대혈관 합병증의 치료

대혈관 합병증은 일차적으로 동맥경화증에 기인한다. 혈관벽이 두꺼워짐에 따라 동맥이 좁아지고 혈류장애가 생겨 뇌졸중, 심근경색, 협심증, 말초동맥폐쇄 등이 초래되고 사망에 이를 수 있다. 당뇨병에서는 이런 대혈관 합병증의 발생빈도가 일반인에 비해 2~4배 이상 높을 뿐 아니라 당뇨병 환자 사망원인의 75% 이상을 차지한다. 당뇨병성 신증이 동반된 경우엔 이런 심혈관 질환에 의한 사망 위험도는 더 높아진다.

당뇨병에서는 동맥경화가 더욱 가속화된다. 동맥경화는 결국 콜레스테롤 증가가 가장 직접적인 원인이다. 고혈당은 간접적인 원인으로서 콜레스테롤 증가를 유도해 궁극적으로 혈관벽을 비후하게 하는 죽상경화증을 일으킨다.

요약하면 당뇨병은 지속적인 고혈당, 인슐린 저항성, 고인슐린혈증과 더불어 고혈압, 고지혈증, 혈액응고 성향 강화, 산화질소(혈관확장에 기여하는 물질)의 감소 등을 동반하면서 이른 바 성인병의 발병을 상호 유도하고 확대 증폭시키는 경향을 띠게 된다. 이것이 이른 바 '대사증후군' 'X증후군'으로서 당뇨병과 대혈관 합병증과의 깊은 상관성을 설명해주고 있다.

높은 혈중 콜레스테롤치를 낮추고 혈액이 끈끈해져 혈관을 막을 수 있는 사태를 예방하는 게 치료의 기본 전제다. 스타틴(statin) 계열 약물 등 콜레스테롤 수치를 저하시키는 대부분의 약을 대혈관 합병증 예방에 사용할 수 있다. 스타틴 계열 약물은 고지혈증을 갖고 있는 당뇨병 환자가 복용할 경우 뇌졸중 및 심장질환이 발병할 위험을 감소시키는 것으로 입증됐다.

인슐린 비의존형(2형) 당뇨병에서는 혈중 중성지방이 올라가므로 200mg/dℓ 이상이면 피브레이트(fibrate) 계열 약물을 추가로 처방한다. 니코틴산은 혈당을 증가시킬 수 있으므로 주의를 요한다. 콜레스테롤만 증가된 경우에는 담즙산 결합제를 투여한다. ▶고지혈증 참고

혈소판 응집을 억제하는 아스피린을 소량 상시 복용하는 것은 대혈관 합병증 예방에 아주 효과적이다. 뇌 혈전증 예방에는 헤파린 주사제나 먹는 와파린 제제를 쓴다.

만성동맥폐색증인 폐색성혈전혈관염(버거씨병 Buerger's disease), 폐색성 동맥경화증, 당뇨병성 말초혈관병에 의한 궤양·동통·냉감 등의 증상 개선에는 혈액응고(혈소판응집)를 억제하고 혈관확장작용도 겸하는 실로스타졸(cilostzol 한국오츠카제약 프레탈정), 베라프로스트(berapost 한국아스텔라스 베라실정, 녹십자 베라스트정), 사르포그릴레이트(sarpogrealate 유한양행 안플라그정), 리마프로스트(limaprost 동아제약 오팔몬정), 알프로스타딜(alprostadil 웰화이드코리아 에글란딘주), 톨

라졸린(tolazoline 대화제약 톨린주) 등이 있다. 리마프로스트는 말초혈관을 확장하는 알프로스타딜의 합성 유사체다.

설로덱사이드(sulodexide 아주약품 베셀듀 연질캅셀)는 미세혈관 및 대혈관 합병증에 모두 쓸 수 있다. 고지혈증, 동맥경화증, 말초동맥경화질환, 혈전색전증 등의 치료보조제이다. ▶혈전색전증 참고

B. 미세혈관 합병증의 치료

일반적 약물치료의 개괄

미세혈관 합병증은 만성 고혈당이 직접적인 원인이 된다. 당뇨병성 합병증의 발생은 크게 2가지로 설명할 수 있다.

＊첫째 지속적으로 혈당치가 높으면 포도당이 혈중 단백질과 조직내 단백질과 결합하게 된다. 즉 과잉의 포도당이 적혈구의 헤모글로빈, 혈관벽의 콜라겐, 신장 사구체의 기저막을 구성하는 단백질 등과 결합해 당단백을 형성한다. 이를 단백질의 당화(糖化 glycosylation)라 한다. 혈관벽에 당단백이 형성되면 주위 세포가 증식하고 저밀도지단백(LDL)이 변성될 뿐만 아니라 혈관 밖으로 유출되는 LDL량이 감소되어 쌓인다. LDL이 콜레스테롤과 결합해 동맥 혈관벽에 들러붙으면 동맥경화가 촉진된다. 또 당단백은 신장 사구체(모세혈관이 실타래로 만든 공처럼 뭉쳐 노폐물 여과)를 비대화시키고 모세혈관의 투과성을 증가시키며 세포 바깥 기질을 불어나게 하여 당뇨병성 신증을 초래한다. 비가역성 당단백이 이물질과 세균을 잡아먹는 면역세포인 대식세포(大食細胞 macrophage) 수용체와 결합하면 대식세포에서 분비되는 인터루킨-1(interleukine-1 :IL-1)과 종양괴사인자(tumor necrosis factor: TNF)가 혈관내피세포와

섬유아세포의 성장을 자극해 미세혈관 합병증을 일으킨다.

혈관투과성이란 혈관이 인접 조직세포로 수분과 영양물질을 공급하고 노폐물을 받아들여 몸 밖으로 배출하는 일련의 과정이다. 혈관투과성이 과다하게 높으면 수분과 영양물질은 혈관 밖으로 쉽사리 빠져나가고 폐기 처리돼야 할 노폐물은 혈관 안팎으로 수시로 드나들게 된다. 이에 따라 전신 부종, 혈액순환장애, 고혈압 등의 합병증이 생긴다. 혈관투과성은 혈관내막이 혈관벽에 탄탄하게 붙어있질 못하고 느슨하게 떨어져있거나 혈관기질이 분해효소에 의해 약화되거나 혈관과 인접한 조직세포로 연결된 구멍이 넓어지거나 숫자가 늘어날 경우에 증가한다. 이렇게 되는 원인으로는 혈전 생성, 고혈당, 극심한 염증·화상·외상, 전신적 알레르기, 세균독소 등이 있다.

모세혈관의 투과성 증가와 취약성(파열 위험)을 개선하는 혈관강화제로는 칼슘도베실레이트(calcium dobesilate 일성신약 독시움정)가 있다. 혈관투과성을 높이거나 혈관매개성 부종·염증을 일으키는 히알우론산 분해효소(hyaluronidase), 히스타민(histamine), 세로토닌(serotonin), 브래디키닌(bradykinin), 프로스타글란딘(prostaglandin), 혈소판 활성화인자(platelet activating factor: PAF) 등을 억제한다. 혈액의 점성 증가, 적혈구 경직(변형능 감소), 혈소판 응집 및 혈전증 경향을 억제하고 임파액 삼출을 개선한다. 솔비톨(sorbitol)의 형성을 막아서 당뇨병성 망막증에 효과적이다. 트롬빈과 콜라겐에 의한 혈소판 응집은 막을 수 있으나 아라키돈산에 의한 응집은 억제하지 못한다. 당뇨병성 모세혈관장애, 당뇨병성 망막증, 정맥기능부전, 말초울혈성부종, 혈전증후(後) 증후군, 치질 등에 쓴다.

혈관이완제로는 부플로메딜(buflomedil 위더스메디팜 부메딜정, 태준제약 부롤린정), 시네파지드(cinepazide 한림제약 브렌딜정), 니카메테이트(nicametate 한국프라임제약 씨엔정) 등이 대표적이다. 이들 약은 말초혈관을 확장하여 뇌기능을 개선하는 효과가 있다. 레이노증후군(Reynaud's syndrome), 간헐성 파행(跛行), 폐색성혈전혈관염(버거씨병), 뇌순환부전, 뇌졸중 후유증, 기억력 및 집중력 저하, 시·공간 인지능력 상실 등에 사용한다.

레이노증후군이란 피부의 교원섬유(膠原纖維 콜라겐 등과 같이 피부의 모양과 탄력을 유지하는 물질)의 이상, 혈액순환 및 신경장애로 사지의 냉감·통증·괴사가 오고 전신적 경련, 의주감(蟻走感 개미가 기어가는 듯한 느낌) 등을 호소하는 질환이다.

이밖에 혈액순환개선제, 항응고제(항응혈제), 항혈소판제제(혈소판응집억제제) 등이 미세혈관 합병증을 개선하는데 쓰인다. ▶뇌졸중 및 혈전색전증 참고

＊ 둘째 만성 고혈당은 포도당 일부가 알도스환원효소(aldose reductase)에 의해 솔비톨(sorbitol)로 전환되는 대사과정을 확대한다. 솔비톨이 세포내에 많아지게 되면 세포 부피가 증가하고 세포내 삼투압이 상승하며 단백질의 변성이 유발돼 혈관벽이 두꺼워지게 된다. 정확한 원리는 잘 모르지만 이런 변화는 세포내 이노시톨(inositol)의 감소를 일으켜 포스포리파제-C(phospholipase-C)를 통한 신호전달경로에 장애를 초래한다. 이런 현상은 신장, 신경조직, 망막, 수정체 등의 모세혈관에서 두드러지게 나타난다.

솔비톨 형성을 저해함으로써 이같은 문제점을 해결하려는 약으로는 크로모카브디에틸아민(chromocarb diethylamine 삼일제약 후루다랜캡셀)이 있다. 알도스환원효소를 억제해 모세혈관 합병증을 유발하는 솔비톨이나 덜시톨(dulcitol)의 생성량을 줄인다. 이 약은 혈관내막을 혈관벽에서 해리시켜 혈관투과성을 증가시키는 히알우론산분해효소

(hyaluronidase)를 억제하여 과다한 혈관투과성을 차단한다. 이 약은 콜라겐 등 혈관을 이루는 기질과 결합해 그물망 조직을 이루므로 혈관기질이 효소분해되어 감소되는 것을 막고 혈관의 저항성을 높여준다. 혈소판의 점착성과 응집성을 낮춰 혈소판이 혈관벽에 달라붙는 것을 억제한다. 적혈구가 자기 지름보다 다소 좁은 모세혈관 구멍을 빠져나가기 위해서는 적혈구의 형태가 유연하게 전환돼야 하는데 이 약은 '적혈구 변형능'을 증가시켜 미소순환(microcirculation)을 증가시킨다.

이밖에 고혈당은 그 자체로 사구체내의 혈압을 상승시키고 혈액응고를 촉진하며 혈액순환에 장애를 준다.

당뇨병성 신증(腎症) 및 고혈압

당뇨병성 신증은 국내 만성신부전 원인의 40% 이상을 차지하고 있다. 단백뇨가 나타난 환자의 약 70%가 말기 신부전으로 악화되는데 1형 당뇨병에서 더 많이 발생한다. 당뇨병성 신증이 발생한 환자는 뇌졸중, 협심증, 심근경색증 등의 질환의 발병 위험도가 급격히 증가하므로 주의가 요구된다.

혈당이나 혈압이 잘 조절되지 않으면 신장 모세혈관의 여과능력이 떨어지게 되고 이를 극복하고자 신장이 더욱 많은 일을 하게 됨에 따라 신장기능은 시간이 갈수록 나빠지게 된다. 초기에 부분적인 부종, 피로감, 식욕부진, 복통, 구토증, 허약함, 집중력저하 등의 증상을 보이다가 점점 심해져 전신부종, 요독증(尿毒症) 등이 나타난다.

혈당이 잘 조절되지 않으면 신장혈관의 촘촘한 여과망이 넓어져 알부민 같은 몸에 필요한 혈액단백질이 소변으로 흘러나와 단백뇨가 된다. 단백뇨에 섞인 알부민의 양이 적으면 미세알부민뇨증(microalbuminuria

또는 미세 단백뇨)이라고 하며 하루에 30~300mg의 단백질(알부민)이 소변으로 빠져나온다. 소변의 단백질(알부민)양이 300mg 이상이면 거대알부민뇨증(macroalbuminuria 또는 임상적 단백뇨)이라고 하는데 육안으로 확인이 가능할 정도가 된다. 매일 500mg 이상의 단백질이 유출되는 상태가 되면 당뇨병성 신증이라고 규정할 수 있다. 후자일수록 더 증상이 악화된 것이다.

초기 당뇨병 환자는 혈당을 잘 조절해야 미세알부민뇨증을 막을 수 있고, 이미 상당히 당뇨병 환자도 역시 혈당을 잘 조절해야 임상적 단백뇨로 악화되는 것을 지연시킬 수 있다.

질병의 진행을 시기별로 정리하면 조기신증(早期 腎症)은 소변 속에 알부민이 소량 나오기 시작하는 시기로 이 단계에서 혈당 조절을 잘하고 혈압을 일정하게 유지하면 신증이 진행되는 것을 막을 수 있다.

당뇨병성 신증(顯性 腎症)은 당뇨병을 앓은 지 10~15년 이상 된 사람의 5% 정도에서 나타난다. 가끔 나오던 단백뇨가 항상 나오게 되고 양도 늘어난다. 일단 현성 신증이 되고나면 신증의 진행을 막을 수 없다.

네프로제(nephrose, nephrosis, nephrotic syndrome 上皮性腎臟症 또는 腎症候群)는 하루에 3.5g 이상의 단백질이 혈액에서 소변으로 빠져나가 만성적으로 혈액 중 단백질이 부족하고 수분이 혈관으로부터 새어나가 발이나 몸 전체에 부종이 나타난다. 혈액검사를 해보면 고콜레스테롤혈증이 나타나기도 한다. 악화되면 점차 소변량도 줄어들고 심신이 극도로 쇠약해진다. 성인 당뇨병으로부터 생긴 경우보다는 유년기부터 시작된 신장염, 유전성 질환, 자가면역질환, 원인불명으로 시작한 게 더 많다.

신부전은 신장이 거의 작용하지 못하게 되는 시기로 몸 안의 노폐물을 깨끗이 하는 기능이 점차 없어져 요소(urea)나 크레아티닌

(creatinine) 등의 노폐물이 소변으로 배출되지 않고 혈액에 많은 양이 잔류하게 된다. 구토, 신경장애, 혼수상태, 심부전 등의 증상을 일으키는 요독증이 되어 생명의 위험을 느낀다. 크레아티닌은 근육에서 에너지원으로 이용된 단백질이 크레틴(cretin)으로 변한 뒤 분해되어 생긴 노폐물로서 크레아티닌 혈중농도가 2.0~3.0mg/dℓ 이상이면 넓은 의미의 신부전으로 본다.

당뇨병성 신증도 당뇨병 및 고혈압의 치료 때와 마찬가지로 혈당 및 혈압 조절을 위한 식사요법, 운동요법, 약물요법이 이뤄져야 한다.

식사요법은 소금과 단백질 섭취를 최소화하는 게 핵심이다. 혈압상승이 우려되므로 소금 섭취량을 하루 2g 이하로 줄인다. 단백뇨를 개선하기 위해 단백질 섭취량을 하루 45~55g(체중 1kg당 0.7~1.0g의 단백질) 정도로 줄인다. 그리고 금연이 요구된다.

약물요법으로 혈당을 내리기 위해 사용하는 일부 설폰우레아계 약물과 메트포르민 등은 신장에 부담을 주므로 중증 신기능장애가 있을 경우 사용을 피하고 인슐린을 활용해 치료하는 게 바람직하다. 만성신부전증이 발생하면 먹는 혈당강하제는 사용할 수 없고 인슐린 주사요법이 필요하다. 신부전 상태에서는 인슐린의 분해가 지연되므로 인슐린의 약효가 더 오래갈 수 있고 신장을 더 망가뜨릴 수 있음을 염두에 둬야 한다.

고혈압이 있으면 칼슘채널차단제, 알파차단제, 안지오텐신전환효소억제제(angiotensin converting enzyme inhibitor: ACEI), 안지오텐신수용체차단제(angiotensin receptor blocker: ARB) 등을 투여해 혈압을 130/80mmHg 미만으로 유지해야 한다. 이 가운데 ACEI가 가장 신장질환의 악화를 지연시켜주는 예방효과가 뛰어난데다가 심근기능 강화, 심장합병증 예방 등의 심장보호 효과도 갖고 있다. 많이 처방되는 ACEI로는 에날라프릴(enalapril 중외제약 레니프릴정, 종근당 에나프린정), 라미프릴(ramipril 한독아벤티스 트리테이스정, 한국아스트라제네카   라메이스정)이 있다. 최근에는 당뇨병이 고혈압을 유발할 뿐만 아니라 고혈압이 당뇨병성 신증의 악화를 촉진하는 것이 확인됨에 따라 ACEI나 ARB를 조기에 사용하여 단백뇨를 감소시키고 신증의 악화를 억제하는 방안이 적극 권장되고 있다. ▶고혈압 참고

이런 치료에도 불구하고 신장기능은 시간이 갈수록 악화되므로 기계에 의지해 혈액의 노폐물을 걸러내는 복막투석, 혈액투석을 해야 한다. 신장은 단지 노폐물을 걸러 소변을 만들 뿐만 아니라 조혈호르몬 생성, 비타민D 활성화, 혈액관련 효소 분비 등의 역할을 하므로 종국에는 더 이상 손을 쓸 수 없는 상태에 이르게 된다.

따라서 악성일 경우에는 결국 신장이식이 필요하며 이식수술에 성공하면 삶의 질은 이전과 비교할 수 없을 정도로 획기적으로 개선된다. 수술 후에는 면역거부반응을 줄이기 위해 사이클로스포린(cyclosporin 한국노바티스 산디문뉴오랄 연질캅셀, 종근당 사이폴엔 연질캅셀) 같은 면역억제제를 평생 복용해야 한다.

당뇨병성 망막증

당뇨병이 발병한지 15년이 지나면 80%에서 망막증이 나타난다. 당뇨병성 망막증은 중장년 등 활동연령대에서 실명의 가장 큰 원인이 되고 있다. 망막은 피사체의 상(像)이 맺히는 곳이다. 말초혈관 혈류장애로 망막을 흐르는 혈관벽이 비후해지고 미세동맥류(혈관이 일부 막혀 약해지고 부풀어올라 터질 위험이 높은 곳)가 생긴다. 혈관투과성이 증가해 망막이 출혈 또는 안구벽으로 떨어져 나옴(망막박리)으로써 결국 눈이 멀게 된다.

망막으로 흐르는 미세동맥이 터지면 흘러나온 삼출액이 망막 뒤에 존재하는 황반(黃斑 시신경조직의 중심부)을 눌러 황반에 부종(浮腫)이 생기고 시력이 저하된다. 심해지면 망막 정맥이 염주처럼 변형되고 망막내 미세혈관이 확장되거나 꼬인다. 더 악화되면 망막에 저산소증이 일어나고 세포가 숨쉬고 영양분을 공급받기 위해 망막표면에서 유리체(안구의 내부를 채우고 있는 투명하고 연한 물질로 흰 자위를 차지함, 초자체라고도 함) 방향으로 신생혈관을 뻗어내리게 되는데 이를 '증식성 망막증'이라고 한다. 증식된 신생혈관 주위로는 섬유화가 일어나 혈관 주위를 단단하게 둘러싸게 되며 혈관에 압력이 가해져 팽팽하게 잡아당겨질 경우 출혈이 일어난다. 유리체에 출혈이 일어나면 거미줄이 쳐진 것처럼 시력장애가 나타나고, 대량 출혈일 경우에는 갑자기 실명하는 수도 생긴다. 높은 압력이나 출혈로 망막이 원래 위치(안구벽)에서 이탈해 벗겨지는 망막박리도 나타날 수 있다.

망막증이 일단 발생하면 다른 합병증과 마찬가지로 원상 복귀가 불가능하기 때문에 예방이 최선이다. 모든 당뇨병 환자는 증상의 유무에 관계없이 안과 망막전문의에게 매년 정기적인 망막 검사를 받아야 하며 초기 망막증(배경성 망막증)이 관찰된 경우에는 6개월 간격으로 정밀검사가 필요하다.

치료는 약물 및 식사요법으로 혈당, 혈압을 엄격하게 조절하고 금연하는 게 우선이다. 최근에는 안지오텐신전환효소억제제(ACEI)가 망막증의 진행을 억제하는 데 도움이 되는 것으로 알려지고 있다. 증식성 망막증이 생기면 레이저로 증식된 혈관을 태워 굳히는 광응고술(光凝固術)을 한다. 광응고술의 목적은 불필요한 신생혈관의 증식을 억제함으로써 아직 건강한 망막에 많은 산소를 공급하여 중심시력을 유지하기 위한 것이다. 유리체 출혈이나 망막박리가 일어나면 유리체 절제술을 시행하거나 액체를 주입해 절제된 유리체 부위를 채움으로써 망막박리를 방지하는 수술을 한다. 수술을 하면 어떤 경우라도 원래 상태로 돌아갈 수 없다.

한편 모세혈관 저항성(지지력)의 감소 및 혈관투과성 증가에 의한 안저(眼底) 출혈에는 지혈제인 카르바조크롬(carbazochrome 현대약품 아도나정) 등을 사용한다.

당뇨병성 신경 합병증

당뇨병성 신경합병증은 말초신경과 자율신경에 오는 것으로 나뉜다.

▶ 말초신경계 합병증

크게 사지말단에 좌우 '대칭적'으로 오는 것과 외안근(外眼筋 안구 바깥의 안구를 움직이게 하는 근육과 신경), 비골(腓骨 하퇴부 바깥쪽 굵은 뼈), 골반, 대퇴부, 근육 등에 '비대칭적(국소적)'으로 오는 것으로 분류된다.

가장 흔히 나타나는 게 원위부(몸통에서 멀리 떨어진 사지 등을 일컬음)에 발생하는 '당뇨병성 말초성 대칭성 다발성 감각 · 운동 신경병증'이다. 저림, 따가움, 통증, 감각장애, 이상감각, 마비 등을 일으킨다. 좌우 대칭적으로 주로 발이나 발가락의 감각장애, 무릎 이하의 감각이상 등이 나타난다. 발이 상처를 입을 경우 이를 느끼지 못하고 방치하여 심한 염증으로 악화될 수 있고 '당뇨병성 족부궤양'의 원인이 되기도 한다. 통증이 동반될 경우 참기 어려울 정도로 나타나고 특히 야간에 심한 경우가 많다.

효과가 검증된 마땅한 치료제는 없는 실정이다. 현재로선 엄격한 혈당조절을 통한 예방과 조기진단이 최선의 방법이다. 당뇨병성 다발성 신경증 개선에는 신경계 부활과 혈액순환 등에 도움이 될 것으로 믿어지는 치옥틴산(thiotic acid, α-lipoic acid 부광약품 치옥타시드정)와 비타민B군 복합제를 쓴다.

치옥틴산은 당뇨병으로 인한 말초성, 다발성 신경염을 완화시켜준다. 효과는 미흡하나 다른 치료제에 비하면 보다 근본적으로 신경의 염증 및 통증을 완화시켜주며 체내에 자연적으로 존재하는 물질이므로 몸에 부담을 주지 않는다.

통증이 있으면 여러 종류의 진통제, 항우울제, 항경련제 등을 처방하나 환자에 따라 효과가 다르게 나타나고 만족할 정도가 되지 못한다. 삼환계 우울증치료제인 아미트립틸린(amitriptyline 환인제약 에나폰정), 항경련제 겸 3차신경통 치료제인 카르바마제핀(carbamazepine 한국노바티스 테그레톨정, 명인제약 카마제핀씨알정)이나 페니토인(phenytoin 부광약품 페니토인정, 환인제약 히단토인정) 등을 쓴다. 바르는 진통제인 캡사이신(capsaicin 다림양행 다이악센크림)과 먹는 소염진통제인 아스피린(aspirin 바이엘헬스케어 아스피린정)이나 프로폭시펜(propoxyphene 현대약품 모스콜캅셀·생산중단)을 통증완화를 위해 처방할 수 있다. 심한 경우 마약성 진통제를 쓸 수 있다.

비대칭성(국한성) 신경병증은 3~12개월 만에 저절로 회복되기도 하지만 대개는 중증이 되어 치료가 어려워진다. 머리 신경병증은 3번, 4번, 6번 뇌신경이 마비되는 것으로 외안근 마비, 안구운동 장애가 초래돼 물체가 두 개로 겹쳐 보이는 복시가 나타날 수 있다.

단일 신경병증으로는 요골신경·척골신경·정중(正中)신경 장애로 손목 마비가 발생하고, 측면 슬와(膝窩)신경장애로 발목이 마비되어 걷지 못하게 되기도 한다. 이들 신경장애가 동시에 복합적으로 나타나는 다발성 신경장애도 발생할 수 있다. 또 흉부 신경병증으로 인한 가슴과 복부의 심한 통증으로 고생하기도 한다. 국한성 및 단일 신경병증은 일반적으로 당뇨병을 잘 조절하면 3~6개월이면 완전히 회복될 수 있으나 당뇨병이 심해지면 영구 불치가 될 위험이 있다.

당뇨병성 족부궤양은 발에 있는 말초신경과 말초혈관에 장애가 생겨 발에 상처를 입기 쉽고 사소한 상처가 나도 잘 치유되지 않는 것이 특징이다. 무엇보다도 발이 뇌와 심장에서 가장 멀리 떨어져 있고 발이 인체의 하중을 받는다는 자체가 치료를 극히 어렵게 만든다.

당뇨병성 말초신경병증이 발생한 경우에는 발의 감각이 둔화되어 상처가 나도 이를 모르고 지내는 때가 많아 문제가 된다. 발의 진동감각과 발목의 반사능력 등이 현저하게 떨어지고 발가락에 땀이 안나 균열되기 쉽다. 발 말단에 통증이 갑자기 생긴다면 말초혈액순환 장애가 합병된 경우다. 이를 치료하지 않고 그대로 두면 연조직염(軟組織炎), 농양, 관절 패혈증, 골수염, 발의 변형 등으로 진행될 수 있고 심한 경우에는 괴저증이 발생하여 절단해야 한다. 하지절단의 절반 이상이 당뇨병성 족부궤양으로 비롯된다는 것을 감안하여 '당뇨발'의 예방에 힘써야 한다.

당뇨발이 잘 생기는 위험군은 당뇨병이 오래된 경우, 혈당조절 불량·시력장애·말초신경 합병증·말초혈관 및 대혈관 합병증·자율신경병증·당뇨병성 신증 등 다른 당뇨합병증이 나타난 경우, 발톱에 심한 병변이 동반된 경우다. 당뇨발 예방을 위해 평소 발 관리 수칙을 지켜야 한다. 상처 부위에 체중이 실리지 않게 하고, 죽은 조직을 제거하고, 상처 부위를 드레싱한다.

치료는 적절한 항생제로 감염확산을 차단하고 필요하면 피부·신경 부활제 투여 및 혈관확장술·혈관우회수술 등을 통해 혈관 재형성을 시도하거나, 생체공학적으로 제작된 인공피부(상피조직)를 이식하거나, 줄기세포 치료를 받아야 한다. 최악의 경우에는 발을 잘라서 감염의 확산을 저지해야 한다.

✽ 항생제로는 암피실린+설박탐(ampicillin+sulbactam 대응제약 설바실린주), 2세대 세파계 항생제인 세포테탄(cefotetan 국제약품 세포테탄나트륨주) 및 세폭시틴(cefoxitin 신풍제약 세폭시틴나트륨주)를 1차적으로 쓴다. 이로써 호전되지 않으면 티카르실린+클라불린산(ticarcillin +clavulanate 한독약품 티멘틴주) 및 피페라실린+타조박탐(piperacillin +tazobactam 한국와이어스 타조신주) 등 페니실린계 항생제, 이미페넴+실라스타틴(imipenem+cilastin 한국MSD 티에남 주), 에르타페넴 (ertapenem 한국MSD 인반즈주) 등 카르바페넴계 항생제, 클린다마이신 (clindamycin 동신제약 크레오신주)+3세대 세파계 항생제 또는 플루오로퀴놀론계 항생제 또는 아즈로테남(azrotenam 한국BMS제약 아작탐주) 등을 쓴다. 페니실린계 항생제에 내성을 보이는 (MRSA 양성) 경우에는 광범위 항생제를 쓴다. 1차적으로 초강력 슈퍼박테리아에도 항균력을 갖는 반코마이신(vancomycin 한국애보트 반코마이신주)를, 2차적으로 리네졸리드(linezolid 한국화이자 자이복스 주사제·정제)를 투여한다.

✽ 피부 및 신경부활제로는 상피세포성장인자(epithelial growth factor: EGF 대응제약 이지에프 외용액), 혈소판유래성장인자(platelet derived growth factor: PDGF 한국얀센 리그라넥스겔)이 있다.

이지에프 외용액은 EGF를 생산하는 사람의 유전자를 대장균에 이식, 대장균을 통해 유전자재조합 방식으로 대량합성한 제품이다. EGF는 상피세포를 자극해 새 살이 돋도록 유도한다. 족부궤양의 상처가 나을 때까지 하루 2회 바르면 10~12주 정도 지나서 어느 정도 효과를 기대할 수 있으나 기대에 못 미치는 경우가 많다.

리그넥스겔(성분명 becaplermin)은 PDGF를 역시 유전자재조합 방식으로 대량 생산한 것이다. 당뇨병성 신경병성 궤양이 피하조직이나 피하조직 아래로 퍼졌으며 적절히 혈액이 공급되는 경우에 쓰면 완치에 걸리는 기간을 32%(약 6주) 단축시킬 수 있다. 이 약을 쓰면서 철저하게 자멸한 괴사조직을 뜯어내고 추가 감염을 예방하며 체중부하가 발에 쏠리지 않도록 조치하면 당뇨병성 궤양의 완치율을 높일 수 있다. 그러나 진피 아래 피하조직으로 퍼지지 않은 당뇨병성 신경병성 또는 허혈성 궤양에는 치료효과가 어떤지 평가되지 않았다.

▶ 자율신경계 합병증

자율신경계에 나타나는 신경합병증으로는 당뇨병성 소화불량(위 마비), 당뇨병성 설사, 심혈관계 반사능 장애(기립성 저혈압 및 맥박수 증가), 발작적 부정맥, 빈맥(頻脈), 돌발적 호흡마비, 당뇨병성 발기부전, 신경인성 방광, 빈뇨(頻尿), 땀 분비(發汗)장애 등이 있다. 이 가운데 기립성(起立性) 저혈압, 발작적 부정맥, 빈맥, 돌발적 호흡마비는 사망을 초래할 수도 있다.

위무력증 및 소화불량으로 위 내용물이 정체하거나 조금만 먹어도 포만감이 생기거나 오심, 구토, 복통 등의 증상이 나타나면 이토프라이드(itopride 중외제약 가나톤정)나 메토클로프라마이드(metoclopramide 동아제약 멕소롱정)를 복용하면 도움이 된다.

당뇨병성 설사는 간헐적으로, 변비와 교대로 나타나는 게 특징이다. 무른 변을 특히 식사 후나 야간에 자주 본다면 급성기라는 것을 의미한다. 디펜옥실레이트(diphenoxylate 미국 상품명은 lomotil 국내제품 없음), 로페라마이드(loperamide 한국얀센 로페린캅셀 생산중단, 삼남제약

로페라마이드캅셀), 클로니딘(clonidine 태창제약 염산크로니딘정) 등이 효과적이다. 일부 환자는 광범위 항생제인 테트라사이클린(tetracycline 종근당 테라싸이클린캅셀)에 치료반응을 보이기도 한다.

자율신경계의 혈압조절 능력이 떨어지면 기립성(체위성) 저혈압이 자주 온다. 기립성 저혈압은 누웠다가 일어섰을 때 현기증이 일어나고 수축기 혈압이 30mmHg 이상, 확장기 혈압이 10mmHg 이상 감소하는 것을 말한다. 혈압이 낮아지므로 이를 만회하기 위해 맥박수는 분당 20회 이상 증가하게 된다. 혈압을 낮추는 부교감신경계가 지나치게 항진돼 있거나 부교감신경에서 교감신경계로의 연결 및 이행하는 과정이 원활치 못한 게 원인이다.

이럴 경우에는 탄력스타킹을 신어 하지의 압력을 높이고 물을 많이 먹어 혈액의 부피를 증가시키고 고혈압 치료를 위해 복용하는 이뇨제의 양을 줄인다. 치료제로는 스테로이드의 일종인 9-α-플루오로하이드로코티손(9-α-fluorohydrocortisone, fludrocortisone 한국BMS제약 플로리네프정)을 하루에 0.1mg부터 복용하기 시작해 점차 양을 늘려 1mg까지 복용할 수 있다. 이 약은 신장 원위세뇨관에서 나트륨(Na$^+$)의 재흡수를 증가시키고 수소(H$^+$), 칼륨(K$^+$)의 배설을 증가시켜 혈액량(혈액 중 수분량)을 늘려 혈압을 올려준다. 이 약은 염분 및 수분의 저류로 심부전증을 유발할 수 있으므로 각별한 주의가 필요하다.

당뇨병성 발기부전은 남성에서 흔히 나타나는 질환으로 발기할 때 음경의 강직도가 유지되지 않고 흐물흐물한 게 특징이다. 대부분의 환자에서 성욕과 사정기능은 장애를 받지 않으나 성적흥분-뇌-척수-음경으로 이어지는 신경계의 반사기능이 현저하게 떨어지고 음경 혈관이나 해면체가 조직학적으로 망가져 있기 때문에 심리적 요인이나 노화에 의한 일반적 발기부전보다 치료가 어렵다.

■ 당뇨병성 발기부전과 심인성(心因性) 발기부전의 차이점

구 분	음경해면체 조직	성욕	발기 감소	야간·아침발기	특정 파트너에 대한 발기
당뇨병성	기능저하	정상	점진적	없음	없음
심인성	큰 이상 없음	감소	급진적	있음	있음

실데나필(sildenafil 한국화이자 비아그라정), 바르데나필(vardenafil 바이엘헬스케어 레비트라정), 타달라필(tadalafil 한국릴리 시알리스정), 유데나필(udenafil 동아제약 자이데나정) 등 먹는 발기부전 치료제를 복용하면 일반 발기부전환자는 83%가 발기에 성공하지만 당뇨병성 발기부전 환자는 33%만이 발기한다. 그래서 보다 강도 높은 국소 혈관이완제를 주사하거나 진공흡입기를 이용해 발기를 유발한다.

혈관이완주사제로는 파파베린(papaverine 이연제약 염산파파베린주), 펜톨아민(phentolamine 이연제약 펜톨민주), 혈관을 확장하는 프로스타글란딘(prostaglandin)의 유사체인 알프로스타딜(alprostadil 한국화이자 카버젝트주) 등을 단독 또는 혼합해 쓴다. 이들 주사제는 음경해면체의 혈관을 둘러싼 부드러운 근육을 이완시켜 혈관을 확장함으로써 음경에 피가 몰리게 하여 발기부전을 유도한다. 고가인 알프로스타딜이 지속발기나 음경의 섬유화(조직이 탄력없고 질긴 상태가 됨) 등의 부작용이 가장 적은 대신 매우 비싸고 다소 낮은 발기력을 보인다. 이들 3가지 약물을 섞어 주사하는 3중요법은 약값을 낮출 수 있고 약효는 상승하고 부작용은 줄어드는 이점이 있다.

대략 각종 주사제는 80~85%의 발기성공률을 보인다. 그러나 주사제는 통증이 심하고 사용이 불편하고 지속발기증, 음경섬유화 같은 부작용을 초래하기 때문에 이를 피하면서 보다 영구적인 치료를 위해 음경 보형물 삽입 수술을 받기도 한다.

신경인성 방광(neurogenic bladder)은 신경계의 이상이나 조절기능의

부조화로 배뇨기능이 고장난 것이다. 방광의 가장 중요한 배뇨반사 중추는 선수(仙髓 요추 아래에 위치한 척수의 일부)에 있다. 뇌졸중, 당뇨병, 다발성 경화증, 종양, 외상, 감염, 수술, 스트레스 등에 의해 유발된다. 소량의 소변을 자주 보거나 요실금 증상을 호소하며 잔뇨량이 늘어나 감염을 유발할 수 있으며 요폐증(尿閉症)으로 진행될 수 있다. 방광이 커지고 소변이 고여도 감각이 없다. 방광의 수축 및 배뇨괄약근의 이완을 돕는 약(oxybutynin 동화약품 디트로판정, tolterodine 한국화이자 디트루시톨정 · 서방캅셀, propiverine 제일약품 비유피-4정, trospium 부광약품 스파스몰리트 당의정 등), 전립선비대증 치료제(주로 α교감신경 수용체 차단제), 항생제, 해열제, 소염제 등으로 대증(對症) 치료하고 카테터(catheter)를 이용해 종종 배뇨를 해주며 방광훈련과 같은 재활치료를 한다. 만성적인 소변 정체가 감염을 촉진하기 때문에 심하면 수술이 필요하다.

땀 분비장애는 특히 얼굴과 가슴부위 등 상체에 심하게 땀이 나는 특징을 보인다. 땀 분비가 적은 하체의 피부는 건조하고 거칠어지며 특히 발에는 궤양이 발생하기 쉽다. 음식을 먹을 때 땀을 많이 흘리는 경향도 생긴다. 이밖에 자율신경에 이상이 생기면 체온조절 장애가 나타나 더위와 추위에 대한 적응력이 떨어지는 모습을 보이게 된다.

C. 당뇨병성 치과 질환

침 분비량이 줄어들면서 구강건조증이 나타나고 세균감염에 대한 저항력이 떨어져 풍치(잇몸질환 · 치주염), 충치(치아우식증)가 생기기 쉽다.

구강건조증은 입안이 마르고 혀가 찌릿찌릿 하는 작열감을 동반한다. 세균에 대한 세척 및 항균작용을 하는 침이 부족하므로 충치 발생 빈도가 높아지게 된다.

충치는 치아가 구강내 세균에 의해 감염된 것으로 치료하지 않으면 치아신경까지 세균이 파고 들어가 염증이 커지게 된다.

풍치는 당뇨병 환자에게 훨씬 많이 발생하고 증상이 심하다. 잇몸이 붓고 피가 나고 염증 및 고름이 생기고 찬물과 더운물에 시리고 아픈 증상을 보인다. 당뇨병이 있는 풍치는 진행이 빠르고 다발적으로 발생해 고름이 나고 이가 흔들리는 경우를 어렵잖게 찾아볼 수 있다. 당뇨병 환자의 경우 세균에 대한 저항성이 떨어져 있어 구강내 세균 중에 독성 많은 세균이 더욱 빠르게 증가되고 치유가 더디기 때문이다. 구강내 진균(곰팡이)에 의한 감염도 쉽게 발생하여 혀에 백태가 끼는 캔디다증(candidasis) 등이 발생하기도 한다.

구강건조증을 예방하려면 물로 입안을 자주 헹궈 주는 것이 도움이 되며 불소 양치 용액을 사용하는 것도 좋다.

충치는 충치부위를 제거한 다음 금, 아말감, 치아 색깔과 같은 수지(resin)를 채운다.

풍치는 스케일링, 치주소파술, 항생제 복용으로 치료한다. 치주소파술로 감염된 잇몸을 파낸다. 잇몸뼈(치조골)가 많이 파괴된 경우에는 치주수술이 필요할 수도 있다. 치주수술은 이미 파괴되어 불규칙하게 녹아내린 잇몸뼈를 다듬거나, 잇몸뼈를 이식하여 잇몸과 잇몸뼈가 일정하게 유지되도록 만들어 주는 것이다.

비만

비만은 뚱뚱해서 외관상 보기에 좋지 않을 뿐만 아니라 퇴행성 만성 질환의 핵심으로서 다른 성인병을 일으킨다. 비만은 고혈압, 당뇨병, 심장질환, 뇌졸중, 고지혈증 등 성인병을 촉발시킬 뿐만 아니라 대장암, 유방암, 전립선암 등을 일으키는데 깊은 상관관계를 갖는다. 비만인은 정상인에 비해 사망률이 28% 높고 질병의 유병률이 고혈압은 5.6배, 고지혈증 2.1배, 당뇨병 2.9배 등에 달한다.

의학적으로 기존 체중에서 10%만 감량해도 비만으로 파생되는 여러 건강문제를 현저하게 줄일 수 있는 것으로 연구돼 있다. 또 지방질이 암을 유발하고, 모든 암 환자의 3분의 1이 비만하며, 암의 30~40%는 비만을 개선함으로써 예방될 수 있다. 현대인이라면 이같은 사실을 절대 불변의 상식으로 받아들이고 체중감량을 위한 노력을 게을리해서는 안될 것이다.

비만의 진단기준은 허리둘레, 피부두께 등 많은 기준치가 있으나 현재 가장 표준으로 널리 채택되고 있는 것은 체질량지수(body mass index: BMI 체중을 키의 제곱으로 나눈 수. 단위 kg/㎡)다. 고도비만의 비율은 미국 23%, 영국 16%인데 반해 우리나라는 2.4%선으로 아직은 낮으나 점차 증가 추세에 있다. 대한비만학회는 2005년 허리둘레가 남자 36인치(90㎝), 여자 34인치(85㎝) 이상이면 키와 상관없이 복부비만으로 볼 수 있다는 기준을 정했다.

■ 체질량지수에 따른 비만 진단기준 (단위 kg/㎡)

저 체 중	18.5미만
정 상 체 중	18.5~22.9
과 체 중	23이상
위 험 체 중	23~24.9
1단 계 비 만	25~29.9
2단계(고도) 비만	30 이상

◎ 원인

비만은 잉여 열량이 소모되지 못하고 체내에 지방으로 축적돼있는 것을 말한다. 가장 큰 원인은 과식과 운동부족이다.

정상인은 보통 혈당치가 120~130mg/dℓ가 되면 만복감을 느끼지만 비만한 사람은 배부름을 느끼는 혈당치의 기준점이 크게 상승돼 있어 과식하게 된다. 몰아먹는 습관과 야식도 비만을 야기한다. 연구결과 섭취열량이같은 경우 식사를 하루 5번에 걸쳐 하는 사람은 비만해지지 않는 반면 2번에 나눠 먹는 사람은 살찌기 쉬운 것으로 나타났다. 야식을 하면 밤에 활동량이 없으므로 열량이 소모되지 않을 뿐만 아니라 잠든 사이에 간과 지방조직에서 낮보다도 훨씬 많은 지방을 축적하게 된다.

비만한 사람은 인슐린이 많이 분비된다. 인슐린은 혈당을 내리는 작용을 하고 부족하게 되면 당뇨병을 유발한다. 그러나 인슐린은 식욕을 증가시켜 식사량을 늘게 하고 간과 지방조직에서 지방합성을 증가시킨다. 또 혈액속의 지방이 지방조직으로 흡수되는 것을 왕성하게 해준다. 비만이 당뇨병을 유발하는 요인도 이같은 과정으로 설명된다. 비만으로 인체가 원하는 인슐린의 수요가 갈수록 늘게 되면 나중에는 인슐린을 생산하는 췌장이 과부하에 걸려 망가지고 인슐린 생산량이 줄어

고갈됨으로써 당뇨병이 되는 것이다. 거꾸로 당뇨병이 비만을 유발할 수도 있다.

운동량이 부족하면 소비에너지가 적어지고 과잉의 에너지가 지방으로 축적된다. 특히 운동이 부족하면 인슐린이 수용체에서 효과적으로 제 역할을 발휘하지 못하는 '인슐린저항성'이 생기고 이 때문에 인체는 더 많은 인슐린을 만들어내므로 살이 찌게 된다. 또 운동을 하지 않으면 간과 지방조직에서 지방을 합성하는 효소가 증가한다.

유전적인 요인도 크다. 부모 모두 비만이면 자식이 비만이 될 확률은 3분의 2, 한쪽만 비만이면 2분의 1이 된다. 어렸을 때 관리도 중요하다. 일생에 지방세포 숫자가 늘어나는 시기는 △태안에서 임신말기의 3개월간 △수유기에서 이유기에 이르는 생후 1년간 △사춘기 등 3번 있다. 이때 영양이 과다하면 중증 비만이 될 수 있으므로 지나친 탄수화물, 지방질의 섭취를 삼가야 한다. 특히 생후 한달 이전의 어린 아기를 너무 많이 먹이면 지방세포의 수와 크기가 커져 쉽게 비만이 된다.

이와 반대로 성인이 돼서 일어나는 비만은 개별 지방세포의 크기가 비대해지는 것으로 대개는 윗배가 볼록 나오는 모양을 띤다. 소아형 비만보다는 살빼기가 상대적으로 쉽다.

최근에는 이와 함께 정신적, 사회경제적, 문화적 요인이 강조되고 있다. 간단하게 말하면 소외된 인간이 가족, 직장, 사회에서 스트레스를 받고 고독, 우울, 불안해지는 것을 먹는 것으로 해소하려다 보니 폭식, 과식이 일상화되고 운동은 멀리 해 비만이 양산된다는 것이다.

이밖에 피임약이나 스테로이드 제제의 복용, 갑상선기능저하증, 뇌내 호르몬 조절기관의 이상 등이 비만의 원인이 된다.

◎ 치료

체중감량이 필요한 사람은 체질량 지수가 25이상이거나, 23이상(또는 허리둘레가 남자는 90cm, 여자는 85cm 이상)이면서 건강을 위협하는 위험 요인이 2개 이상인 경우다.

■ 비만환자의 위험요인

연　　령	남자 45세 이상, 여자 55세 이상 또는 폐경 이후
가 족 력	돌연사·심근경색증 남자는 55세 이전, 여자는 65세 이전에 직계가족 중에서 발생
고 혈 압	수축기혈압 140mmHg 이상, 이완기혈압 90mmHg이하
당 불 내 성	공복시혈당 110mg/dℓ 이상(당뇨병 성향)
고LDL혈증	LDL-콜레스테롤치가 160mg/dℓ 이상이거나, 130~150mg/dℓ이면서 심혈관 위험요인이 2개 이상
저HDL혈증	HDL-콜레스테롤치가 35mg/dℓ 미만
흡　　연	흡연하고 있는 경우

비만을 개선하려면 성인병에 준하는 식사요법과 운동요법을 꾸준히 실시해야 하고 그래도 진전이 없다면 차선책으로 장기간 약물치료가 필요하다.

식사요법은 하루 500~1000kcal(평소 자기 식사량의 3분의 1) 정도 줄여 먹고 1주일에 0.5~1.0kg의 속도로 감량하여 기존 체중에서 10%를 줄이는 것을 목표로 삼아야 한다. 대개 6개월 후에는 체중감량이 정체기에 빠지기 때문에 이후에는 식사요법을 재조정해야 한다.

6개월 후에도 체중감량에 진전이 없다면 과식, 과음, 활동량 부족, 동기부족, 심리적 스트레스, 정신적 문제가 원인일 것이다. 담백하고 질박하여 열량이 적은 식사를 제때 약간 적게 먹고, 폭식·간식·야식을 삼가며, 금주하고, 매일 40분 이상 빠르게 걷기와 같은 유산소운동을 해야 한다.

스트레스와 정신적 문제에서 비롯됐다면 살찌게 만드는 행동양식을 떨쳐버리겠다는 마인드를 갖추는 것이 급하다. 정신과 전문의들은 이런 측면을 개선하는 인지-행동요법이 생활개선요법이나 약물요법에 선행돼야 한다고 강조하고 있다.

약물요법은 이런 요법을 6개월 정도 실시한 후 효과가 없는 경우에 착수하는 게 좋다. 비만치료에서 약물요법이 식사요법이나 운동요법을 대신할 수는 없으며 병용 치료의 개념으로 이해해야 한다. 환자가 약물요법을 환상적인 치료법으로 오인하지 않도록 해야 하며, 비만을 고혈압·당뇨병과 같은 만성 퇴행성 성인병 질환으로 인식하도록 해서 환자 스스로 식사·운동요법을 병행하도록 유도해야 한다.

3~4개월간 약물치료를 하게 되면 대개 체중이 5~10kg, 허리둘레가 5~10cm감소하게 되며 그보다 더 적게, 혹은 그보다 더 많이 감소되기도 한다. 1개월간 약물 치료를 해도 기존의 체중의 1%, 혹은 2kg도 감소되지 않는 경우에는 약물에 대한 무반응 상태이므로 더 이상 복용할 필요가 없다.

약물치료는 국내의 경우 체질량지수가 30이상이거나, 25이상(건강보험 적용대상은 27이상)이면서 고혈압·당뇨병·고지혈증·수면무호흡증후군(코골이) 등과 같은 합병증이 있는 경우에 한해 3~6개월 정도 시도해 볼 것을 권장하고 있다.

비만치료제로서 시중에는 일시적인 체중감량을 노린 하제(下劑 설사를 유발하는 약물)나 이뇨제(利尿劑 배뇨를 촉진하는 약물)를 비롯해 정체불명의 '외국산' 살빼는 약이 오남용되고 있다. 외국산 약에는 향정신성의약품으로 밝혀진 펜플루라민, 펜터민, 디아제팜 등의 성분이 들어 있다. 사회적 이슈가 되다가도 대개는 일시적 해프닝으로 간과돼 여전히 부적절한 약물사용을 근절하지 못하고 있는 상황이다.

다행히 2000년 말에 한국로슈 '제니칼'과 한국애보트 '리덕틸'이 등장했다. 안전성과 유효성을 입증받은 비만치료제로서 체중감량에 나서는 사람에 도움이 되고 있다. 이상적인 비만치료제는 의존성이 없고, 근육의 손실없이 지방만 제거해야 하며, 장기 투여를 하면 체중 감소가 지속되거나 적어도 감소된 체중이 유지되어야 하고, 장기 복용해도 안전해야 한다. 비만치료제는 크게 3가지 범주로 나뉜다.

식욕억제제 (Appetite suppressants)

식욕억제제는 중추신경에 작용하여 식욕을 억제시킨다. 리덕틸을 제외하고는 거의 모두 향정신성 의약품이다.

식욕억제제는 식욕을 억제함으로써 에너지 섭취의 감소를 유도하여 체중을 감량한다. 크게 △중추 및 교감신경계의 α_1 또는 β 수용체, 도파민(dopamine) 수용체 등에 결합해 포만감 및 각성효과를 증대시킴으로써 식욕을 억제하는 교감신경계 작용약물(noradrenergic agent, catecholamine계 약물) △뇌내 시상하부 중추에 존재하는 신경전달물질인 세로토닌이 고갈(재흡수)되지 않도록 함으로써 식욕을 억제하는 세로토닌형 작용약물(serotonergic agent) △두 가지 모두의 기능을 갖고 있는 noradrenergic-serotonergic agent가 있다.

＊ 교감신경계 작용약물로는 페닐프로판올아민(phenylpropan-olamine: PPA), 펜터민(phentermine) 등이 있다.

페닐프로판올아민은 뇌내 시상하부에서 α_1교감신경계 수용체에 작용해 식욕을 저하시킨다. 강력 각성제인 암페타민(amphetamine)과 같은 계열 약제로 감기약 성분인 일명 'PPA'로도 유명하다. 의약분업 이전에는 약국에서 구입이 가능했고 의존성이 낮아 살빼기 약으로 많이 애용됐다. 아주약품의 '로즈카캅셀', 드림파마의 '푸링가올캅셀' 등이 이 성분이 들어간 유명 제품이었다. 그러나 뇌졸중 환자에게 출혈 성향을 높여 위험하다는 보건당국의 판단이 내려지면서 시판이 일절 금지됐다. 이 약은 복용 8주 후에 체중을 2.6kg 감량하는 효과가 있다. 혈압을 올리므로 고혈압환자는 주의해야 하고, 콧물을 마르게 하며, 어지럼증·불면증·불안감을 유발하는 작용이 있다.

펜터민(phentermine)도 암페타민계 약물로 다음에 설명할 펜플루라민(fenfluramine)과 복합처방돼 이른바 '펜펜(phen-fen)'으로 이름을 날렸었다. 그러나 펜펜은 1997년 부작용으로 심장판막질환과 폐성 고혈압(폐동맥의 혈압이 상승해 심부전 초래)이 유발한다는 사실이 확인되면서 일제 수거됐다. 최근에는 펜터민 단독 성분으로 이뤄진 대웅제약 '디에타민정', 광동제약 '아디펙스정', 일동제약 '펜타인정', 대원제약 '펜키니정', 대한뉴팜 '페스틴정', 드림파마 '푸리민정' 등이 시판되고 있다.

이밖에 디에틸프로피온(diethylpropion 바이넥스 디피온정), 펜디메트라진(phendimetrazine 드림파마 푸링정, 조아제약 엔슬림정), 마진돌(mazindol 국내제품 없음) 등이 교감신경계를 자극해 식욕을 억제하므로 체중감량제로 쓰이고 있다. 하지만 미국 식품의약국(FDA)은 이들 약의 효과를 인정하되 단기간 사용을 권하고 있으므로 환자가 먼저 주의해야 하고 의사들의 양식있는 처방이 요구된다.

한국 식품의약품안전청은 펜터민, 펜디메트라진의 경우 '단기간'만 사용하고 체질량지수가 30 이상인 식사요법 및 운동요법에 반응하지 않는 환자, 또는 체질량지수가 27 이상이면서 고혈압·당뇨병·고지혈증 등 다른 위험인자가 있는 환자에게 사용토록 규정하고 있다.

강력각성제인 암페타민 및 디암페타민(d-amphetamine), 신경불안증 환자에 쓰는 신경안정제 디아제팜(diazepam 한국로슈 바리움정)도 식욕억제 효과가 있어 비만치료제로 처방되고 있다. 하지만 일부 몰지각한 의사들이 무제한 처방하기도 하고 상당수는 불법 수입된 제품이 유통되고 있으므로 탐닉성과 의존성이 생기지 않도록 경계해야 한다.

＊ 세로토닌 수용체 작용 약물로는 플루옥세틴(fluoxetine 한국릴리 푸로작캅셀·서방캅셀)이 대표적이고 1997년 폐성고혈압과 심장판막질환이 문제가 돼 판매금지된 펜플루라민(fenfluramine 위예스트아예르스트 폰디민)과 덱스펜플루라민(dexfenfluramine 위예스트아예르스트 리덕스)이 있었다. 식욕 중추, 특히 탄수화물 대사를 조절하는 중추에서 세로토닌의 농도를 증가시키므로 한국인에게 더욱 적합한 약으로 꼽힌다.

플루옥세틴은 SSRI(selective serotonin reuptake inhibitor) 약물이다. 신경말단 부위에서 선택적으로 세로토닌의 재흡수(소멸)를 억제시킴으로써 식욕억제, 체중감량 효과를 유도한다. 대개 1주일 복용하면 0.5kg의 체중 감소를 보이며 최대 효과는 12~20주 정도에 나타난다. 외국에서는 체중감량을 위해 하루 60mg(3정)을 권장하고 있지만 우리나라에서는 하루 1~2정만 복용해도 효과가 충분하다고 한다. 식사요법, 운동요법과 함께 플루옥세틴을 12주 정도 복용하면 1정 복용시에는 체중이 약5%(4~5kg), 2정 복용시에는 약8%(7~8kg) 감소하는 것으로 연구돼 있다. 대개 12~24주가 지나면서 체중감량은 더 이상 진척되지 않고 약을 끊으면 다시 체중이 증가할 수 있다.

식욕감소로 식사량은 평균 25% 정도 줄고, 열량섭취량은 예전의 70~80% 수준으로 감소하게 된다. 그러나 약물을 복용한다 하더라도 환자의 20%에서는 식욕감소가 나타나지 않고, 환자의 10%에서는 체중이 줄지 않는 무반응을 나타내기도 한다.

부작용으로는 환자의 5~15%가 오심, 무력감, 졸림, 불면증, 성기능 저하, 복통, 신경과민, 월경분순 등을 겪게 되지만 대개 견딜만한 수준이다. 또 신경계나 피부 등에 부작용이 있을 수 있고 신장이나 간 기능이 저하된 환자에 투여할 때 주의를 요한다. 6개월 이상 사용하면 효과가 떨어지는 것도 단점이다. 아직 공식 비만치료제로는 승인되지 않았으나 폭식증 치료제로는 허가받았다. 따라서 우울증을 동반한 폭식증 환자에 유용한 약물이라는 결론이 나온다.

펜플루라민과 덱스펜플루라민은 화학구조상 형제뻘이 되는 약이다. 덱스펜플루라민은 펜플루라민의 부작용인 우울증을 줄인 개량약이다. 이들 약은 심각한 폐성 고혈압이라는 부작용을 유발하지만 그 발생 확률이 매우 낮고 반면에 체중감소 효과가 월등해서 각각 1973년과 1985년부터 시판돼오다가 1997년 전격 금지됐다. 하지만 이들 약은 지금도 밀수입돼 신문 사회면에 문젯거리로 등장하고 있다.

＊ 교감신경 및 세로토닌에 동시 작용하는 약물로는 시부트라민 (sibutramine 한국애보트·일성신약 리덕틸캅셀, 복제개량신약인 한미약품 슬리머는 2007년 하반기 시판예정)이 현재로서는 유일하다. 1997년 비만 치료제로서 FDA 승인을 받은 이 약은 펜플루라민, 덱스펜플루라민의 부작용을 해결했으면서도 탄수화물을 많이 섭취하는 한국인의 실정에 알맞아 가장 많이 팔리는 비만치료제로 자리잡았다.

플루옥세틴이 세로토닌의 재흡수(고갈)만을 억제하는 SSRI 제제라면 시부트라민은 세로토닌과 노르아드레날린의 재흡수를 동시에 억제시키는 SNRI(selective serotonin and noradrenalin reuptake inhibitor)세세나. 즉 시부트라민은 세로토닌을 활성화해 식욕을 억제하고 포만감을 증대시키며 동시에 교감신경계를 활성화해 식욕억제 및 각성흥분(β_2수용체 자극), 열량생산증가(β_3수용체 자극)를 유도하는 약물이다. 그만큼 식욕억제 및 체중감량 효과가 강력하다는 얘기다.

시부트라민은 원래 우울증치료제로 개발됐으나 임상시험을 하던 중 우울증에는 효과가 없고 체중을 감소시키는 것으로 나타나 비만치료제로 개발됐다. 하루 한번 10~15mg을 복용하면 6개월 후 약 5~6kg의 체중이 감소하며 1년 뒤에도 감소된 체중이 유지된다고 밝혀져 있다. 2년 복용하면 비만인의 37%에서 체중이 10% 이상 감소하는 것으로 나타났다. 그러나 복용자의 10% 가량은 체중이 줄어들지 않는 무반응자다.

시부트라민은 교감신경을 흥분시키기 때문에 혈압을 2~3mmHg, 맥박을 분당 3~6회 상승시킬 수 있어 이에 대한 주기적인 관찰이 필요하다. 이같은 반응은 치료 후 8주 이내에 잘 나타나는데 정상 혈압을 가진 비만 환자의 경우에는 임상적으로 크게 문제되지는 않지만 고혈압을 동반한 비만 환자에서는 세심한 주의가 요구된다.

세로토닌 활성도를 높이는 다른 약들과 같이 복용하면 혈압상승, 신경흥분 등을 유발할 수 있으므로 2주간 간격을 두고 사용하는 게 바람직하다. 이런 약물로는 편두통약인 수마트립탄(sumatriptan 유유 이미그란정)과 디하이드로에르고타민(dihydroergotamine 대원제약 기닉정), 진해거담제인 덱스트로메트로판(dextromethorphan), 마약성진통제인 메페리딘(meperidine), 마취보조제인 펜타조신(pentazocine), 조울증치료제인 탄산리튬(lithium carbonate 부광약품 리단정, 환인제약 탄산리튬정), 아미노산인 트립토판(tryptophan) 등이 있다.

간과 신장 기능이 나쁜 사람, 갑상선기능항진, 부정맥, 허혈성 심장병 환자는 시부트라민 복용으로 증상이 악화되지 않는지 신경을 쓸 필요가 있다. 이밖에 부작용으로는 입마름, 변비, 불면, 어지럼증, 오심 등이 약 5~15% 정도에서 나타난다.

소화억제제(Digestive inhibitors 또는 흡수억제제)

식욕억제제가 중추 및 교감신경계에 작용하여 체중감소 효과를 나타 내다면 흡수억제제는 말초적으로 소화, 흡수를 억제하여 체중을 감소시 키는 약이다. 주로 위장관내에서 소화효소의 작용을 방해함으로써 영양 소의 흡수를 억제하여 열량 섭취를 막는다.

이런 제제로서 아카보스(acarbose 바이엘헬스케어 글루코바이정)가 이 당류를 분해시키는 디사카라이다제(dissacharidase)의 작용을 억제시켜 혈당을 낮추지만 체중감량 효과까지는 나타내지 못해 당뇨병 치료용 혈 당강하제로만 쓰인다.

오를리스태트(orlistat 또는 tetrahydrolipstatin 한국로슈 제니칼캅셀) 는 지방을 분해하는 리파제(lipase)의 활성 부위인 세린(serine)과 공유 결합해 리파제의 작용을 억제한다. 이에 따라 음식으로 섭취한 지방질 의 30% 가량이 소화되지 않은 상태로 대변으로 배출되며 흡수되는 열 량과 체중이 감소된다. 이를 환산하면 분해되지 못한 지방과 콜레스테 롤 가운데 대변으로 그냥 배설되는 양은 하루에 약 25~30g이 되며 이 로 인해 약 200~250kcal의 에너지가 축적되지 않고 감소된다. 1년간 복 용했을 때 약 10kg의 체중감량이, 2년간 복용했을 때 약 8kg의 체중감 량이 유지되는 것으로 나타났다. 지방변(지방이 많이 섞인 변으로 물에 잘 뜨고 색깔이 연함), 설사, 가스 배출, 복부팽만감, 절박성 배변 등의 부작 용이 복용자의 20~25%에서 생길 수 있으나 보통 1주가 지나면서 나아 지고 4주째부터는 적응이 된다. 하지만 예민한 사람은 6개월 이상 지속 되기도 한다.

보통 하루 3회, 1회에 120mg씩 복용하며 용량을 늘려도 효과가 커지 지는 않는다. 리파제가 식사 후에 분비되므로 식후에 복용한다. 이 약의 한계는 지방질을 그다지 많이 섭취하지 않거나 식사를 자주 거르거나 리파제의 농도나 기능이 약한 사람에게는 별 효과가 없다는 것이다. 따라서 탄수화물 섭취가 많아 비만한 사람이 많은 한국인은 지방섭취가 많은 서구인과 달리 약효가 밋밋한 양상을 보인다. 대체로 서구인은 전체 식사량 중 약 40% 가량을 지방으로 섭취하는 반면 한국인은 20% 안팎에 불과하다. 서구인을 중심으로 한 임상시험결과에 따르면 1년간 복용하면 체중이 평균 10% 감소하고 이런 사람의 비율은 전체의 38% 정도인 것으로 나타났다.

제니칼은 서구적인 기름진 식단을 즐겨 살이 찐 사람에게 적합하다. 혈중 총콜레스테롤, 중성지방, 저밀도지단백(LDL)결합 콜레스테롤을 감소시켜주기 때문이다. 따라서 비만 외에도 당뇨병, 고혈압, 지방간, 고지혈증 등을 개선하는 보조치료제로서 유익한 역할을 할 수 있다.

중추신경에 작용하여 전신에 영향을 미치는 식욕억제제와는 달리 위장관내에서의 지방소화과정만을 국소적으로 방해하므로 입마름, 불안증, 불면증 같은 부작용이 없다. 이론적으로 지용성 비타민인 베타카로틴(A)이나 비타민D, E, K의 흡수를 약간 저해할 수 있으나 대개는 별 문제가 되지 않는다. 다만 한 연구에 따르면 제니칼 복용 전이나 후에 2시간 간격을 두고 종합비타민을 병용한 결과 비타민 A, E, K는 혈중농도가 제대로 유지되나 유독 비타민D만은 종합비타민제 복용에도 불구하고 결핍될 수 있는 것으로 나타났다. 따라서 다이어트, 노화, 사춘기 성장, 편식 등으로 비타민D가 결핍되기 쉬운 사람들(특히 젊은 여성)은 제니칼 복용시 비타민D 보충에 신경써야 한다. 비타민D가 결핍되면 골다공증 예방을 위해 섭취하는 칼슘도 쉽게 흡수되지 않으므로 명심해야 한다.

이밖에 당뇨병치료제인 메트포르민(metformin 대응제약 다이아벡스정 · 서방정, 머크주식회사 글루코파지정 · 서방정, LG생명과학 노바메트 GR정)은 소화관(소장)에서 당을 흡수하거나 간이 포도당을 생성하는 것을 억제해서 혈당을 떨어뜨리는데 식욕, 체중, 혈중지질농도를 낮추는 효과도 있어 비만치료제로 응용되고 있다.

열대사촉진제(Thermogenic agent)

열대사촉진제는 지방을 태워 열 발생을 늘림으로써 체중을 감소시킨다. 에페드린(ephedrine)은 교감신경계에서 노르아드레날린(noradrenaline)을 유리시켜 β_3, β_2, α_1 수용체에 작용하여 열 발생을 촉진한다. 에페드린의 체중감량 효과는 75%가 식욕억제, 25%가 대사율(열 생산)증가에 의해 비롯된다. 에페드린은 카페인(caffeine)과 병용 투여해야 체중감소 효과가 커지므로 두 성분의 복합제가 비만치료제로 쓰이고 있다. 단 비만치료제로 공식 승인된 것은 아니다. 이 복합제는 복용 초기에 몸떨림(진전), 불면증, 현기증, 어지럼증, 오심, 흥분, 빈맥, 입마름 등의 부작용이 나타날 수 있다. 대원제약 '카페드린정'이 대표적인 약이다.

진해거담제로 쓰이는 슈도에페드린(pseudoephedrine 삼일제약 슈다페드정)이 교감신경을 흥분시켜 지방분해를 촉진한다는 이유로 비만치료에 쓰는 의사도 있다.

이밖에 식욕억제제로 분류된 펜터민, 마진돌, 디에틸프로피온, 펜플루라민 등은 교감신경을 촉진해 지방을 연소시켜 체내 칼로리 소모를 유도하므로 열대사촉진제로도 분류된다.

기타

신약으로는 다국적 제약사 사노피아벤티스가 개발한 리모나반트 (rimonabant 상품명 아콤플리아정)가 2006년 말(국내서는 2008년 초반) 발매를 앞두고 있다. 식욕과 흡연욕구를 조절하는 뇌내 엔도카나비노이드(endocannavinoid) 수용체를 차단해 식욕과 흡연에 따르는 정신적 만족을 둔감하게 하는 약이다. 그동안의 임상시험 결과 리모나반트는 체중 및 허리둘레를 감소시킬 뿐만 아니라 인슐린 저항성, 당화혈색소 (HbA1c 장기간 혈당추이를 나타내는 지표), 혈중 중성지방 및 콜레스테롤을 낮추는 것으로 나타났다. 반면 몸에 이로운 고밀도지단백(HDL)결합 콜레스테롤은 올린다. 따라서 비만과 함께 당뇨병, 고지혈증 소인을 갖고 있는 환자에게 두루 유익할 것으로 판단된다.

성장호르몬은 체지방을 선택적으로 분해하며 근육량의 증가와 뼈의 강화를 유도하고 부작용이 없어 좋은 체중감량 치료제로 인정하는 내분비내과 전문의가 많다. 뇌하수체에서 분비되는 성장호르몬은 나이가 들수록 분비량이 감소해 50대가 되면 청년기의 3분의 1 수준이 된다. 이에 따라 무기력증, 근육감퇴, 비만 등을 호소하게 된다. 따라서 성장호르몬은 비만을 동반한 갱년기증후군 개선에 좋다는 견해다. 하지만 워낙 고가여서 경제력이 없는 사람과 성장호르몬 분비량이 충분한 젊은 사람에게는 효용이 없다.

영양보충식품 또는 식사요법보충제는 식사 대신 마시거나 먹게 하여 섭취열량을 줄임으로써 체중을 줄이는 식품이다. 대부분의 제품이 하루 섭취열량을 400~600㎉로 제한함으로써 영양결핍, 두통, 변비, 속쓰림, 피로, 현기증 등 각종 부작용을 겪게 만들 소지가 크다. 개인별로 알맞은 하루 총 섭취열량과 각 영양소별 필요량을 정하여 부작용이 없도록 해야 한다.

한약은 부기를 빼주는 이뇨 성분과 에너지 소비를 올리고 에너지 섭취를 줄이는 성분이 포함돼 있다. 과량 복용하면 탈수증, 변비, 피부건조, 체온하강 등이 나타나므로 주의해야 한다.

또 녹차추출물로 만든 구주제약의 '엑소리제캅셀'이 한때 인기가 있었으나 체중감량효과가 거의 없다는 사실이 알려지면서 시들해졌다. 이밖에 율무차, 감비차, 녹차, 오미자차, 옥수수수염차 등이 이뇨 및 지방흡수감소 등의 작용을 해 미흡하나마 체중감소 효과를 기대해볼 수 있다.

지방에 많이 축적된 부위에 바르면 지방분해 효과가 있다고 광고하고 있는 제품들도 한때 밀물처럼 시판됐으나 아직까지 의학적으로 효과가 입증된 것은 없는 상태다.

또 2001년부터 최근까지도 일부 비만클리닉에서 '아미노필린(aminophylline)' 주사로 비만치료를 하고 있다. 지방분해효과가 있어 체중을 3~5% 줄일 수 있다는 견해와 전혀 없다는 반론이 맞서고 있다. 아미노필린은 천식환자 등에게 쓰이는 기관지확장 전문주사제로서 자주 맞으면 국소통증, 변비, 구토, 두통, 피부발진, 가려움증 등의 부작용이 동반되므로 주의를 요한다.

물만 먹어도 살이 찐다?

"나는 아무리 먹어도 살이 안 쪄"라고 자랑처럼 얘기하는 사람이 있는가 하면 반대로 "나는 물만 마셔도 살쪄"라고 불평하는 사람도 있다. 거짓말 아니면 엄살, 과장이라 할 것이다.

사람마다 기초대사율(basal metabolic rate :BMR)이 다르므로 이같은 말이 나올 수 있다. 사람이 에너지를 소모하는 메커니즘은 크게 3가지로 나뉜다. 첫째가 기초대사율(기초대사량)로 가만히 누워 있어도 심장이 뛰고 숨을 쉬며 장이 움직이고 체온을 유지하는 데 필요한 에너지이다. 예상 밖으로 전체 소모에너지의 50~70%를 차지한다. 둘째는 걷기 등 신체활동으로 인한 에너지 소모로 전체 에너지의 20~40% 정도다. 셋째는 추위, 공포, 스트레스 등에 대처할 때 열이 생성됨으로써 소모되는 열량으로 총에너지의 10%를 차지한다.

결국 태어날 때부터 타고난 기초대사율이 높으면 많이 먹어도 날씬하게 될 수 있고, 반대로 낮으면 조금만 먹어도 살이 찌게 되는 것이다. 기초대사율은 제지방(除脂肪 지방을 제외한 근골격계 근육단백질과 수분·당질·무기질을 말함)에 비례해 늘어나는 것으로 알려져 있다. 즉 운동을 많이 해 근육을 키우면 그만큼 기초대사율이 늘어나는 것이다. 하지만 단순히 제지방만으로는 설명할 수 없고 가만히 있질 못하고 다리를 떨거나, 앉았다 일어서기를 반복하거나, 서성거리는 등 부산하게 움직이는 습관, 같은 걱정거리에 대해서도 유난히 생각을 많이 하고 늘 고민·초조·불안해 하는 마음가짐 등이 기초대사율을 높일 것으로 추정된다.

병적으로는 갑상선기능이 항진돼있거나 토하면서 계속 먹어대는 폭식증 환자의 경우가 먹어도 살이 안찌는 경우일 것이다.

물만 마셔도 살찐다는 것은 의학적으로는 불가능하다. 물은 열량이 제로이므로 살찌는 것이 아니라 붓는다고 해야 할 것이다. 하지만 미흡하나마 이런 궁금증을 풀어줄 만한 대답은 있다.

지방세포는 노르스름한 빛을 띠며 일명 '비계'로 불리는 '백색지방세포'와 혈관이 많아 갈색으로 보이는 '갈색지방세포'로 나뉜다. 사람의 몸에는 대부분 백색지방세포가 퍼져 있는 반면 곰처럼 겨울잠을 자는 동물에겐 갈색지방세포가 많이 분포돼 있다. 백색지방세포는 주로 피하와 장기 주위에 있으며 연료 저장고 역할을 한다. 이에 반해 갈색지방세포는 연료, 즉 먹은 것을 에너지로 태워주는 역할을 한다.

겨울잠을 자는 동물들은 갈색지방세포 속에 지방을 태워 열을 내는 단백질인 'UCP'(uncoupling protein)가 갈색지방세포에 많이 분포돼 있어 겨우내 얼어 죽지 않는다. 연구결과 살이 잘 빠지는 체질의 사람은 갈색지방세포가 다른 사람에 비해 더 활성화돼 있는 것으로 나타났다. 갈색지방의 양은 체중의 1%에 불과하지만 총에너지 생산량은 7%에 달하므로 갈색지방을 활성화시켜 다이어트 효과를 높일 수 있다는 가설은 어느 정도 타당한 것으로 보인다.

유전자도 관련이 있을 듯하다. 1994년 미국 록펠러대 비만연구팀은 렙틴(leptin)이라는 비만단백질을 발견했다. 렙틴은 지방세포가 분비하는 단백질로 식욕을 조절하는데 유전자에 결함이 있을 경우 렙틴 분비가 약해서 살이 찐다.

식사 패턴도 문제가 된다. 살이 찌지 않으려고 조금씩 먹다보면 인체는 위기의식을 느끼게 돼 에너지 소비를 줄이고 이를 저장해두려고 한다. 이런 '에너지절약형' 체질이라고 한다. 대개 이런 사람들은 같은 양의 식사라도 규칙적으로 먹기 보다는 한두 번에 몰아먹는 경향이 있기 때문에 먹는 것이 살로 가는 비율이 높아지게 마련이다. 적게 먹는 사람은 운동도 적게 하는 성향을 띤다. 항상 일정하게 운동을 해야 인체는 지방을 태워 에너지로 쓰는 습관을 잊지 않는다. 따라서 음식량을 줄여 규칙적으로 먹고 적당한 운동을 꾸준히 하는 게 중요하다.

무리한 단식은 정작 빼야 할 지방보다는 근육을 줄인다. 건강증진을 위해 체중을 줄이는 목적은 지방을 제거해 성인병과 암의 발병률을 낮추기 위한 것이다. 하지만 식사요법과 운동요법을 실천하지 않은 채 단식요법이나 단품요법(육류, 사과, 포도, 감자 등 한 가지 식품만 단기간 집중 섭취함으로써 영양불균형을 유발해 살을 빼는 다이어트)에만 몰입한다면 체지방보다 근육이 더 많이 줄거나, 수분이 빠져나오거나, 살을 뺀 후에도 다시 찌는(요요현상) 등의 부작용이 유발된다. 특히 급작스런 단식은 근육을 분해시켜 근육량을 줄이므로 부작용이 크다. 근육은 많은 에너지를 소모시키므로 근육이 줄면 체중을 줄이는데 장애가 된다.

흡연이 체중조절에 도움이 된다거나, 금연하면 살찌는 게 두렵다고 생각하는 사람이 많다. 흡연은 갑상선기능을 항진시키고 지방분해효소를 늘림으로써 기초대사율을 5%정도 올린다. 이에 따라 일시적으로는 체중증가를 막는다. 하지만 그 효과는 흡연 후 30분 정도이므로 체중감량에 큰 도움이 되지는 않는다.

금연하면 체중이 늘어나는 게 사실이다. 금연 후 처음 몇 주 동안은 체중이 1~2kg 증가하고 4~6개월이 지나면 2~3kg이 더 늘어난다. 금연으로 인체기능이 정상화되면서 기초대사율이 떨어지기 때문이다. 금연을 위해 사탕, 캐러멜, 청량음료 등으로 군것질을 하는 것도 체중증가에 일조한다. 그렇다고 폐암, 심장관상동맥경화 등 흡연의 해악이 한두 가지가 아닌데 다시 담배를 문다는 것은 어리석은 짓일 것이다. 더욱이 대규모 통계연구에 따르면 흡연자는 비흡연자보다 체격이 작지만 날씬하지 않으며 성인병의 단초인 복부비만의 비율이 높은 것으로 나타나고 있다.

비만은 선천적, 후천적인 요인으로 야기되지만 후천적인 것이 더 큰 비중을 차지하고 식사조절과 운동으로 얼마든지 개선할 여지가 큰 만큼 '비만과의 전쟁'은 '승산 있는 전쟁'이라 할 것이다.

순환기 질환

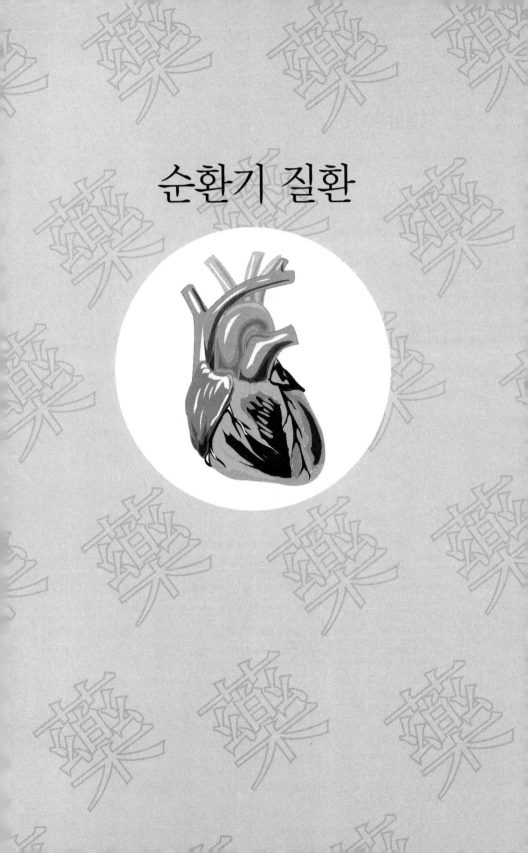

고혈압(이뇨제)

고혈압은 혈관이 전반적으로 수축하거나, 일부 막히거나 혈액량이 증가함으로써 심혈관계의 압력이 상승하는 것이다. 흔히 머리가 아프고 뒷목이 뻣뻣하면 고혈압인지 알지만 실제 혈압을 측정해보면 아무 관련이 없는 경우가 많다. 그만큼 고혈압은 증상이 없지만 내버려두면 큰 문제를 야기하는 '침묵의 저승사자'다.

혈관에 미치는 압력이 장기간 지속적으로 높으면 △동맥의 두께가 두꺼워지고 혈관 안지름이 좁아지는 동맥경화가 일어나며 △혈관이 터지거나 △혈관의 내막과 외막이 분리되거나 △혈관의 신축성이 떨어지거나 △혈관의 노폐물 배설이나 자정능력이 저하됨으로써 많은 문제가 생긴다.

■ 고혈압 합병증

뇌졸중	꽈리모양으로 늘어져 있는 뇌 정맥류가 터지면 뇌출혈
협심증	심장근육에 혈액을 공급하는 관상동맥에 혈액공급 부족
심근경색·심근비대	협심증의 장기화로 심근 괴사·비대 초래
심부전	심장벽 비후와 심장 비대화로 점차 심장 혈액박출기능 저하
대동맥박리	혈관내피 손상으로 대동맥이 찢어짐
망막증	눈 망막에 고압력이 가해져 망막세포 괴사
녹내장	안구 전체에 미치는 압력상승으로 시각혼탁
신장기능저하	신장세포에 지속적인 압력이 미쳐 노폐물 여과 기능 약화

이에 따라 뇌졸중, 심부전, 협심증, 심근경색 및 심근비대, 신장 기능 저하, 대동맥박리, 망막증, 녹내장 등과 같은 합병증이 나타나기 쉽다.

평균적으로 적절하게 혈압을 조절하지 않은 고혈압 환자는 정상인보다 뇌졸중이 발생할 위험이 7배, 심장발작은 5배, 심부전은 4배, 관상동맥질환은 3배나 높다. 1999년 세계보건기구(WHO)는 이완기 혈압이 5~6mmHg씩 감소할 때마다 뇌졸중 발병위험은 38%, 관상동맥질환 발병위험은 16%, 주요 심혈관질환 사고위험은 33%씩 감소한다고 발표했다.

이같이 위험한 고혈압은 전체 인구의 25~30%가 앓고 있는 매우 흔하지만 미리 생활요법이나 약물요법으로 혈압을 낮게 관리하지 않았다가 일순간 큰 화를 입게 되는 경우를 흔치 않게 찾아볼 수 있다.

◎ 원인

고혈압을 유발하는 주된 요인은 고염분 · 고지방 · 고열량 식사와 운동부족이다.

짜게 먹는 습관을 가지면 혈액의 염도를 일정하게 유지하려는 인체의 항상성 노력 때문에 수분을 더 많이 마시게 되고 수분의 배출이 저해된다. 이에 따라 혈액의 총량이 늘어나면 용량이 한정돼 있는 심혈관계에 미치는 압력이 높아지므로 고혈압이 유발된다. 특히 한국인의 높은 고혈압 발병률의 주 원인은 과다한 소금 섭취다. 소금 섭취를 하루 6g 이하로 줄이면 혈압을 4~6mmHg 정도 낮출 수 있다.

고지방 · 고열량 식사로 비만해지고 혈관 벽에 끼인 콜레스테롤이 동맥경화를 유발함으로써 고혈압이 생긴다. 체중이 증가하면 혈관에 미치는 압력이 높아지게 마련이다. 혈관에 끼인 기름때는 산화되어 혈관벽에 상처를 내고 그곳에 칼슘이나 노폐물이 엉겨 붙고 그에 대한 반작용으로 혈관은 두꺼워지며 동맥경화가 초래된다. 이런 혈관은 안지름이 좁을 뿐만 아니라 탄력이 없어지고 압력이 가중되면 균열이 일어나 중대한 합병증을 초래하고 사망에 이를 수 있다.

이같은 고혈압의 메커니즘은 노화에 의해 저절로 이뤄지기도 하고, 가족력이나 유전적 요인에 의해 나타나기도 하며, 고지방식·비만·운동부족으로 심화된다. 또 스트레스와 흡연이 혈관을 위축시키고 심장수축력을 높이고 신장의 염분배출을 막아 고혈압을 악화·유발하기도 한다. 짜게 먹지 않더라도 나이가 들거나 질환이 생겨 신장에서 염분을 몸 밖으로 배출하는 기능이 떨어지면 결과적으로 심혈관계에 염분이 증가, 신성 고혈압이 나타날 수도 있다.

신성(腎性) 고혈압은 당뇨합병증이나 신부전에 의해 주로 발병한다. 원인을 알 수 있는 대부분의 고혈압은 신장의 '명백한 이상'(overt abnormality)에서 기인한 게 대부분이고 원인을 모르는 상당수의 본태성 고혈압도 따지고 들면 신장의 '감추어진 이상'(covert abnormality)에 의한 것이라고 할 수 있다.

폐성(肺性) 고혈압은 폐동맥이 좁아져 일어난 고혈압이다. 폐동맥은 우리 몸을 돌며 전신에 산소를 뿌려주고 심장으로 돌아온 피가 다시 산소를 충전하기 위해 폐로 들어가는 통로이다. 여기에 고혈압이 생기면 심장-폐-심장 순환에 장애가 와서 폐가 충분한 산소를 얻지 못하게 되고 체내 산소 부족 현상이 생긴다. 실데나필(sildenafil 한국화이자 비아그라정), 바르데나필(vardenafil 바이엘헬스케어 레비트라정) 같은 발기부전치료제가 폐동맥을 확장시켜 폐성 고혈압치료제로 부각되고 있다.

임신성 고혈압은 임신중독증(子癎前症)으로 인한 단백뇨, 혈당상승(당뇨), 신장혈관손상, 혈관내피세포손상, 혈관수축, 태아-산모간 면역반응 등으로 인해 혈압이 상승하는 것이다. 급격하게 혈압을 떨어뜨리려면 직접적으로 혈관을 이완하는 하이드라라진(hydralazine 삼진제약 염신히드랄라진정·주)을 정맥주사하는 게 가장 좋다. 이밖에 교감신경계를 억제하는 알파-베타차단제인 라베타롤(labetalol 글락소스미스클라인 트란데이트정), 칼슘길항제인 니페디핀(nifedipine 바이엘코리아 아달라트오로스서방정·연질캅셀), 직접혈관이완제인 하이드라라진(정제)을 복용할 수 있다. 베타차단제와 나머지 칼슘길항제도 안전하게 쓸 수 있으나 베타차단제는 자궁 내 태아성장지연, 칼슘길항제는 자궁수축 감소를 우려해 신중하게 사용해야 한다. 안지오텐신전환효소억제제(ACEI), 이뇨제, 말초혈관직접이완제인 니트로프러사이드(nitroprusside) 등은 절대 사용하지 않는다.

노인성 고혈압은 일반적으로 수축기혈압은 상승하고 이완기혈압은 내려가는 양상을 띤다. 노인은 혈관의 탄성이 감소되고 이 때문에 혈류속도가 증가하지만 말초혈관에서 대동맥으로 미치는 반사적 압력이 확장기가 아닌 수축기말에 도달함으로써 수축기 혈압이 올라간다. 또 심장수축이 완료된 확장기에는 동맥경화 현상으로 심장에서 전달된 힘이 동맥 내벽에 미치지 못하여 확장기 때에는 혈압이 떨어지게 된다. 쉽게 말해 노인의 혈관은 신축성이 낮기 때문에 심장의 박동이 4분의 1 박자정도 늦거나 빠르고 심장의 수축과 이완에 혈관이 탄력적으로 적응하지 못하는 것이다.

이에 따라 맥압(수축기혈압-이완기혈압)이 증가하는데 이는 동맥경화(특히 경동맥)가 심화됐음을 의미한다. 노인성 고혈압은 방치하면 좌심실비대가 유발되어 산소소모량이 증가하고 동맥경화가 촉진되고 확장기혈압이 감소하여 심장관류압력이 낮아지고 산소공급이 달리게 된다. 따라서 심장발작 사고율이 높아지게 된다. 노인성 고혈압은 젊은 사람의(약년성) 고혈압보다 약물치료 효과가 3배 이상 크며 일반적으로 이뇨제와 칼슘길항제를 병용한다.

고혈압 가운데 특별한 원인 없이 나타나거나 고령 등에 의해 자연스럽게 나타난 것은 본태성(원발성, 1차성, primary), 심장 · 간 · 신장 등의 기능장해에 의해 부수적으로 발생한 것은 합병증성(속발성, 2차성, secondary)이라고 한다. 본태성이 90%를 차지한다.

◎ 의학적 정의

고혈압의 기준은 심장이 혈액을 내보낼 때 동맥혈관이 받는 가장 높은 압력(수축기혈압)이 140mmHg 이상이거나 심장이 혈액을 빨아들일 때 동맥혈관이 받는 가장 낮은 압력(이완기 또는 확장기혈압)이 90mmHg 이상인 경우다. 정상혈압은 수축기혈압이 120미만이면서 동시에 이완기혈압도 80미만인 경우다. 고혈압과 정상 혈압의 사이의 범위는 '고혈압 전단계' 로서 이 때부터 생활요법을 실천해 고혈압 예방에 나서야 한다.

■ 고혈압 분류 (미국고혈압합동위원회7차 개정, JNC-Ⅶ, 2003년 5월)

분류	수축기	조건	이완기
정상 혈압	120 미만	그리고	80미만
고혈압 전단계	120~139	또는	80~89
고혈압	140 이상	또는	90이상
1도 고혈압(경증)	140~159	또는	90~99
2도 고혈압(중등도)	160 이상	또는	100이상
고립성 수축기 고혈압	140 이상	그리고	90미만

미국고혈압합동위원회는 △50세 이상 고혈압 환자에서 확장기혈압이 높은 것보다 수축기혈압이 140mmHg 이상인 것이 심혈관질환의 더

중요한 위험 요인이다. △심혈관질환의 위험은 혈압이 115/75~180/115 mmHg 범위에서 수축기혈압이 20mmHg 또는 확장기혈압이 10mmHg씩 증가할 때마다 그 위험은 2배 증가한다. △나이가 55세인 정상 혈압인 사람도 남은 평생에서 90%가 고혈압 발병 위험이 있다는 견해를 내놓고 있다.

참고로 이완기혈압이 높다는 것은 혈관노화나 운동부족으로 혈관의 신축성이 떨어져 있으며 이에 따라 뇌졸중 발생 위험성이 높음을 의미한다. 수축기혈압은 40세부터 증가하는 양상을 보이는데 심장병 발병 위험성을 예측하는 지표로서 중요성을 갖게 된다. 수축기혈압이 115mmHg, 이완기혈압 75mmHg를 기준으로 수축기혈압이 20mmHg, 이완기혈압이 10mmHg 증가할 때마다 허혈성 심혈관질환의 발병위험은 2배씩 커진다.

최근엔 이완기혈압이 정상이고 수축기혈압만 높은 경우(고립성 수축기 고혈압)도 치료하지 않으면 심장병이나 뇌졸중으로 악화될 위험이 높은 것으로 보고 있다. 65세 이상에선 수축기혈압이 큰 폭으로 변화하고 수축기혈압만 높은 양상을 보이는 경우가 많다.

◎ 치료 개괄

고혈압인 사람은 저염분·저지방·저열량 식사를 하고 운동량을 늘리고 체중을 빼서 혈압을 낮춰야 한다. 하지만 이런 방법을 2개월 이상 실천했는데도 혈압이 160/100mmHg를 넘으면 무조건 약물요법을 시행해야 한다. 혈압이 140/90mmHg 이상이면서 뇌졸중, 심장병, 신부전, 비만 등의 위험요소를 갖고 있다면 역시 정상혈압을 목표로 약물요법을 실시해야 한다. 하지만 예컨대 신장질환에 문제가 있어 단백뇨가 나온다면 120/80mmHg보다 약간 더 낮춰야 신장 손상을 지연시킬 수 있다. 또 처음 고혈압 진단을 받는데 이완기혈압이 120mmHg를 넘었다면 합병증 유무에 상관없이 즉시 약물치료를 해야 한다.

이밖에 심근경색증, 뇌졸중, 고혈압성 뇌증, 대동맥박리, 망막박리, 망막출혈, 임신중독증에 따른 이른바 '고혈압성 응급상황'이 나타난다면 처음부터 강력하고 신속한 효과가 있는 혈압강하제를 주사해서 대처해야 한다.

약물치료는 가장 확실하고 효과적으로 혈압을 내릴 수 있는 방편이다. 무엇보다 심장병, 뇌졸중과 같은 치명적인 고혈압의 합병증으로부터 목숨을 지키는 안전판이다. 고혈압약을 수개월 복용하면 일단 혈압이 내려가고 불편한 증상이 사라진다. 하지만 약은 혈압을 내리는 것일 뿐 고혈압의 성향을 완전히 정상화시키거나 합병증을 근치시키지는 못하므로 의사가 지침을 주기 전까지 지속적으로 복용해야 한다. 만약 환자가 임의로 약을 끊는다면 어느 날 갑자기 치명적인 쇼크에 빠질 위험이 있다.

따라서 고혈압약은 평생 먹어야 된다고 봐야 한다. 다만 약을 끊으려면 1년간 약을 복용하면서 식사요법, 운동요법, 합병증 치료 등으로 고혈압의 요인을 제거해 혈압이 정상으로 유지돼야 한다. 한번에 끊는게 아니라 약을 서서히 감량하면서 약을 중단해야 한다. 이후에는 혈압이 다시 상승하지 않는지 예의주시해야 한다.

어떤 종류의 고혈압약이든 처음 복용할 경우 목표치에 도달할 만큼은 아니어도 어느 정도 혈압을 낮출 수 있다. 각 제약사는 자사의 고혈압 제품이 60~80%의 환자에게 혈압을 내리는 효과를 발휘한다고 주장하며 근거로 여러 임상시험 데이터를 내놓지만 실제로는 의사가 처음 선택해준 약이 제대로 혈압을 떨어뜨리는 경우는 30~40%에 불과한 실정이다. 게다가 고혈압이 60세 이상의 고령에서 주로 발병하기 때문에 간과 신장의 기능이 떨어져 있는 이들 환자에게는 약효가 제대로 발휘되기 어렵다. 따라서 의사는 환자의 임상자료와 자신의 의학적·직관적 판단을 바탕으로 시행착오를 거쳐 환자의 합병증, 간과 신장의 기능, 약효나 부작용 등을 고려해 최적의 약을 선택하게 된다.

요즘 고혈압약은 대부분 24시간 효과가 지속되는 것이어서 하루 한두 번만 복용해도 혈압이 잘 조절되며 어떤 약은 효과가 신속해 복용 후 5~6시간 만에 약효를 나타내기도 한다. 다만 길게는 2주간 복용해야 서서히 효과가 나타나는 것도 있으므로 조급증을 갖지 않도록 한다.

일반적으로 고혈압 환자가 단순히 고혈압과 관상동맥질환을 가지고 있는 경우는 10%안팎에 불과하다. 고혈압 환자의 50% 정도가 인슐린이 증가돼 있고(당뇨병 성향을 갖고 있고), 40% 정도는 비만하며, 혈중 총 콜레스테롤치가 240mg/dℓ 이상인 경우가 40%, 흡연자가 35%, 좌심실비대가 30%, 몸에 이로운 고밀도지단백(HDL: high density lipoprotein)-콜레스테롤이 감소된 경우가 25%, 당뇨병을 갖고 있는 경우가 15% 등이다. 이는 고혈압 환자의 80% 정도가 여러 심혈관질환 및 대사이상질환의 위험에 노출돼 있음을 의미한다.

이 때문에 65세 이상 노인들의 70% 정도는 고혈압 외의 다른 질환으로 2가지 이상의 약물을 복용하고 있다는 통계다. 일반적으로 고혈압이 한 가지 약으로 제어되지 않을 경우 두서너 가지 약을 복합 처방하게 되는데 약이 또 다른 부작용을 낳게 되므로 치료효과는 높이고 부작용은 최소화하기 위해 최적의 조합으로 약을 선택해야 한다.

미국고혈압합동위원회는 140/90mmHg 이하로 혈압을 낮추려는 대부분의 환자나, 130/80mmHg 이하로 혈압을 내리려는 당뇨병, 만성신장질환 등의 환자는 두 가지 이상의 약제가 요구된다는 견해를 밝히고 있다. 여러 약제를 병용하는 이유는 한 가지 약만 사용할 경우 나타나는 약효

감소현상과 부작용을 줄이고 다른 약리과정을 가진 약물을 씀으로써 효과를 극대화하기 위한 것이다.

혈압은 하루 24시간 일정한 패턴으로 변동하도록 관리하는 게 매우 중요하다. 혈압은 수면 · 중인 자정과 새벽 3시 사이에 최저점(nadir)을 형성하고 아침에 잠에서 깨어날 때 혈압이 급격하게 높아진다. 이를 '아침의 파고'(early morning surge)라고 하는데 과거 심혈관질환 위험요인에 노출된 사람은 심근경색이나 심장마비에 빠질 위험이 크다. 이후 혈압은 점차 상승해 오전 10시와 오후 6시 사이에 고원(plateau)을 이룬 다음 점차 내려간다.

지난 수년간 야간고혈압이 주간혈압의 10%이상 내려가면 디퍼(dipper)라고 하고 10%이하로 저하되면 논디퍼(non-dipper)라고 한다. 야간혈압이 주간에 비해 아주 낮게 유지되는 디퍼가 논디퍼에 비해 바람직하다고 볼 수 있다.

전 인구의 10~30% 가량이 논디퍼다. 야간혈압 감소는 70세 이후에 완만해져 이 연령대 고혈압 환자 다수가 논디퍼가 된다. 본태성 고혈압 환자들은 야간혈압의 하강속도가 낮을수록(야간혈압이 높게 유지될수록) 심혈관계 질환으로 인한 사망위험이 높아진다. 수면하는 동안 교감신경활동은 감소하고 이에 따라 혈중 카테콜아민(cathecholamine 심장박동을 촉진하는 교감신경전달물질) 농도, 심장박동수, 심장박출량, 말초혈관 저항성 등이 대체로 낮아진다. 따라서 수면장애나 하루 염분 섭취량은 야간혈압의 변동에 지대한 영향을 미친다.

야간혈압이 높다면, 다시 말해 야간 수축기혈압을 주간 수축기혈압으로 나눈 비율이 남자는 0.899, 여자에서 0.909를 각각 초과할 경우 심혈관계 질환으로 인한 사망위험이 높아진다. 심혈관계 질환 사망위험은

이 비율이 10% 증가할 때마다 41% 상승한다.

또 야간혈압이 지속적으로 높아서 논디퍼가 된다면 심장, 혈관, 신장, 뇌 등 이른바 '표적장기'의 손상이 증가하는 것으로 알려져 있다. 아울러 극단적인 디퍼(주야간 고혈압차가 심한 사람)는 정상적인 디퍼에 비해 뇌혈관 질환의 위험성이 증가한다.

만약 혈압약을 아침에 기상하자마자 복용한다면 심혈관계 질환 발병위험이 높은 오전 4~6시 사이에는 약제의 효과가 미치지 못하는 공백이 생긴다. 반대로 국소적인 혈관질환이 있는 노인에게 야간에 고혈압약을 투여한다면 밤중에 혈압이 과도하게 낮아져 저혈압과 허혈성 뇌혈관질환에 빠질 위험성이 커진다. 이같은 문제점을 해결하기 위해 24시간 균일하게 작용하는 혈압강하제나 새로운 형태의 약제복용 방법 또는 신제형 개발이 진행되고 있다.

24시간 작용하는 약물을 내인성 지속성 항고혈압제(intrinsically long acting antihypertensive drugs)라고 하는데 대표적인 게 안지오텐신수용체차단제(ARB)인 텔미사르탄(telmisartan 한국베링거인겔하임 미카르디스정, 글락소스미스클라인 프리토정) 및 칸데르사르탄(candersartan 한국아스트라제네카 아타칸정), 칼슘길항제인 암로디핀(amlodipine 한국화이자 노바스크정, 한미약품 아모디핀정, 종근당 애니디핀정, 동아제약 오로디핀정, 중외제약 노바로핀캡셀) 등이다. 반감기가 길거나 수용체와 약물의 결합시간이 길어야 약효가 오래 지속된다. 혈압강하효과가 일정시간 균등하게 발휘되느냐는 골마루비율(trough/peak ratio: T/P ratio 고혈압약 혈압강하효과의 최저치를 최고치로 나눈 비율)로 나타내는데 이론적으로 1에 가까울수록 좋지만 0.8 이상이면 임상적으로 훌륭하다고 볼 수 있다.

하루 중 활동혈압 변화는 APBM(ambulatory blood pressure

monitoring)으로 효과적으로 측정해낼 수 있다. 여러 약물을 사용해 조사한 결과 텔미사르탄이 칸데르사르탄이나 암로디핀보다 24시간에 걸쳐 의미있게 지속적으로 혈압을 강하시켰으며 심혈관질환을 개선하는 것으로 나타났다.

이를 위한 대표적 신제형 의약품으로 약효발현을 늦추고 약효지속시간을 늘린 COER(controlled onset extended release)제형을 들 수 있다. 이 제형은 취침 전에 복용하면 복용 후 4~5시간쯤부터 약효가 발현되어 혈압이 급상승할 무렵인 아침 기상 시점에 최고의 혈압강하 효과를 발휘할 수 있도록 하고 이후 12시간 지속적으로 약물이 방출되도록 해서 하루 20~22시간 동안 효과가 나타나도록 한다. 예컨대 칼슘길항제인 베라파밀(verapamil 일성신약 이숖틴 서방정, 영진약품 베라파밀정)을 COER제제로 만들어 상당히 만족할 효과를 기대할 수 있다.

고혈압약의 전반적 부작용

고혈압약의 부작용으로 치명적인 것은 거의 없다. 특정 성분에 대한 과민반응이 아니라면 두통, 어지럼증, 입마름증, 성욕저하, 안면홍조, 무기력증 등과 같은 불편한 증상을 보이는 게 대부분이다.

이 때문에 약을 기피하는 경우가 많지만 조금은 견뎌보는 자세가 요구되며 참을 수 없는 경우 의사와 상의해 약물을 다른 것으로 교체해야 한다. 고위험군에 속하는 사람이 혈압이 정상화되지도 않았는데 약을 중단하는 것은 바람직하지 않다.

고혈압약은 대체적으로 약물대사 과정에서 간이 많은 일을 하게 되므로 복용 후 초기 3개월 동안엔 간기능 이상 여부를 살펴봐야 한다. 또 고혈압약을 복용하면 혈관이 복용 전에 비해 혈관이 높은 혈압을 견디는 능력이 현저히 떨어지며 신경의 흥분성도 더욱 높아진다는 사실을 감안할 필요가 있다. 매우 드물지만 극단적으로 성관계시 흥분하면 혈압이 500mmHg까지 올라가기도 하므로 혈관이 터져 복상사하지 않도록 주의해야 한다.

약물상호작용으로 볼 때 기침약(진해제)과 나트륨 함유 제산제 등은 혈압과 심장박동수를 올리기 때문에 고혈압 치료중에는 삼가거나 복용량을 줄이는 게 좋다. 반대로 혈압을 떨어뜨리는 작용이 있는 해열제를 복용할 때에는 고혈압약을 3분의 2 정도 수준으로 감량해 복용한다.

■ 고혈압 치료제별 초기치료시 대상 적응증과 주요 부작용

약 제	적응증(약효가 더 좋은 대상 환자층)	부 작 용
이뇨제(칼륨배출성 thiazide계열, LOOP계열)	노인, 흑인, 비만, 심부전증, 만성 신부전증. 신부전증을 개선하는 것은 아니며 신장을 손상시키는 정도가 다른 이뇨제에 비해 덜하다는 것임. 혈당, 혈중 콜레스테롤 및 요산이 올라간다고 해서 당뇨병, 고지혈증, 통풍 환자가 복용하지 못할 정도는 아님.	저칼륨혈증, 저칼슘(또는 고칼슘)혈증, 저마그네슘혈증, 고혈당(당뇨병), 고콜레스테롤혈증(고지혈증), 고요산혈증(통풍), 발기부전, 허약감, 발진, 혈중리튬증가
이뇨제(칼륨보존성)		고칼륨혈증, 발기부전, 여성형 유방, 월경불순, 소화기능부전
직접혈관이완제 (혈관확장제)	알파차단제나 베타차단제, 중추신경성 교감신경계 차단제 등을 썼어도 효과가 없을 때. 응급상황	관상동맥질환 악화, 수분저류, 부종, 기립성저혈압 등이 심함
중추신경성 교감신경차단제	이런저런 약을 써 봐도 듣지 않는 악성 고혈압이나 혈압변화가 극심한 고혈압. 응급상황. 그러나 실제 쓰는 경우 드묾	졸음, 피로, 성욕감퇴, 우울증, 기립성 현기증, 입마름, 두통, 안면홍조, 심계항진 등의 부작용이 심함
알파차단제	전립선비대증, 당뇨병, 고지혈증	기립성저혈압, 허약감, 가슴두근거림, 두통
베타차단제 (비심장선택적)	젊은 사람, 백인, 심장과잉순환(hyperkinetic circulation), 협심증, 심근경색증 후(심장보호효과), 편두통, 노인성 떨림증, 심방세동(심실박동수 조절), 발작성 상심실성 빈맥. 저혈당을 유발하므로 인슐린 사용자는 주의. 허혈성 심장질환자는 갑작스런 복용 중단 주의	심부전 악화, 인슐린분비장애 및 고혈당증, 무증상 저혈당, 고혈당에서의 회복지연, 고지혈증(유익한 HDL콜레스테롤감소), 발기부전, 천식악화, 피로감, 불면증
베타차단제 (심장선택적)		저혈당, 저혈당과 동반된 고혈압, 고지혈증, 발기부전, 천식악화

칼슘길항제 (장시간형)	노인, 흑인, 협심증, 심방세동(심실 박동수 조절: 베라파밀과 딜티아젬의 지속형 제제), 발작성 상심실성 빈맥, 편두통, 노인의 수축기 고혈압	어지럼증, 얼굴 화끈거림, 약한 일반적 두통, 구역질, 속쓰림, 발목부종, 반사성 빈맥
안지오텐신전 환효소억제제 (ACEI)	어린이와 백인에 유리. 임신중 금기. 수축기능장애가 있는 좌심실부전, 신장합병증이 있는 1형 당뇨병, 만성신부전이나 당뇨병성 신장질환으로 심한 단백뇨가 있을 때, 다른 약에 의해 발기부전이 나타날 때	기침, 발진, 미각장애, 고칼륨혈증, 백혈구감소증, 무과립구증, 드물게 혈관부종 유발
안지오텐신수 용체차단제 (ARB)	어린이와 백인에 유리. 임신중 금기. ACEI로 효과가 있으나 기침 부작용이 지속될 때	현기증, 매우 드물게 혈관부종 유발

■ 고혈압 치료지침

> 비약물요법(생활양식의 변경)의 개시 또는 지속

> 목표혈압 미달(140/90mmHg)
> 당뇨병과 신장질환 환자들의 목표혈압은 더 낮게 책정

혈압강하제의 선택	
합병증이 없는 고혈압 ○ 이뇨제 또는 베타차단제로 치료 시작	효과가 없거나 부작용 발생시 ○ 1일 1회용 지속적 강압제를 저용량 투여후 점차 증량 ○ 저용량으로 같은 적응증 다른 계열 약물과 병용
단백뇨를 수반하는 제1형 당뇨병 ○ ACE 저해제 또는 ARB제제 우선 ○ 칼슘길항제(장시간형 DHP계열)	
심부전 합병증 ○ ACE 저해제 ○ 이뇨제	
노인의 수축기 고혈압 ○ 이뇨제 우선 ○ 칼슘길항제(장시간형 DHP계열)	목표혈압 미달 ○ 다른 계열 약물로 대체 ○ 다른 계열 약물 추가하되 이뇨제를 우선 선택
협심증 동반 ○ 베타차단제 ○ 칼슘길항제	

심근경색증 동반	목표혈압 다시 미달
○ 베타차단제(非 ISA계열)	○ 다른 계열 약물 계속 추가
○ ACE 저해제(심장수축기능 부전, 죽상동맥경화)	○ 고혈압 전문의 정밀진단 후 처치
뇌졸중 동반	
○ ACE 저해제 또는 ARB제제 ○ 이뇨제	
○ 칼슘길항제(장시간형 DHP계열)	

고혈압약은 다음과 같이 크게 6가지 범주로 나뉜다.

A. 이뇨제

이뇨제는 30년 전만 해도 고혈압 치료제의 주종을 이뤘다. 혈액 속에 수분이 증가하면 전체 혈액량이 늘어 혈압이 올라가므로 수분을 배출하는 이뇨제를 사용함으로써 혈압을 내릴 수 있다. 즉 이뇨제를 소량 복용하면 이뇨효과와 함께 혈압이 떨어지는 효과가 나타나는데 약값이 상대적으로 싸고 누구에게나 잘 들으므로 처음 약물치료를 할 때 많이 쓰인다. 노인에게 효과가 좋고 다른 고혈압 약물과 같이 쓰면 유용하다.

이뇨제는 몸속의 칼륨을 배출시켜 쇠약감, 근육무력증을 초래하고 혈당, 혈중 지질 및 요산의 농도를 높이는 부작용이 있으므로 당뇨병, 고지혈증, 통풍 환자는 주의해야 한다. 칼륨이 많이 빠져나가는 것에 대비해 칼륨보충제나 수박, 바나나, 오렌지, 토마토, 배추처럼 수분과 칼륨이 풍부한 과일이나 야채를 많이 먹는 게 좋다.

치아자이드계 이뇨제(benzothiazides)

소변은 심장에서 나온 혈액이 온 몸을 거쳐 신장동맥을 통해 신장의 네프론(nephron 腎小體 신장의 구조적 기능적 최소단위)으로 들어가 노폐물만 걸러 모아짐으로써 만들어진다. 그 다음에는 신유두(腎乳頭)로 보내져 신우, 요관, 방광, 요도를 통해 체외로 배출된다.

　네프론은 노폐물을 거르는 사구체, 노폐물을 흡수·운반하는 세뇨관, 소변을 모아 배출할 채비를 하는 집합관으로 구성돼 있다. 신장으로 유입된 혈액은 신동맥→수입소동맥(輸入小動脈 afferent arteriole) →사구체(絲球體 glomerulus 실가닥 같은 모세혈관이 꼬불꼬불 뭉쳐 공같은 모양을 이룸)→ 수출소동맥(輸出小動脈 efferent arteriole) 및 모세혈관→신정맥을 거치면서 노폐물은 요로기관에 남기고 수분과 영양분은 다시 챙겨서 전신 혈관으로 돌아간다.

　사구체에서 1차적으로 걸러진 노폐물은 근위세뇨관을 타고 'U'자 모양의 헨레 고리(Henle's loop)을 하행하다가 상행하며 원위세뇨관 부위에서 인근 신장 모세혈관으로부터 재흡수한 노폐물과 합쳐진다. 이렇게 모인 소변 성분은 네프론의 집합관을 거쳐 신우로 나가게 된다. 아울러 사구체를 통과해 나온 맑은 피는 수출소동맥을 타고 돌아다니다가 원위세뇨관에서 한 번 더 걸러지며 이후에도 맑게 남아있는 피는 신정맥을 통해 다시 우리 몸을 순환하게 된다. 주로 혈장단백질처럼 분자량이 크고 계속 몸에서 이용할 물질들만 신정맥을 통해 다시 부활할 수 있다.

　이같은 기초지식 아래서 헨레 고리 상행각(上行脚)에서는 체외로 배출되려던 나트륨 및 칼륨 양이온, 염소 음이온과 같은 전해질이 능동수송(삼투압 또는 세뇨관내 전압차를 역행하여 전해질을 수송하는 메커니즘)에 의해 재흡수된다.

　치아자이드계 이뇨제는 이런 능동수송을 저해하여 세뇨관(주로 원위세뇨관)에서 나트륨이나 염소 같은 전해질이 재흡수되지 않게 억제함으로써 염분과 수분이 동시 배출되도록 유도하는 약물이다. 이에 따라 순환하는 혈장량(혈액 중 고형성분을 제외한 액체량)이 줄어 혈압이 감소하게 된다. 본태성 고혈압은 물론 신성고혈압, 심장부종·간성부종·임신부종·부신피질호르몬 사용에 의한 부종으로 유발된 고혈압에 두루 쓰인다.

치아자이드계 이뇨제는 설파제(-SO₂기가 있는 항균제)의 일종이지만 항균작용을 하지 않으며 나트륨과 수분을 신장에서 배설함으로써 심장이 박출해야 하는 혈액량을 줄이며 이를 통해 혈압을 떨어뜨린다. 이때 칼륨도 배출되므로 칼륨글루코네이트(potassium gluconate)와 같은 칼륨보충제를 보충 투여하는 게 좋다. 일반적으로 이뇨제는 소변량이 늘어나는 불편 때문에 밤에 복용하지 않는 게 좋으며 아침과 낮에 먹는 게 바람직하다.

치아자이드계 이뇨제는 부작용으로 저칼륨혈증·대사성알칼리혈증을 비롯한 전해질 대사 이상, 혈중 콜레스테롤 및 중성지방 상승(고지혈증), 혈당 상승 및 당불내성(당뇨병 성향), 고요산혈증(통풍), 성기능장애(발기부전), 피부발진, 혈소판감소증, 과립구저하증 등이 발생할 수 있다.

이런 약으로는 하이드로클로로치아자이드(hydrochlorothiazide 유한양행 다이크로짇정), 인다파미드(indapamide 영진약품 나트릭스정·서방정, 한국세르비에 후루덱스정·서방정), 트리파미드(tripamide 한일약품 트리파몰정), 지파미드(xipamide 부광약품 디유렉산정), 메톨라존(metolazone 환인제약 자록소린정), 클로르탈리돈(chlorthalidone 한림제약 하이그로톤정) 등이 대표적이다.

이 가운데 인다파미드, 트리파미드 등은 칼륨 배출과 같은 전해질 교란 부작용이 상대적으로 약한 치아자이드계 약물이다. 대개 고혈압 치료를 위한 용량에서는 이뇨효과가 미약하고 과량을 써야 이뇨효과를 발휘한다.

인다파미드는 카테콜아민(교감신경을 흥분시켜 혈관수축 및 혈압상승

유발)에 의해 혈관벽이 과민하게 수축하는 것을 방지한다. 경증에서 중증에 이르는 모든 고혈압에 우수한 치료효과를 나타낸다. 혈압강하효과가 전신적인 것이 아닌 국소적 작용에 의해 나타나므로 부작용이 적고 탄수화물 대사에 거의 영향을 주지 않는다. 가끔 칼륨과 염소의 혈중 농도가 떨어지는 경우가 있으며, 드물게 혈중 중성지방 상승과 나트륨 감소현상이 나타난다. 트리파미드도 인다파미드와 거의 대등한 약리효과를 갖고 있다.

클로르탈리돈은 혈압을 가장 신속하게 떨어뜨리며 뇌졸중, 심부전의 개선에도 효과적이다. 다만 당뇨병의 예방과 개선에는 효과가 미흡하다.

하이드로클로로치아자이드는 다음 소개할 베타차단제인 아세부토롤(acebutolol 한독아벤티스 쎅트랄정), ACEI 제제인 라미프릴(ramipril 한독약품 트리테이스정, 한국아스트라제네카 라메이스정)과 캅토프릴(captopril 보령제약 카프릴정), ARB제제인 로사르탄(losartan 한국MSD 코자정), 혈관직접 확장제인 디하이드라라진(dihydralazine), 칼륨보존형 이뇨제인 스피로노락톤(spironolactone 한국화이자 알닥톤정) 등 다양한 계열의 약물과 복합제로 만들어져 유용하게 활용되고 있다.

복합제로 쓰이면 12.5(ARB제제와 혼합할 경우)~25mg(ACEI 및 기타 제제와 혼합할 경우) 정도가 첨가된다. 단독으로는 보통 하루 1~2번, 총 12.5~50mg을 복용한다. 치아자이드 계열 강압제의 공통적 부작용 때문에 대개는 하루에 총12.5~25mg으로 용량을 제한한다. 하루 50mg 이상 복용할 경우 당뇨병성 가족력이나 간기능장애가 있으면 신중히 투여해야 한다.

미국고혈압합동위원회는 합병증이 없는 대부분의 단순 고혈압 환자에게는 치아자이드계 이뇨제를 단독 또는 병용해서 사용해야 하지만 고위험군에서는 치아자이드계 이뇨제와 함께 다음에 설명할 안지오텐신수용체차단제(ARB), 안지오텐신전환효소억제제제(ACEI), 베타차단제, 칼슘채널차단제 등을 선택해서 병용하도록 권고하고 있다. 특히 수축기 및 이완기혈압을 각각 20mmHg, 10mmHg 이상 낮추려면 치아자이드계 이뇨제를 포함한 다른 약물과의 병용요법을 해야 한다고 권고하고 있다.

■ 주요 치아자이드계 이뇨제 함유 복합치료제 개요

상 품 명	성 분 명	제약회사
코자플러스	로사르탄+하이드로클로로치아자이드	한국MSD
코디오반	발사르탄+하이드로클로로치아자이드	한국노바티스
코아프로벨	이르베사르탄+하이드로클로로치아자이드	사노피아벤티스코리아
프리토플러스	텔미사르탄+하이드로클로로치아자이드	글락소스미스클라인
미카르디스플러스	텔미사르탄+하이드로클로로치아자이드	한국베링거인겔하임
아타칸플러스	칸데르사르탄+하이드로클로로치아자이드	한국아스트라제네카
올메텍플러스	올메사르탄+하이드로클로로치아자이드	대웅제약
테베텐플러스	에포사르탄+하이드로클로로치아자이드	한독약품
트리테이스플러스	라미프릴+하이드로클로로치아자이드	한독약품
유니바스크플러스	모엑시프릴+하이드로클로로치아자이드	한미약품
베타자이드	메토프로롤+하이드로클로로치아자이드	한국아스트라제네카
알닥타자이드	스피로노락톤+하이드로클로로치아자이드	한국화이자
쌕트라자이드	아세부토롤+하이드로클로로치아자이드	한독약품
에시드라이	디하이드랄라진+하이드로클로로치아자이드	한국노바티스

고리이뇨제(일명 LOOP 이뇨제, 강력이뇨제)

비(非)치아자이드계 이뇨제도 헨레 고리 상행각(上行脚)에서 나트륨 양이온과 염소 음이온의 재흡수를 억제한다. 이에 따라 체액이 감소하면서 부종 같은 것이 완화된다. 치아자이드계 이뇨제가 신장 피질(신장의 바깥층을 이루며 사구체, 근위세뇨관, 원위세뇨관으로 구성됨)에서 주로 작용한다면 비치아자이드계 이뇨제는 피질과 수질(신장의 내층을 이루며 헨레고리와 집합관으로 구성됨)에서 작용해 각종 전해질 배설을 더 강력하게 유도하므로 이뇨효과가 높다.

고리이뇨제(LOOP diuretics)는 대체적으로 치아자이드계가 갖고 있는 부작용을 같이 나타내지만 상대적으로 덜하다. 약효 지속시간이 짧아 야간뇨를 덜 유발하므로 치아자이드계 이뇨제보다 복용하기 편리하다. 이뇨 및 혈압강하효과는 치아자이드계 이뇨제가 고리이뇨제보다 못하지만 신장에 부담을 덜 주므로 신장기능이 떨어진 사람에게는 치아자이드계 이뇨제가 권장된다.

대표적인 약으로는 퓨로세미드(furosemide 한독약품 라식스정)가 있다. 수분 및 염분 배출효과가 강력해 복용 후 1시간 만에 약효가 나타나며 정상인에게는 4시간, 부종환자에게는 6~8시간 약효가 지속된다. 보통 하루 또는 이틀에 한 알을 복용하는데 상대적으로 신장에 손상을 덜 끼치고 탄수화물대사에 이렇다할 장애(혈당상승)를 초래하지 않는 게 장점이다. 비만치료제로 오용되기도 하는 이 약은 혈중 칼륨 및 나트륨을 지나치게 감소시키므로 결핍증이 유발되지 않도록 보충에 신경써야 한다. 아울러 장기간 복용하면 우울증, 무기력, 두통, 오심, 어지럼증이 유발될 수 있다. 드물지만 고혈당, 혈중 콜레스테롤 및 중성지방치 상승, 혈중 요산 증가(통풍)가 나타날 수 있으므로 주의해야 한다.

토라세미드(torasemide 한국로슈 토렘정)는 퓨로세미드보다 부작용이 다소 적은 약이다. 아조세미드(azosemide 삼진제약 유레틴정)은 고혈압보다는 주로 울혈성 심부전, 신성 부종, 간성 부종에 처방된다. 부메타니드(bumetanide 메디카코리아 부메타니드정 허가취하), 피레타니드(piretanide 한독약품 아레릭스캅셀 생산중단) 등은 퓨로세미드보다 혈압강하 및 이뇨 효과가 강력하지만 부작용도 그만큼 심해 현재 거의 처방되지 않고 있다.

칼륨 보존성 이뇨제(일명 杭칼륨제)

치아자이드계 이뇨제, LOOP이뇨제가 나트륨보다 칼륨의 배출을 더 촉진하므로 이를 개선하려고 개발된 약들이 칼륨보존성 이뇨제다. 예컨 대 칼륨배설성 이뇨제를 부정맥치료제인 디기탈리스와 함께 복용하면 심실전도이상, 부정맥 유발 같은 디기탈리스의 독성이 강화되므로 이런 경우에는 복용하던 칼륨배설성 이뇨제를 끊고 칼륨보존성 이뇨제로 대 체하거나 칼륨보충제를 추가 투여해야 한다. 혈압강하효과는 치아자이 드계 약물보다 약하나 치아자이드계 약물이 갖고 있는 저칼륨혈증, 고 요산혈증, 고혈당 등의 부작용을 초래하지 않는다.

크게 알도스테론 길항제와 나트륨·칼륨 교환 직접억제제로 나뉜다.

＊신장 원위세뇨관에는 배뇨를 억제하는 항이뇨(抗利尿)호르몬 '알도 스테론(aldosterone)'이 있다. 이 호르몬은 나트륨의 배설을 막고 칼륨 과 마그네슘의 배출을 촉진시킨다. 교감신경을 활성화하고 부교감신경 을 억제하여 혈압을 상승시키고 심근의 섬유화를 촉진하여 심부전을 악 화시킨다.

스피로노락톤(spironolactone, 한국화이자 알닥톤정)은 알도스테론 수 용체에 작용해 알도스테론이 제 역할을 못하도록 방해함으로써 수분과 나트륨의 배설을 촉진하고 칼륨을 저류(貯留)시킨다. 따라서 이뇨효과 를 발휘하고 칼륨 배출을 막는 장점이 있다.

부작용으로 고칼륨혈증과 저나트륨혈증, 여성형 유방 및 월경불순 등 이 나타날 수 있으므로 주의해야 한다. 따라서 칼륨을 보전하는 성질을 가진 일부 안지오텐신전환효소억제제(캅토프릴 등)와 같이 복용하면 위 험할 수 있다.

스피로노락톤과 하이드로클로로치아자이드는 칼륨과 나트륨의 배출 및 저장하려는 성향이 정반대인데 이들 두 약물을 복합함으로써 신장세뇨관내 두 전해질의 농도를 일정하게 유지하는 효과를 얻는 한편 이 뇨효과를 극대화할 수 있다. 한국화이자의 '알닥타이드정', 명인제약 '스피로자이드정'이 대표적인 약물이다.

＊신장 원위세뇨관에서 나트륨·칼륨의 교환을 직접 억제하여 나트륨의 재흡수 및 칼륨의 배출을 억제하는 약물로는 아밀로라이드(amiloride 건일제약 아미로정)와 트리암테렌(triamterene 조아제약 싼테란정) 등이 있다. 나트륨의 배설을 촉진하고 칼륨의 혈관내 저류를 유도함으로써 이뇨효과를 낸다. 스피로노락톤이 남자에게 여성형 유방을 유발할 경우에 이들 나트륨·칼륨 교환 직접억제제를 쓴다. 이들 약물은 혈압강하효과가 완만하며 단독으로 투여가능하나 스피로노락톤처럼 치아자이드계나 LOOP이뇨제와 같이 처방되는 게 바람직하다.

B. 교감신경차단제

자율신경계에는 육체적·정신적 흥분을 일으키고 혈압을 올리는 교감신경계와 정반대의 작용을 하는 부교감신경계가 있다. 교감신경계에는 아드레날린(adrenaline 또는 epinephrine)이나 노르아드레날린(noradrenaline 또는 norepinephrine)과 같은 혈압상승물질이 존재하는데 α, β 수용체에 작용한다. α 수용체에 작용해서는 혈관수축, 기관지경련, 장운동저하를 일으키고 β수용체에서는 혈관확장, 기관지이완을 초래하면서도 심장을 자극해 박동수와 수축력을 증가시킨다. 이로써 아드레날린은 심장, 혈관, 기관지에 작용하면서 균형을 잡지만 전반적으로는 혈압의 상승을 유도한다.

그런데 복잡하게도 α수용체는 α_1과 α_2로 나뉘는데 혈압에 관한 한 α_2는 큰 의미가 없다. β수용체도 β_1과 β_2로 나뉘는데 β_1은 심장에 존재하고

β_2는 폐와 혈관에 있다.

따라서 고혈압치료제로 쓰이는 약은 α_1수용체를 선택적으로 차단하거나 β_1,β_2를 차단하는 약이다. 그런데 β_2를 차단하면 기관지평활근과 혈관평활근의 확장이 방해를 받음으로써 천식환자나 심부전환자를 위험에 빠뜨릴 수 있으므로 가급적이면 β_1만을 선택적으로 억제하는 게 더 나은 고혈압약이라 할 것이다.

교감신경차단제 중 알파차단제는 약성이 순하고 극렬한 부작용이 없으며 약간의 혈중지질개선 효과가 있어 연령과 고혈압의 원인에 상관없이 두루 처방된다. 베타차단제는 대체적으로 55세 미만의 중장년층에 흔히 처방되며 고혈압 외에 부정맥, 심장병 치료에도 쓰인다.

55세 미만의 비교적 젊은 고혈압 환자는 그보다 나이 많은 환자에 비해 혈관이 잘 수축하고 심장의 수축력도 강하며 흔히 맥박도 빨라서 교감신경계가 많이 흥분돼 있는 상태를 보이기 때문에 알파차단제 또는 베타차단제와 같은 교감신경계 차단제가 잘 듣는 편이다. 그러나 베타차단제는 노인성 고혈압, 천식 동반 고혈압, 당뇨병, 고지혈증을 갖고 있는 환자에게 조심스럽게 사용해야 된다.

심혈관계가 충격이나 손상을 받아 기능이 저하되면 위기 상황을 극복하기 위해 교감신경계가 흥분하고 과도한 신호가 발생되어 흔히 필요 이상으로 혈압이 상승하는 경우가 많은데 이런 경우에는 연령과 상관없이 반드시 교감신경계를 차단하는 고혈압 약제를 투여해야 한다.

노인의 경우 나이가 들면서 혈관이 여기저기 손상되고 더러는 신장의 기능도 상당히 저하되는 특성을 보이므로 교감신경계 차단제보다는 다음에 설명할 안지오텐신전환효소억제제(ACEI)를 우선적으로 투여하는 게 바람직하다. 이보다 훨씬 고령인 환자는 혈관손상과 신기능저하를 염두에 두고 칼슘길항제(딜티아젬이나 베라파밀 등 비(非)디하이드로피리딘 계열 약물 ▶곧 설명할 C. 칼슘채널차단제 참고)나 이뇨제(퓨로세미드 등 LOOP 이뇨제)를 우선적으로 투여하는 게 일반적 경향이다.

알파차단제

혈관근육 세포에 존재하는 알파(주로 α_1) 수용체에서 아드레날린의 작용을 차단하는 약이다. 말초동맥혈관을 이완시켜 말초저항을 감소시킴으로써 혈압을 떨어뜨린다. 프라조신(prazocin 한국화이자 미니프레스정 생산중단), 독사조신(doxazocin 한국화이자 카두라정), 테라조신(terazocin 일양약품 하이트린정), 부나조신(bunazocin 한일약품 데탄톨정 생산중단) 등이 있다.

하루 한 알 복용으로 24시간 혈압을 완만하게 떨어뜨릴 수 있고 혈중 중성지질과 총콜레스테롤도 어느 정도 감소시키는 효과가 기대되는 약물이다. 혈압강하효과는 다소 미흡할 수 있으나 부작용이 별로 없으며 고지혈증, 당뇨병 등에 쓸 수 있는 게 장점이다. 그러나 심부전증이 우려되는 환자에게 처방에 신중을 기하는 게 좋다. 알파차단제가 심부전 발병과 관련, 이뇨제보다 불리하다는 연구결과가 많기 때문이다.

독사조신과 테라조신은 전립선 평활근과 방광의 모가지에 존재하는 수용체의 70% 이상을 차지하는 α_1-A1형을 효과적으로 차단해 양성(良性) 전립선비대증을 치료하는 약물로도 사용된다. 전립선 평활근을 이완해 소변의 통로를 넓혀줌으로써 전립선비대증으로 인한 배뇨장애를 개선하는 것이다. 따라서 고혈압과 전립선비대증을 같이 갖고 있는 환자에게 유리하다.

다만 일부 알파차단제는 앉았다 갑자기 일어설 때 혈압이 떨어지고 머리가 어지러운 기립성(起立性)저혈압을 유발할 수 있다. 기립성저혈압은 앉거나 누운 자세에서 천천히 일어남으로써 불편한 증상을 완화시킬 수 있다.

베타 차단제

베타차단제(beta blocker: BB)는 심장에 있는 베타(주로 β_1)수용체에서 노르아드레날린의 작용을 선택적으로 차단한다. 심장의 수축력 및 박동수와 혈액의 박출량을 줄임으로써 혈압상승을 억제한다. 주로 본태성 고혈압과 신성 고혈압에 많이 사용한다. 심장박동이 강하고 빠른 사람, 젊고 예민하고 심장박동이 점증하는 사람, 백인, 협심증·부정맥·빈맥·녹내장·편두통·갑상선중독증·폐쇄성심근비대·진전·알코올금단증상·카테콜아민 및 크롬친화성세포종 등이 동반된 고혈압환자에게 적합하다.

그러나 부작용으로 기관지수축(천식), 심부전증(울혈성 또는 폐성 고혈압성), 발기부전, 손발저림, 혈당상승, 고지혈증, 서맥, 심장비대, 하지부종, 수족냉증(사지말단 냉감) 등이 올 수 있으므로 이들 질환을 가진 사람은 복용에 신중을 기하거나 금해야 한다. 베타차단제는 인슐린에 대한 감수성을 저하시키므로 당뇨병이 있는 고혈압 환자는 이에 영향을 주지 않는 칼슘길항제나 인슐린 감수성을 증가시키는 안지오텐신전환효소억제제(ACEI)를 선택하는 게 바람직하다. 이밖에 불면, 권태, 오심, 변비, 설사 등의 비교적 사소한 부작용이 나타나며 복약 후 일정 시간이 지나면 졸음, 현기증, 기립성저혈압을 느끼게 되므로 운전이나 세심한 주의를 요하는 작업을 하는 사람은 주의해야 한다.

아테노롤(atenolol 현대약품 테놀민정), 메토프로롤(metoprolol 한국아스트라제네카 베타록정), 아세부토롤(acebutolol 한독아벤티스 쎅트랄정), 비소프로롤(bisoprolol 머크주식회사 콩코르정), 에스모롤(esmolol 제일약품 브레비블록주), 베반토롤(bevantolol LG생명과학 칼반정), 베탁소롤(betaxolol 부광약품 켈론정), 셀리프로롤(celiprolol 한독약품 셀렉톨정) 등이 있다.

베타차단제는 단독 또는 치아자이드계 이뇨제나 칼슘길항제와 같이 처방되며 효과가 없으면 최대 허용량까지 증량하되 그래도 미흡하면 다른 약제로 바꾼다. 복합제로 한국아스트라제네카의 '베타자이드정'(메토프로롤+이뇨제인 하이드로클로로치아자이드)과 '로지맥스서방정'(메토프로롤+칼슘길항제인 펠로디핀)이 있다.

베타차단제는 크게 심장선택성(β_1수용체만 선택적으로 차단)제제와 비심장선택성(β_1및 β_2수용체를 동시에 차단)제제로 나뉜다.

비(非)심장선택성제제는 심장에 작용하는 β_1뿐만 아니라 내장혈관(기관지나 혈관벽 등)에 작용하는 β_2수용체까지 차단한다. 이에 따라 기관지 수축 및 경련(천식), 피로감, 악몽, 혈당상승, 혈중 중성지방 상승, 몸에 이로운 고밀도지단백(HDL)-콜레스테롤 감소, 성기능장애, 말초혈관장애 등의 부작용이 나타난다.

비심장선택성 베타차단제로는 프로프라노롤(propranolol 대웅제약 인데랄엘에이캅셀), 나도롤(nadolol 한국BMS제약 코가드정), 티모롤(timolol 주로 녹내장 외용제로 쓰임), 아로티노롤(arotinolol 제일제당 알말정) 등이 있다.

비심장선택성 베타차단제는 고혈압이면서 협심증, 불규칙성 빈맥, 편두통, 녹내장, 갑상선기능항진증, 식도정맥류출혈 등을 동반한 환자에 유익하다. 그러나 기관지천식, 서맥, 심부전(울혈성 또는 폐성 고혈압성), 당뇨병, 고지혈증, 말초혈관질환 환자는 더욱 주의해야 한다. 또 비심장선택성 베타차단제는 심장선택성 베타차단제에 비해 고칼륨혈증을 잘 유발하므로 신장기능저하로 신장에 칼륨이 배설되지 못하고 농축되는 환자에게는 선택성을 쓰는 게 낫다.

나머지 베타차단제는 대개 심장선택성 제제다. 하지만 심장선택성이라는 것은 비심장선택성에 비해 상대적으로 선택성이 높고 각종 부작용이 적다는 것이지 부작용이 아주 없는 것은 아니며 복용량을 늘릴 경우 부작용이 나타난다. 따라서 환자가 가벼운 당뇨병이나 천식, 만성폐쇄성 폐질환(COPD)이 있을 경우에는 심장선택성 제제를 쓰지만 중증의 천식이나 만성폐쇄성폐질환인 경우에는 모든 베타차단제의 사용을 금한다. 이런 점을 제외하면 심장선택성 제제가 반드시 심장비선택성제제보다 고혈압 치료효과가 높다고 할 수 없다.

심장선택성 베타차단제 가운데 아테노롤, 비소프로롤, 메토프로롤, 아세부토롤 등이 기관지천식이나 경련을 일으키는 부작용이 덜 하므로 비교적 많이 처방된다.

■ 베타차단제 분류

β_1(심장)선택성		β_1(심장) 비선택성		α_1, β_1 동시차단
non-ISA	ISA	non-ISA	ISA	
아테노롤(atenolol), 에스모롤(esmolol), 메토프로롤(metoprolol), 비소프로롤(bisoprolol), 베탁소롤(betaxolol), 베반토롤(bevantolol)	아세부토롤(acebutolol), 셀리프로롤(celiprolol), 프라토롤(pratolol)	나도롤(nadolol), 프로프라노롤(propranolol), 티모롤(timolol), 아로티노롤(arotinolol), 소타롤(sotalol), 테르타롤(tertalol)	핀도롤(pindolol), 카르테오롤(carteolol), 펜부토롤(penbutolol), 알프레놀(alprenol), 옥스프레놀(oxprenol)	카르베디롤(carbedilol ISA), 라베타롤(labetalol ISA), 부신도롤(bucindolol)

베타차단제는 내재적 교감신경 자극 작용(intrinsic sympathomimetic activity: ISA)여부를 가지고 ISA 및 non-ISA로 다시 나눠볼 수 있다. ISA작용이란 β_2수용체를 부분적으로 자극(촉진)함으로써 말초동맥과 기관지를 확장시키고 심장박동수를 증가시키며 혈중 중성지방을 내리는 것을 말한다. 베타차단제를 사용하면 맥박이 분당 40회 이하로 느린 서맥이 나타날 수 있는데 ISA작용이 있으면 이런 단점을 개선할 수 있다. 그래서 단순 고혈압인 경우에는 ISA작용이 있고 심장선택성인 고혈압약이 좋다고 할 수 있다.

심장선택성제제이면서 ISA작용이 있는 약으로는 셀리프로롤과 아세부토롤이 있다. 셀리프로롤은 β_1수용체를 선택적으로 차단하고 β_2수용체를 부분적으로 촉진하며 α_2수용체를 약하게 차단한다. 이에 따라 기관지근육이나 심장근육을 일절 수축시키지 않은 채 혈관을 확장하고 말초혈관 저항을 감소시키는 효과를 거둘 수 있다.

ISA작용이 있으면 심장 휴식기에 심박수를 감소시키지 못하며, 심박수가 낮은 협심증 환자에서 심박수를 증가시켜 오히려 협심증을 악화시킨다. 따라서 고혈압이 동반된 협심증 환자에게는 사용하지 못한다.

반면 ISA작용 및 α수용체 차단작용이 없는 non-ISA제제는 협심증 및 심근경색 환자의 심장박동수를 줄여 심장을 보호하는 효과가 있으므로 이들 질환을 동반한 고혈압 환자에게 처방된다.

베탁소롤은 ISA작용은 없고 세포막을 안정화하는 작용(membrane stabilizing activity: MSA)을 갖고 있다. 서맥(徐脈), 방실차단, 울혈성 심부전에는 사용할 수 없으며 대신 안구 내 방수(房水)의 생성을 감소시키므로 녹내장 환자의 안압을 낮출 수 있다.

알파-베타차단제

카르베디롤(carbedilol 종근당 딜라트렌정)은 α_1과 β_1을 동시에 차단하는 약물로 심장활동을 억제하고 말초혈관을 확장시키므로 이론적으로 매우 이상적인 혈압강하제다. 혈관 평활근의 증식을 억제하고 혈관을 확장하며 심장이 필요로 하는 산소요구량을 줄여줌으로써 혈압을 낮춘다. 항산화작용을 갖고 있어 몸에 해로운 저밀도지단백(low density lipoprotein: LDL)의 산화를 막으며 허혈성 심장질환 환자의 심근세포 및 뇌혈관을 보호하고 동맥경화의 발생 및 진전을 막아준다. LDL이 산화되면 혈관내막으로 유입돼 죽상경화증을 일으킨다.

카르베디롤은 본태성 고혈압은 물론 울혈성 심부전, 만성 안정형 심부전에도 처방돼 갈수록 사용량이 늘고 있다. 혈압강하 효과와 내약성(환자가 약에 대한 불쾌감을 견디는 성향)이 우수하다. 맥박을 지나치게 낮추지 않고 혈중 중성지방을 상승시키지 않는다. 기존 베타차단제의 단점으로 지적되는 수족냉증, 서맥, 피로감, 신장기능저하, 혈중 지질 증가 등의 부작용이 거의 없어 노인환자, 신기능장애 환자, 고지혈증 합병증 환자에게도 사용할 수 있다. 칼슘채널차단제가 안고 있는 부종, 반사성 빈맥, 마른 기침 등의 부작용이 거의 나타나지 않는다.

기존 베타차단제는 심장질환의 말기 증상인 울혈성 심부전에 투여가 금기시됐지만 이 약은 6~12개월간 복용할 경우 기존 약물에 비해 환자의 사망률을 65% 감소시키는 것으로 나타나 1997년 5월 고혈압 치료제로는 처음으로 미국 식품의약국(FDA)으로부터 울혈성 심부전 치료제로 승인받았다.

라베타롤(labetalol 글락소스미스클라인 트란데이트정) 역시 α_1과 β_1을 동시에 차단하는 약물로 말초동맥의 저항을 감소시키는 한편 심박출량에 거의 영향을 주지 않고 심혈관계 자극으로부터 심장을 보호하는 작용을 한다. 일반적인 고혈압 외에 협심증 또는 급성 뇌경색을 수반한 고혈압이나 임신성 고혈압에 처방된다.

C. 칼슘채널차단제(칼슘길항제, 일명CCB제제)

칼슘길항제(calcium channel blocker: CCB)는 말초혈관을 강력하게 확장시켜 말초혈관저항을 감소시키고 혈압을 내린다. 비교적 중등도의 고혈압환자에게 사용되며 혈압강하 작용이 완만해서 어떤 약을 써야할지 모를 때 무난하게 쓸 수 있다. 나이나 종족에 관계없이 혈압을 효과적으로 내린다. 혈당이나 혈중 지질 등 일체의 체내대사에도 이렇다할 악영향을 끼치지 않는다. 최근에는 부작용이 대폭 개선되고 작용시간이 길어져 전세계적으로 가장 많이 사용되고 있으며 약값도 상대적으로 비싼 편에 속한다.

혈관과 심장에 존재하는 평활근 세포의 세포막 안으로 칼슘이온이 유입되면 혈관근육이 수축해 혈압이 올라간다. 칼슘길항제는 주로 소동맥 혈관의 평활근 세포막 안으로 칼슘이 들어가는 것을 차단함으로써 혈압을 내리고 말초혈관을 저항을 줄이는 약물이다. 부수적으로 심장의 흥분도를 낮춰 심장의 수축력을 억제하고 박동수를 감소시키는 작용도 있다. 이렇게 되면 심근으로 혈류공급이 증가하고 심근의 산소요구량이 줄어들어 협심증 개선효과가 나타난다.

칼슘길항제는 알파차단제 및 직접 혈관이완제(hydralazine 등)와 함께 혈관을 확장시키는 고혈압약으로 분류된다. 원래 협심증과 같은 허혈성 심장질환 치료제로 개발됐기 때문에 고혈압을 가진 심장관상동맥 환자에게 도움이 된다. 본태성 고혈압, 신성 고혈압, 폐성 고혈압, 임신성 고혈압은 물론 안전형 협심증, 이형 협심증, 불안정 협심증, 심근경색증, 심근경색 후 예방, 동맥경화 예방, 심근비대증, 관상동맥경련 등에 두루 쓸 수 있다.

이밖에 말초동맥을 확장하므로 천식, 편두통, 식도경련, 레이노병(Raynaud's disease 콜레스테롤이 동맥을 막아서 수족이 괴사하는 질환) 등의 치료에도 활용된다. 이들 질환을 갖고 있는 고혈압 환자라면 당연히 칼슘길항제를 쓰는 게 좋다.

칼슘길항제는 구강에서의 흡수율이 탁월하며 간에서 대사된 후 신장을 통해 배설된다. 노인이나 간질환을 앓고 있는 고혈압환자는 간에서 칼슘길항제 약물이 대사되는 속도가 느리므로 복용량을 줄이는 등 주의가 요망된다.

칼슘길항제는 거의 모든 소동맥에서 혈관을 확장시키고 이뇨작용이 약하기 때문에 복용자의 10% 가량에서 기립성저혈압이 나타나고 이로 인해 안면홍조가 뒤따른다. 혈관확장에 따른 반사작용으로 심계항진(가슴두근거림), 두통, 어지럼증, 오심 등의 증상이 나타난다. 또 수족·하지·안면부종, 손가락감각 이상, 잇몸질환, 변비 등을 초래하거나 악화시킬 가능성이 있다. 따라서 이런 증상을 매우 심하게 호소하는 여성 환자에게는 부적합하다. 하지만 이런 부작용은 다소 고통스러울 수 있으나 해로운 것은 아니므로 조금 견뎌보는 자세가 요구된다. 그러나 칼슘길항제는 저혈압이 심하거나 좌심실 기능이 저하된 환자에게는 금기다.

1세대 칼슘길항제

1세대 칼슘길항제로는 △디하이드로피리딘(dihydropyridine: DHP) 계열의 니페디핀(nifedipine 바이엘코리아 아달라트오로스 서방정·연질캡셀), 니카르디핀(nicardipine 동아제약 페르디핀정·서방캡셀) △페닐알킬아민(phenylalkylamine) 계열의 베라파밀(verapamil 일성신약 이솝틴 서방정, 영진약품 베라파밀정) △벤조티아제핀(benzothiazepine) 계열의 딜티아젬(diltiazem 한일약품 헤르벤 서방정, 근화제약 딜테란 서방캡셀) 등이 있다.

계열이 다르면 칼슘채널을 차단하는 물리화학적 특성이 다르므로 약리학적 성질이 다르게 나타난다. 칼슘채널차단제의 유효성은 말초혈관 및 관상동맥의 저항성을 낮추는 정도와 칼슘이온의 칼슘채널 유입 차단 정도에 따라 다르게 나타난다.

대체적으로 디하이드피리딘 계열 약물은 혈관확장 효과가 심장박동 억제효과보다 강한 반면 베라파밀은 심근수축력 감소 및 심장전도억제효과가 보다 강하다. 딜티아젬은 그 중간으로 심장과 혈관에 미치는 효과가 비슷하다.

1세대 칼슘길항제는 생물학적 이용률이 10~50%로 낮고 혈중 지속시간이 짧아 하루에 3회 이상 복용해야 한다. 이 때문에 최근엔 24시간 약효가 지속되는 서방형 정제나 서방형 캡슐로 제품이 개량되고 있다.

1세대 디하이드로피리딘 계열의 칼슘길항제인 니페디핀과 니카르디핀 등은 작용지속시간이 짧고 심장선택성이 작아 심근질환이 있거나 베타차단제를 사용하고 있는 경우에는 심근수축력을 현저히 저하시킨다. 따라서 이들 약을 베타차단제를 같이 사용하면 심부전이 유발될 위험이 있다. 반면 나중에 개발된 2세대 디하이드로피리딘 계열 약물은 혈중 지속시간이 24시간을 넘고 심장선택성이 나아져 1세대 디하이드로피리딘 계열 약물을 대치해나가고 있다.

니페디핀 서방정이라 할 수 있는 '아달라트오로스'는 수분을 빨아들이는 반투막성 외막과 약물 본성분이 정교하게 분산돼 있는 핵층 등 2층 구조로 되어 있다. 이 약은 위장관에서 수분을 머금어 삼투원리에 의해 서서히 약물이 녹아나오므로 한번 복용으로 24시간 작용하게 돼 있다. 경증 및 중등도의 본태성 고혈압은 물론 당뇨병, 신부전, 폐쇄성 폐질환, 좌심실 비대증 등의 환자가 복용하기에 적합하다.

니카르디핀은 보통 5~10분 만에 환자가 목표한 혈압으로 내려갈 수 있도록 유도하는 약효가 신속한 치료제다. 혈압을 빠르게 떨어뜨릴 경우 장기에 대한 혈류공급에 일시적으로 문제가 발생할 수 있다. 주로 동맥계 혈관을 확장해 혈압을 내리므로 과도한 혈압저하는 드문 편이며 뇌혈관, 심장관상동맥, 신장 등 중요 장기의 혈류증가 작용이 우수해 합병증이 있는 환자에게도 안심하고 투여할 수 있다.

1세대 칼슘길항제 가운데 베라파밀과 딜티아젬은 심장관상동맥에서 혈관을 이완하는 작용이 크므로 모든 허혈성 심장질환에 효과적으로 사용된다. 그러나 혈관확장효과나 혈압강하효과가 급격하여 안면홍조, 두통, 빈맥 같은 직접적 또는 반사적 부작용이 상대적으로 크다. 또 베타차단제와 비슷하게 심장박동수를 낮추고 방실전도와 심근수축력을 감소시키며 심근전도장애(심장의 불규칙한 박동 초래)를 유발할 수 있으므로 주의가 요망된다. 따라서 중증 울혈성 심부전이나 방실차단 및 동방결절 이상, 중증 부정맥 등에 사용하는 것은 금기다. 특히 좌심실기능에 이상이 있는 환자에게 베라파밀 또는 딜티아젬을 베타차단제와 함께 병용 투여해서는 안 된다. 이밖에 베라파밀은 변비, 딜티아젬은 서맥의 부작용이 흔히 나타난다. ▶부정맥 참고

2세대 칼슘길항제

2세대 디하이드로피리딘 계열 칼슘길항제로는 국내 전문의약품 중 가장 많이 팔리는 암로디핀(amlodipine 한국화이자 노바스크정, 한미약품 아모디핀정, 종근당 애니디핀정, 동아제약 오로디핀정, 중외제약 노바로핀캡셀, CJ제약사업본부 암로스타정)을 비롯해 펠로디핀(felodipine 한국아스트라제네카 스프렌딜 지속정, 한독약품 무노발정, 경동제약 디로핀지속정), 이스라디핀(isradipine 대웅제약 다이나써크정·서방캡셀), 클리니디핀(clinidipine 보령제약 시나롱정), 니모디핀(nimodipine 바이엘코리아 니모톱정·주), 베니디핀(benidipine 영진약품 코디핀정, 명인제약 코니엘정), 마니디핀(manidipine 제일제당 마디핀정), 라시디핀(lacidipine 글락소스미스클라인 박사르정), 바르니디핀(barnidipine 한국아스텔라스제약 올데카캡셀), 니트렌디핀(nitrendipine 바이엘헬스케어 바이프레스정), 닐바디핀(nilvadipine 제일약품 니바딜정), 니솔디핀(nisoldipine 한림제약 니솔딘정, 현대약품 씨스코서방정), 에포니디핀

(efonidipine 녹십자 핀테정) 등이 있다.

이들 2세대 약물은 1세대에 비해 말초혈관확장 효과가 더 강력하며 심근수축력을 덜 감소시킨다. 종종 반사성 빈맥을 야기할 수 있다.

노바스크(amlodipine besylate)는 1991년에 출시돼 국내서는 1996년부터 줄곧 처방약 부분에서 1위 자리를 고수하고 있는 빅 슈퍼제품이다. 심장관상동맥질환, 신장질환, 당뇨병, 협심증 등의 다양한 환자를 대상으로 15년간 800여건에 달하는 장기간의 임상시험을 통해 혈압강하효과와 안전성을 입증받은 약물로 평가받고 있다.

최초 복용환자의 85% 이상이 약을 중단하지 않고 지속 복용할 정도로 순응도가 높은 약물이다. 1일 1회 투여하며 누운 자세나 선 자세에 상관없이 24시간 약효가 거의 일정하게 지속되므로 실수로 약을 걸러도 치료에 이렇다할 악영향을 받지 않는다. 복용 초기부터 혈압강하 효과가 뛰어나 혈압을 목표치로 용이하게 관리할 수 있으면서도 강압작용이 완만해 급성 저혈압이 일어나지 않는 게 장점이다.

노바스크는 고혈압 치료 외에도 최근 죽상동맥경화증의 진행을 억제하고 협심증을 안정되게 관리하는 효과가 있는 것으로 밝혀지고 있다. 만성 협심증(안정형, 불안정형, 혈관수축성) 환자에게 심박수를 증가시키지 않으면서도 혈압과 협심증 증상을 안정하게 관리해줄 수 있는 약으로 인정받고 있다. 협심증과 같은 심근허혈증을 예방하는 효과가 여타 단시간 작용형 칼슘길항제보다 우수하고 24시간 지속되는 것으로 평가되고 있다. 이에 따라 불안정형 협심증으로 인한 입원율, 관상동맥 혈관재생술 시행률, 주요 혈관사고로 인한 처치율을 각각 35%, 43%, 31% 낮출 수 있다. ▶협심증 참고

노바스크는 일부 연구에서 신장보호효과가 안지오텐신전환효소억제

제(ACEI)나 안지오텐신수용체차단제(ARB)보다도 우수한 것으로 나타나고 있다. 신장은 자율조절기능에 의해 사구체 모세혈관내 압력을 60~80mmHg 범위에서 5mmHg 이내의 폭에서만 변동하도록 허용한다. 사구체의 경우 구심성 수입세동맥(afferent arteriole 사구체 쪽으로 들어오는 굵은 혈관)과 원심성 수출세동맥(efferent arteriole 사구체 밖으로 나가는 가는 혈관)이 붙어있어 사구체 내부 혈압은 상대적으로 높게 유지되고 노폐물을 걸러내도록 돼 있다. 일반적으로 노바스크 같은 칼슘길항제는 수입세동맥을 확장하고 안지오텐신 II에 의한 원심성 수출세동맥의 혈관수축을 억제함으로써 신장 사구체내 혈관의 혈압을 내리고 신장혈류를 증진시키며 신장을 보호하는 효과를 발휘한다.

반면 ACEI제제나 ARB제제는 원심성 수출세동맥의 저항을 조절함으로써(내림으로써) 사구체 모세혈관압 및 단백뇨를 감소시킨다. 그래서 고혈압을 동반한 만성 신부전 환자에서는 ACEI제제 또는 ARB제제+칼슘길항제, ACEI제제 또는 ARB제제+이뇨제, 칼슘길항제+이뇨제 등을 복합 처방한다.

그러나 종합적으로 볼 때 신장질환의 악화를 억제하는 데에는 ACEI제제가 가장 효과적이다. 그러나 장기 투여시 신장 사구체 여과율이 감소하므로 혈중 크레아티닌치(신장여과능력을 나타내는 지표로 0.8~1.2mg/dl가 정상범위이며 낮을수록 좋음)가 증가하는지 정기적인 정밀검사가 필요하다. 혈중 크레아티닌치가 2.5mg/dl 이상일 경우에는 하이드로클로로치아자이드가 미약한 효과를 내므로 퓨로세미드 같은 강력 LOOP 이뇨제를 써야 한다.

죽상동맥경화성 허혈성 신증은 60세 넘어 처음 발병한 고혈압이나 관상동맥질환, 말초동맥질환을 동반하고 있는 신기능 장애 고혈압 환자에게 주로 생긴다. 양측성 신동맥 협착증이 나타나 신부전증이 악화된 경우 ACEI제제는 금기시되며 칼슘길항제를 투여하는 것이 좋다. 이렇게 하여 혈중 크레아티닌치가 투여한지 4일 또는 2주 후에 20% 이상 상승하면 투약을 중지하고 신혈관성 고혈압에 대한 정밀검사를 해봐야 한다.

혈압조절과 단백뇨 억제를 위해서는 ACEI제제를 쓰고 혈압조절이 미흡하면 칼슘길항제를 병용해야 한다. 그런데 투석중인 환자에서는 심혈관계 질환이 사망률이 올라가므로 이럴 경우에는 칼슘길항제를 먼저 투여한 뒤 필요에 따라 ACEI제제 또는 ARB제제를 병용 투여한다. 노바스크의 경우 대략 신장손상을 15% 정도, 당뇨병 발병위험을 30% 정도 감소시킨다.

한미약품 '아모디핀'(amlodipine camsylate), 종근당 '애니디핀'(amlodipine maleate), 동아제약 '오로디핀'(amlodipine oratate), CJ제약사업본부 '암로스타'(amlodipine adipate) 등은 노바스크와 기본물질은 같지만 부가되는 염을 달리한 국산 개량신약(제네릭 의약품)으로 노바스크와 거의 동등한 약효를 나타낸다는 게 해당업체의 주장이다. 중외제약 '노바로핀'(amlodipine maleate)은 암로디핀 성분이 빛에 직접 노출되는 것을 차단하고 정제로 만들 경우 잘 부서지는 단점을 개선하기 위해 캡셀 형태로 만든 제품이다. 2005년 현재 암로디핀 시장은 노바스크 57%, 아모디핀 25%, 애니디핀 등 maleate염 성분 제제 17%, 암로스타 1% 등의 시장점유율을 보이고 있다.

한편 암로디핀을 이용해 개발중인 주목받는 신약도 있다. 한림제약은 암로디핀 가운데 약효는 없고 말초부종, 두통 등의 부작용만 나타내는 R형 광화학이성체를 제외하고 효과를 발휘하는 S형 이성체만을 모아 여기에 니코틴산염을 붙인 '로디엔정'(amlodipine nicotinate)을 개발하고 2006년 8월 시판허가를 받았다. 암로디핀은 단일물질로 알려졌으나 실제는 S체와 R체가 1대1의 비율로 섞인 라세믹(lacemic) 혼합물이다. 이에 앞서 안국약품은 인도 엠큐어사로부터 S체 분리 기술을 도입해 노바스크와 동일한 염을 가진 '레보텐션정'(S-amlodipine besylate)을 2006년 8월 발매했다. SK케미칼은 국내 독자기술로 S체 분리기술을 개발해 임상시험중이며 2006년 말까지 'S-amlodipine gentisate' 성분 제품을 시판할 계획이다.

다국적 제약사 노바티스는 암로디핀과 ARB계열 고혈압약인 발사르탄(valsartan 한국노바티스 디오반캅셀)을 복합한 '엑스포지'를 개발중이다. 2006년 미국 고혈압학회에서 발표된 자료에 따르면 엑스포지 복용환자는 80% 이상이 적정 권장치혈압이 140/90~120/80mmHg(수축기/이완기혈압) 범위에 들어간 것으로 나타났다. 특히 수축기혈압이 180mmHg이상인 환자는 엑스포지 투여 결과 43mmHg 감소했다. 이 약은 칼슘길항제와 ARB제제가 복합된 최초의 약이 될 전망이다. 이만큼 암로디핀은 고혈압 치료제에서 차지하는 비중이 막대하다.

펠로디핀도 암로디핀 못지 않게 주목받는 칼슘길항제 고혈압약이다. 펠로디핀은 암로디핀과 함께 반감기가 35시간 이상 길므로 그만큼 약성이 순하고 장기치료에 유리한 것으로 평가된다.

펠로디핀과 안지오텐신전환효소억제제인 라미프릴(ramipril)을 복합한 약으로 한독약품 '트리아핀정', 펠로디핀과 베타차단제인 메토프로롤(metoprolol)을 복합한 약으로는 한국아스트라제네카의 '로지맥스서방정'이 있다.

클리니디핀은 동일 계열의 다른 약들이 혈관평활근과 심근의 L채널만 차단하는 것에 비해 N채널, P채널을 추가로 차단함으로써 혈압강하 효과가 더 강력하며 환자의 정신적·물리적 스트레스와 반사성 빈맥이나 부종 등의 부작용을 대폭 줄인 약물이라는 게 제조회사 측의 주장이다.

칼슘채널은 N(neural), T(transient), P(Purkinje), L(long lasting)형 등 4가지 타입이 있다. N형은 신경세포막에만 존재하는 채널로 신경전달물질 분비에 중요한 역할을 하는 반면 칼슘길항제와는 반응을 하지 않는다. T형은 평활근, 골격근, 심근에 존재하고 낮은 전도와 짧은 작용시간을 가지며 칼슘길항제와는 고농도일 때만 반응하는 것으로 알려져 있다. L형은 보다 긴 작용시간을 가지며 칼슘길항제에 가장 민감하게 반응한다. 모든 혈관 평활근에 널리 분포되어 있으며 세포내 칼슘농도 조절을 위한 1차적 장치로 심근의 자극·수축에 중요한 역할을 담당한다.

라시디핀은 각종 부작용이 적게 나타나는 게 장점이다. 칼슘길항제에 공통적으로 나타나는 두통, 안면홍조, 심계항진 등의 부작용이 라시디핀은 30.3%에 불과해 여타 칼슘길항제 43.8%, 베타차단제 48.7%, 이뇨제 18.7%, ACEI제제 10.4%, 위약(僞藥) 15.7%에 비해 현저히 낮다는 게 해당 제약사의 주장이다. 발 부종의 부작용도 라시디핀은 복용자의 4%로 비교적 적게 나타나는 반면 다른 칼슘길항제는 14%에 달한다는 조사다.

또 라시디핀과 이뇨제인 하이드로클로로치아자이드를 병용 처방하면 국소적으로 뇌혈관 저항이 감소하고 경동맥(頸動脈 뇌로 올라가는 목 부위의 동맥) 협착이 일어난 환자에서 스틸효과(steal effect 혈압 감소나 혈류량의 盜失)를 유발하지 않으면서 뇌혈류를 정상적으로 끌어올릴 수 있다.

마니디핀은 기존 칼슘길항제와 달리 수입소동맥뿐만 아니라 수출소동맥도 확장시켜 사구체 내압을 올리지 않고 신장혈류를 증가시킨다. 따라서 신기능이 약한 환자나 노인 환자에게 안심하고 쓸 수 있다.

3세대 칼슘길항제

이같은 기존 1,2세대 약물에 대해 3세대라고 자처하는 약물로는 레르카니디핀(lercanidipine LG생명과학 자니딥정, 일동제약 레칼핀정)이 있다. 어떤 분류에 따르면 암로디핀, 펠로디핀, 라시디핀, 마니디핀까지를 3세대로 보기도 한다. 3세대 약물은 하루 한번 복용으로 충분한 혈압강하효과를 낸다. 심장, 신장 등 표적장기를 보호하는 효과가 크고 동맥경화를 억제할 수 있다는 연구결과가 나와 주목을 받고 있다.

레르카니디핀은 혈압강하효과가 복용자의 90%에서 나타나며 칼슘길항제의 공통적 부작용인 안면홍조와 부종 등을 거의 제로에 가깝게 줄인 것으로 인정받고 있다. 또 혈관세포막에 대한 지질친화성이 기존 칼슘길항제보다 월등히 높아 칼슘 채널을 더 옥죌 뿐만 아니라(칼슘 양이온의 유입을 막고) 서서히 방출 분리돼 약효가 오래 지속되도록 한다.

레르카니디핀은 또 심장이 아닌 혈관에만 선택적으로 작용하며 강력한 항산화작용으로 동맥경화 예방효과가 우수하다. 콜레스테롤 합성을 저해하고 혈관속 지질이 혈액으로 서서히 녹아나오도록 유도하므로 죽상동맥경화를 억제하고 지질 및 당 대사를 개선하여 고지혈증, 당뇨병을 동반한 고혈압 환자에 유익하다.

D. 안지오텐신전환효소억제제(일명 ACEI 제제)

신장에서는 레닌(renin)-안지오텐신(angiotensin)-알도스테론(aldosterone)계라는 혈압조절 메카니즘이 있다. 레닌은 신장 동맥의 사구체 세포에서 생성·분비되는 단백분해효소의 일종으로서 안지오텐신의 전단계 물질인 안지오텐시노겐(angiotensinogen)을 안지오텐신 I 로 변화시키는 역할을 한다. 이어 안지오텐신 I 은 안지오텐신전환효소(angiotensin converting enzyme: ACE)에 의해 안지오텐신 II 라는 혈압상승물질로 변화된다. 이어 안지오텐신Ⅱ는 알도스테론이라는 항이뇨 호르몬(나트륨이 신장 실질 세포 안에 머물게 함으로써 배뇨를 억제하고 혈압을 올림)의 합성을 촉진하는 한편 심장관상동맥의 수축을 초래해 혈압을 상승시킨다.

ACE억제제(angiotensin converting enzyme inhibitor: ACEI)는 강력한 혈관수축물질인 안지오텐신Ⅱ를 차단해 혈관확장을 유도하는 물질이다. 심장이나 혈관에 직접 작용하지 않고 신장에 존재하는 레닌-안지오텐신-알도스테론 시스템에 작용한다. 즉 ACE를 억제해 안지오텐신Ⅱ가 생겨나지 않도록 함으로써 혈관을 확장시키고, 알도스테론에 의한 항이뇨(抗利尿 이뇨억제)효과를 저해함으로써(수분과 나트륨의 배설을 유도하여 체액량을 줄임으로써) 혈압을 내리는 약물이다. 또 안지오텐신Ⅱ가 차단되면 혈압을 올리는 교감신경계의 활성이 감소하며, 혈관확장에 작용하는 브래디키닌(bradykinin)의 대사가 차단돼(분해되지 않아) 혈압이 떨어지게 된다.

ACEI제제는 경도 및 중간 정도의 고혈압 환자 중 40~50%를 치료할 수 있다. 이뇨제나 칼슘통로차단제와 같이 쓰면 80%까지 치료율을 높일 수 있다. 다른 체내 대사에 나쁜 영향을 끼치지 않고, 심장·신장에 대한 보호작용이 있으며, 심장비대를 막고, 심부전을 개선하는 효과가 있어 널리 처방되고 있다.

특히 원심성 수출세동맥의 저항을 조절함으로써(낮춤으로써) 신장혈류는 늘리되 신장혈관 저항은 감소시키고 사구체 모세혈관압 및 단백뇨를 감소시킨다. 이처럼 신장보호효과가 탁월해 만성 신부전, 당뇨병에 의한 신증(腎症)이나 미세 뇨단백, 당뇨병에 의한 망막증 등을 치료하는 데도 강점을 나타낸다. 하지만 역으로 장기간 사용할 경우 신장기능을 저하시켜 신부전, 단백뇨를 초래할 가능성도 내포하고 있다. 양측성 신동맥 협착증이 있는 환자에게 급성 신부전증을 초래할 수 있으므로 금기다. 또 부작용으로 고칼륨혈증을 유발한다. 신장기능이 나쁜 사람은 복용 후 처음 수주일 동안은 신장기능과 혈중 칼륨 농도를 자주 측정해봐야 한다. 반면 고지혈증, 고요산혈증(통풍)을 가진 고혈압 환자에 유익하다.

일반적으로 ACEI제제는 암로디핀 등 칼슘길항제에 비해 신장·심장 보호 및 당뇨예방효과가 뛰어난 것으로 평가되며 혈압강하효과는 비슷하거나 다소 약한 것으로 평가된다.

문제는 복용 환자의 20~40% 가량이 인후가 가렵고 마른기침을 하며 혈관부종의 부작용을 호소하는 것이다. 이런 이유는 혈관확장물질인 브래디키닌이 분해되지 않고 폐나 기관지에 축적돼 있다가 프로스타글란딘 E_2, I_2(prostaglandin E_2,I_2) 등 혈관확장물질의 합성을 유도하여 기침반사의 민감성을 증가시키고 염증과 혈관부종을 촉발하기 때문인 것으로 연구되고 있다. 마른기침 부작용은 동양인에게서 더 많이 발생한다. 다만 계속 사용하면 기침이 소실되는 경우도 더러 있으므로 조금은 기다려보는 게 좋다.

이밖에 ACEI제제는 뇌를 통과하지 않기 때문에 정신기능에 미치는 부작용이 거의 없으나 피부발진, 가려움증, 미각장애, 구역질, 불면증 등이 경미하게 나타날 수 있다. 간혹 혈관성 부종, 중성구감소증, 고칼륨혈증 등이 유발될 수 있다. 임산부(임신1기)가 쓰면 선천성 기형아를 낳을 위험이 2.7배로 올라가므로 삼간다.

ACEI제제로는 캅토프릴(captopril 보령제약 카프릴정)이 가장 먼저 나왔고 뒤이어 작용시간이 길어진 에날라프릴(enalapril 중외제약 레니프릴정, 종근당 에나프린정), 라미프릴(ramipril 한독약품 트리테이스정, 한국 아스트라제네카 라메이스정) 등이 등장했다.

이밖에 포시노프릴(fosinopril 한국BMS제약 모노프릴정), 베나제프릴(benazepril 한국노바티스 시바쎈정), 페린도프릴(perindopril 한국세르비에 아서틸정), 트란도라프릴(trandolapril 한독약품 오드릭캡셀 생산중단), 실라자프릴(cilazapril 제일약품 인히베이스정), 테모카프릴(temocapril LG생명과학 에이스콜정), 리시노프릴(lisinopril 현대약품 제스티릴정, 한국산도스 리시노프릴정), 모엑시프릴(moexipril 한미약품 유니바스크정), 퀴나프릴(quinapril 유유 아큐프릴정), 알라세프릴(alacepril 부광약품 세타프릴정), 이미다프릴(imidapril 동아제약 타나트릴정) 등이 있다. 복합제로는 일성신약 '타카정'(트란도라프릴+베라파밀), 한미약품 '유니바스크플러스정'(모엑시프릴+하이드로클로로치아자이드), 한독약품 '트리테이스플러스정'(라미프릴+하이드로클로로치아자이드) 등이 있다.

국내서는 라미프릴이 가장 많이 팔리고 에날라프릴이 그 뒤를 잇는다. 카프릴은 나온 지 오래된 약인데다가 복용량이 많고 복용횟수가 하루 1~3회여서 다른 1회 복용제품보다 선호도가 떨어진다.

라미프릴은 혈압강하 외에 우수한 신장·심장·혈관보호 효과를 인정받아 심근경색, 심근경색 후 심부전, 뇌졸중 등으로 인한 혈관수술 및 사망의 위험성을 줄여주는 것으로 허가받았다. 또 당뇨환자의 단백뇨 등 신장기능저하를 개선해주는 약으로도 허가받았다.

일반적으로 혈압(주로 수축기)을 의학적 효과가 나타날 정도인 10mmHg 이상 떨어뜨리면 뇌졸중 발병위험은 35~40%, 심부전 위험은 50%, 심장발작위험은 20~25%, 심장관상동맥질환 위험은 20~30% 감소하는 것으로 연구돼 있다. 특히 뇌졸중은 수축기혈압이 중요한데 이를 정상에 가깝게 내리면 뇌졸중 위험은 3분의 2 이상 줄일 수 있다.

에날라프릴은 위장관내 음식물의 영향을 받지 않으므로 식사 여부에 상관없이 복용할 수 있다. 대사계나 혈액동력학계에 큰 영향을 미치지 않으므로 혈당이나 혈중 지질치를 변화시키지 않는다. 심장보호효과가 있고 신기능 장애를 유발하지 않으며 내약성이 우수하다.

포시노프릴은 신기능 장애가 있어도 혈중 농도가 크게 변하지 않기 때문에 용량조절을 하지 않고 쓸 수 있는 게 장점이다.

페린도프릴은 급성 뇌졸중을 앓았던 환자의 뇌혈류를 감소시키지 않으면서도 일정하게 혈압을 유지해줌으로써 뇌졸중 재발률을 30% 이상 감소시켜 줄 것으로 인정받고 있는 약이다.

테모카프릴은 신실질성, 신혈관성 등 신장기능 이상에 의해 나타난 고혈압을 치료하는데 강점이 있는 약이다.

리시노프릴은 간에서 대사되지 않고 활성화되기 때문에 간기능 상태와 상관없이 복용할 수 있는 게 장점이다. 그러나 중증 신기능장애나 신혈관성 고혈압, 중증 심부전에는 신중히 투여해야 한다.

모엑시프릴은 폐경기여성의 고혈압에 초점을 맞춘 약이다. 폐경기 이후 여성의 82%가 만족할 만한 혈압강하효과를 본다는 연구조사가 있다.

ACE억제제의 부작용으로 마른기침이 발생하면 소염진통제인 설린닥 (sulindac 건일약품 크리돌정)을 사용해 완화시키고 여전히 마른기침이 견딜 수 없게 지속되면 다음에 설명할 안지오텐신수용체차단제(ARB)계열의 고혈압약으로 대체한다.

신약으로는 최초의 레닌 억제제인 '알리스키렌'(aliskiren)이 다국적 제약사 노바티스에 의해 개발되고 있다. 2007년에 국내 출시될 예정인 이 약은 하루 한번 투여로 혈압강하효과가 24시간 균일하게 지속적으로 나타나는 게 강점이다. 레닌은 혈압상승을 초래하는 첫 단계 물질이므로 레닌을 억제하면 포괄적으로 혈압이 낮게 유지되는 효과를 거둘 수 있다.

E. 안지오텐신수용체차단제(일명 ARB제제)

안지오텐신Ⅱ수용체차단제(angiotensinⅡ receptor blocker: ARB)는 ACE억제제보다 한 단계 발전한 약으로 1995년 처음 등장했다.

ARB제제는 안지오텐신전환효소(angiotensin converting enzyme: ACE)에 의해 생겨난 안지오텐신Ⅱ라는 혈압상승물질이 작동하지 못하도록 막음으로써 직접적으로 혈압을 떨어뜨린다. 특히 안지오텐신Ⅰ을 안지오텐신Ⅱ로 전환하는 효소에는 ACE 외에 카텝신(cathepsin)과 키마제(chymase) 등 여럿 있으므로 ACE억제만으로는 혈압을 완전하게 내릴 수 없다. 따라서 실제 혈압상승을 유발하는 안지오텐신Ⅱ만 차단하는 게 더 효과적이라는 견해다.

또 ACE억제제(ACEI)는 ACE를 억제할 때 브래디키닌과 프로스타글란딘의 작용이 왕성해져 마른기침, 인후가려움증, 혈관부종 등의 부작용을 유발하게 되는데 ARB제제는 ACEI제제가 안고 있는 이같은 고질적인 부작용 문제를 해결한 약으로 평가된다.

안지오텐신Ⅱ은 두 가지 수용체에 결합한다. AT1수용체와 결합하면 교감신경흥분, 알도스테론분비 증가(배뇨억제), 수분 및 염분의 체내 저장 잔류, 혈관수축으로 인한 혈압상승을 촉발한다. 반대로 AT2수용체와 붙으면 혈관확장, 심근세포에 산소공급량 증가, 혈관 염증 감소, 혈관 증식 억제, 관상동맥 혈류량 증가 등의 효과를 내어 혈압을 내린다.

ARB제제는 AT1수용체를 선택적으로 차단하고 AT2수용체를 억제하지 않음으로써 혈관확장 및 혈압강하를 유도하는 게 핵심이다. 이런 약효 메커니즘에 따라 심장, 신장, 혈관을 보호하는 효과가 뛰어나다.

ARB제제는 처음 등장한 1990년대 중반에 ACEI제제를 복용하다 효과가 없거나 부작용이 심해 환자가 견뎌낼 수 없을 때 쓰는 대체약물로 허가를 받았으나 2002년 이후에는 단독으로 사용할 수 있을 뿐만 아니라 뇌졸중 감소, 당뇨병성 신부전 치료, 단백뇨 개선, 울혈성 심부전 및 심근경색 치료 등의 효과가 인정돼 쓰임새(적응증)가 확장돼가는 추세다.

특히 최근에는 당뇨병을 동반한 고혈압 환자에게 유익한 것으로 평가되면서 처방이 늘어날 추세다. 베타차단제나 이뇨제 등이 당 또는 지질대사에 영향을 미쳐 당뇨병의 위험을 높이는 반면 ARB제제는 그런 위험이 거의 없다.

고혈압 환자의 경우 단순히 혈압만 상승한 게 아니라 심혈관계 질환과 당뇨병에 대한 위험인자인 인슐린저항성, 고지혈증 등을 동반하고 있다. 당뇨병을 갖고 있다는 자체가 이미 심근경색을 앓았던 사람과 비슷한 심혈관계 합병증 위험을 갖고 있는 것으로 간주된다. 실제 고혈압 환자의 50%가 당뇨병을 앓고 있다. 따라서 ARB제제 생산 제약사들은 ARB제제가 다른 고혈압 약에 비해 당뇨병 예방효과가 우수함을 강조한다.

ARB계열 약물로는 로사르탄(losartan 한국MSD 코자정), 발사르탄(valsartan 한국노바티스 디오반캅셀), 이르베사르탄(irbesartan 사노피아벤티스코리아 아프로벨정), 칸데사르탄(candersartan 한국아스트라제네카 아타칸정), 텔미사르탄(telmisartan 한국베링거인겔하임 미카르디스정, 글락소스미스클라인 프리토정), 에프로사르탄(eprosartan 한독약품 테베텐정), 올메사르탄(olmesartan 대웅제약 올메텍정) 등이 있다.

ARB제제는 공통적으로 간기능을 반영하는 간염증지수(GOT 및 GPT) 등이 상승하고 성욕감퇴가 다른 고혈압약보다 심하게 나타내는 게 대표적인 부작용이다. 간염증지수가 올라간다고 해서 약을 중단할 정도는 아니지만 꾸준한 관찰이 필요하다. 또 어지럼증, 저혈압, 피로, 설사, 고칼륨혈증, 현기증 등의 부작용이 있으며 ACEI제제와 마찬가지로 임신중 사산할 위험이 있어 임산부에게는 쓰지 않는다.

가장 먼저 개발된 로사르탄은 베타차단제 중 가장 많이 쓰이는 아테노롤과 비교할 때 뇌졸중의 위험을 25%까지 더 감소시킬 뿐 아니라 전체사망률 역시 아테노롤에 비하여 13%까지 더 감소시키는 것으로 보고됐다. 고혈압을 가진 2형 당뇨병 환자의 신장질환을 억제할 수 있는 약으로 효과(적응증)를 인정받았다.

ARB제제 가운데 가장 많이 팔리는 발사르탄은 AT1수용체만을 선택적으로 차단하는 친화력이 다른 ARB제제보다 5배 정도 높으며 AT2수용체는 억제하지 않아 ACE억제제의 부작용인 마른기침, 혈관 부종, 두통, 현기증 등의 부작용이 현저하게 줄었다.

발사르탄은 2002년 8월 미국 식품의약국(FDA)으로부터 ARB제제로는 최초로 심부전증도 같이 치료할 수 있는 고혈압치료제로 승인받았다. 2005년 8월에도 ARB제제로는 처음으로 심근경색이 생긴 환자에게 쓸 수 있는 고혈압치료제로 승인받았다.

발사르탄은 확실하지는 않지만 당뇨병 예방에 긍정적 역할을 미치는 아디포넥틴(adiponectin)의 농도를 유의하게 증가시키는 것으로 나타나고 있다. 아디포넥틴은 인슐린 저항성(당뇨병 성향)을 낮추고 유익한 혈중 고밀도지단백(HDL)은 높이는 대신 혈중 중성지방을 낮추며 혈관을 보호하는 역할을 한다. 아디포넥틴의 부족하거나 결핍되면 당뇨병 및 인슐린저항성, 고지혈증, 고혈압, 동맥경화, 비만 등이 유발되는 것으로 연구되고 있다.

이르베사르탄은 발사르탄과 비슷한 약효의 배경을 가진 것으로 인정받고 있으며 처방량도 점차 늘고 있다. 고혈압을 가진 2형 당뇨병 환자의 신장질환을 치료하는 약으로 승인받았다. 혈압조절과 무관하게 신장보호효과가 있는 것으로 평가받고 있다.

칸데르사르탄은 2005년 2월과 4월 각각 미국과 한국에서 심부전 환자 치료에 쓸 수 있는 고혈압약으로 허가받았다. 이 약은 고혈압 전단계인 사람이 복용할 경우 15.6%가 고혈압으로 진행되는 것을 예방할 수 있는 것으로 입증받기도 했다.

텔미사르탄은 고령이거나 신기능장애나 당뇨병을 동반한 고혈압 환자에 안전하게 쓸 수 있는 약물이다. 텔미사르탄은 AT1수용체에 빠르게 결합하고 느리게 분리되기 때문에 가장 오랫동안 혈압강하효과를 낸다. 장시간형 ARB제제 가운데 텔미사르탄은 반감기가 20시간에 달하고 이르베사르탄과 칸데르사르탄은 각각 10시간으로 긴 편에 속한다. 로사르탄과 발사르탄은 6시간 남짓으로 하루에 여러 번 복용해야 하거나 장시간 작용하는 제형으로 바꿔 복용해야 한다. 텔미사르탄은 또 혈장단백질과의 결합도가 매우 높고 식품과 상호작용도 없다. 반면 로사르탄은 식품과 매우 두드러진 상호작용을 하므로 혈중 최고약물농도가 최대 40%까지 감소할 수 있다.

텔미사르탄은 안지오텐신 II 수용체 차단작용 외에 2형 당뇨병을 억제하는 효과가 있는 것으로 기대되고 있다. 아직 동물을 대상으로 한 전(前)임상시험 결과에 불과하긴 하지만 peroxisome proliferator activated receptor-gamma (PPAR-γ)를 촉진하는 효과가 있다. PPAR-γ는 인슐린에 반응하는 유전자의 발현과 지방세포의 분화 및 지질대사에 관여하는 세포핵내 수용체로서 최근 당뇨병약, 고지혈증약, 심혈관질환약, 호흡기약 분야의 각종 신약개발이 이를 제어함으로써 특정한 효과를 얻으려는 쪽으로 흐르고 있다. 텔미사르탄은 PPAR-γ를 촉진하는 당뇨병치료제 피오글리타존(pioglitazone 한국릴리 액토스정)과 분자구조가 유사하고 PPAR-γ활성화 효과가 피오글리타존의 25~30%에 육박하는 것으로 나타나 고혈압과 함께 당뇨병치료(인슐린 저항성 개선)

에 큰 도움이 될 것으로 기대된다. 이에 반해 이르베사르탄은 PPAR-γ 촉진효과가 10%에 불과하고 칸데르사르탄, 로사르탄, 발사르탄 등은 이런 효과가 거의 없었다는 연구결과가 나와 있다.

올메사르탄은 가장 최근 개발된 ARB제제로 하루 한번 복용으로 두 자리 수 이상의 혈압강하효과를 보인다. 다른 약물과의 상호작용이 최소화됐으며 안전성과 내약성이 우수한 것이 특징이다. 2004년 미국 전문의를 대상으로 진행한 설문조사에서 ARB계열 치료제 중 가장 우수한 혈압강하효과를 보인 것으로 평가받았다.

상품명 가운데 코자, 디오반, 아프로벨, 아타칸, 올메텍, 프리토 등은 단독으로 투여시 혈압강하 정도가 미흡한 경우가 적잖다. 이때는 이뇨제인 하이드로클로로치아자이드를 추가 투여해 혈압을 충분히 낮출 수 있는데 두 가지를 섞은 제품으로는 각각 코자플러스, 코디오반, 코아프로벨, 아타칸플러스, 올메텍플러스, 프리토플러스 등이 있다. 복합제품 가운데서는 코아프로벨이 수축기 및 이완기혈압을 낮추는 효과가 가장 우수한 것으로 나타났고 이 약은 시간상으로 저녁보다는 아침에 혈압강하효과가 좋았다.

F. 기타 고혈압약

직접 혈관에 작용해 혈관을 이완시키는 약으로 하이드라라진(hydralazine 삼진제약 히드랄라진정·주), 미녹시딜(minoxidil 현대약품 미녹시딜정), 니트로프러사이드(nitroprusside 진양제약 니트로푸르시드주 생산중단) 등이 있다. 관상동맥질환을 악화시킬 수 있으며 부작용으로 염분 및 수분 저류에 의한 부종, 기립성저혈압 등이 나타날 수 있다. 부종이 심하게 나타나서 거의 사용되지 않으나 교감신경계 차단제 등을 써도 효과가 없을 때 활용된다.

이보다 효과가 강력한 것은 중추신경계를 통해 교감신경계를 차단하는 약물이다. 클로니딘(clonidine 한국베링거인겔하임 카타프레스정 생산중단), 메틸도파(l-methyldopa 일양약품 메칠도파정 생산중단), 구아네티딘(guanethidine), 레세르핀(reserpine) 등이 있다. 중추신경계는 교감신경계를 지배하는 상위 개념으로서 뇌의 혈관운동중추를 억제하면 혈압이 떨어지게 된다. 졸음, 피로, 성욕감퇴, 우울증, 기립성 현기증, 입마름, 두통, 안면홍조, 심계항진 등의 부작용이 심하다. 이런저런 약을 써봐도 듣지 않는 악성 고혈압, 혈압변화가 극심한 고혈압, 응급상황이 아닌 경우에는 거의 쓰지 않는다.

뇌졸중(혈액순환개선제 · 뇌신경기능개선제 · 뇌졸중 후유증 완화제 · 우황청심원)

뇌졸중은 40세 이상의 성인들이 가장 두려워하는 질환 중 하나다. 통계청이 내놓은 2004년 사망원인 통계에 따르면 뇌졸중은 전체 사망원인의 13.9%를 차지해 암 26.3%에 이어 2위를 차지했고 심장병의 7.3%보다 배에 가깝게 높은 비중을 차지하고 있다.

뇌졸중은 뇌혈관에 순환장애가 일어나 갑작스런 의식장애와 함께 신체 일부가 마비되는 질환이다. 고혈압, 동맥경화증, 당뇨병, 심장질환, 선천성 혈관기형 등이 직접적 주 원인이 되고 환경적인 위험인자로 흡연, 음주, 추운 날씨, 운동부족 등을 꼽을 수 있다.유전적인 요인과 고령(50대 이상에서 급증), 성별(남자가 여자보다 70% 많이 발생) 등도 뇌졸중 발병에 중대한 영향을 미친다.

뇌졸중은 크게 뇌혈관이 막히는 뇌경색과 뇌혈관이 터지는 뇌출혈로 나누어지는데 영양결핍이 많았던 1980년대 초반까지는 뇌출혈이 우위를 차지했으나 1980년대 후반부터는 고지방식, 운동부족 등 오히려 영양과잉이 문제가 되면서 뇌경색이 더 많아졌고 최근에 압도적으로 뇌경색이 많은 상황이다. 고혈압이 약물치료로 잘 관리되면서 뇌출혈이 줄고 뇌경색이 많아진 측면도 있다.

뇌경색은 뇌에 자체적으로 혈전이 생긴 뇌혈전과 다른 곳에서 생긴 혈전이 뇌 속의 또는 뇌로 들어가는 혈관을 막는 뇌색전으로 나뉜다. 뇌에 혈액을 공급하는 동맥은 4개인데 어떤 이는 3개가 막혀도 뇌경색이 일어나지 않는데 어떤 이는 1개만 막혀도 치명적인 뇌경색 증상을 보인다.

뇌졸중으로 인한 장애는 뇌 신경기능 장애에서 비롯된 지각장애, 배뇨장애, 정신장애, 시각장애, 언어장애, 운동장애 같은 1차적 장애와 이로 인해 초래된 관절 위축, 욕창, 기립성 저혈압 등 2차적 장애로 나뉜다.

뇌세포는 혈액공급 부족에 매우 민감하고 한번 손상되면 재생이 불가능하기 때문에 예방이 무엇보다 중요하다. 치료는 뇌세포 활성, 뇌졸중의 진행 억제, 뇌졸중 합병증 방지에 주안점을 둔다.

뇌경색은 혈전색전증에 준해 치료한다. ▶혈전색전증 참고

따라서 '뇌졸중' 편에서는 뇌졸중 후유증을 예방하고 개선하는 약에 초점을 맞춰 소개한다.

뇌졸중이나 치매, 노인성 뇌기능 저하, 말초혈액순환장애, 심혈관계 질환이 이미 진행됐거나 어느 정도 치료된 후에는 이른바 '뇌대사 부활제' 를 쓴다. 뇌대사 부활제는 다시 뇌혈관을 청소하거나 넓히는 '혈액순환 개선제' 와 뇌신경 기능 및 뇌내 신경세포보호물질 · 신경전달물질 농도를 향상시키는 '뇌신경기능 개선제' 로 나뉜다. 뇌대사 부활제는 고령화로 인해 관련 환자와 시장이 매년 20% 안팎 늘어나고 있다.

혈액순환 개선제

혈액은 식사와 호흡을 통해 흡수된 영양분과 산소를 심장의 펌프질을 받아 온몸 구석구석에 배달하고 에너지를 생산하고 남은 찌꺼기를 폐와 신장을 통해 배설시키는 주요한 역할을 한다. 비단 뇌졸중 예방과 치료뿐만 아니라 건강유지에 있어 원활한 혈액순환을 빼놓고선 얘기가 되지 않는다.

30대를 넘어서면 혈관자체의 탄력성이 떨어질 뿐만 아니라 콜레스테

롤이 달라붙어 혈관안지름이 좁아지고 혈액도 점점 탁해져서 결국 혈액순환장애가 생긴다. 이에 따라 뇌졸중, 고혈압, 심장질환, 동맥경화, 당뇨병, 관절염, 치매 등이 일어난다. 만성피로, 기억력감퇴, 무기력, 집중력저하, 현기증 등이 두드러지기 시작한다면 이런 질환이 나타날 수 있는 초기 증세일 수 있으므로 관심을 가져야 한다.

　＊ 혈관을 청소해주는 혈액순환개선제로는 SK케미칼의 '기넥신F정', 유유의 '타나민정', 동아제약의 '써큐란 연질캅셀', 대웅제약의 '타나칸정'과 같은 은행잎 추출물(Ginkgo biloba extract)을 위주로 한 생약 제제가 주종을 이룬다.

　기넥신F, 타나민, 타나칸은 은행잎 추출물로 된 단일성분의 약이다. 써큐란은 은행잎, 서양산사자열매(Crataegus oxyacantha fructus), 멜리사잎(비혈초 Melissae folium) 등의 추출물과 마늘기름 등 혈액순환개선에 좋다는 성분을 두루 모아놓은 제품이다.

　은행잎 추출물은 항산화효과, 혈소판응집억제효과, 혈관확장효과 등 3가지 주요 작용을 통해 혈류를 개선한다.

　항산화효과는 유해활성산소(free radical)를 포획하여 제거하는 은행잎 플라본 배당체(ginkgoflavone glycosides)에 의해 나타난다. 모세혈관은 노화, 당뇨병, 심장질환 및 뇌졸중 같은 허혈성(虛血性:혈액공급 부족에 의한) 동맥폐쇄질환에 의해 생성되는 유해활성산소로 인해 부서지기 쉬운 상태가 된다. 은행잎 추출물은 항산화제로 작용해 혈관의 노화와 폐쇄를 막는다고 기대할 수 있다. 국내 제품은 보통 은행잎 플라본 배당체가 전체 은행잎 추출물의 20% 안팎을 차지하고 있다.

　혈소판응집억제효과는 은행잎 추출물에 함유된 징코라이드-B(ginkgolide-B)가 혈소판 응집을 촉진하고 혈관내 염증을 유발하는 혈소판응집인자(platelet aggregation factor :PAF)와 맞섬(길항)함으로써 혈액의 끈끈해짐(점도)을 낮추고 유동성을 높인다. 이에 따라 혈액에 혈전 및 염증물질이 생성되는 것이 억제된다.

은행잎 추출물은 플라본 배당체와 징코라이드 A · B · C(terpene lactone)가 각각 24%, 6% 이상의 비율로 존재할 때 가장 우수한 활성을 나타내는 것으로 연구돼 있다.

혈관확장효과는 은행잎 추출물이 혈관내피세포확장인자(endothelial derived relaxing factor:EDRF)와 혈관내피세포에서 혈소판 응집을 막는 혈관활성물질인 프로스타사이클린(prostacycline: PGI_2)의 활성을 증가시킴으로써 발휘된다.

이같은 3가지 작용으로 은행잎 추출물은 허혈성 심장병 및 뇌졸중, 고지혈증, 동맥경화증, 당뇨병으로 인해 피가 끈끈해지고 혈류가 막혀 혈관과 조직에서 괴사가 일어나는 것을 방지 · 개선하는 것으로 밝혀지고 있다. 종합하면 은행잎 제제의 혈전억제효과는 아스피린에 견주어도 손색이 없고, 혈관이완작용도 우수하며, 허혈된 조직에서 유해산소를 포획해 세포의 2차적 파괴를 막아준다.

뿐만 아니라 은행잎 추출물은 기억력을 향상시키고, 치매를 예방하는 보조치료제로도 애용되고 있다. 뇌내 말초혈관의 혈액흐름을 개선함으로써 어지럼증(현기증 眩氣症), 귀울림(이명 耳鳴), 기억력감퇴, 집중력장애, 우울감, 치매초기증상 등을 수반하는 각종 기질성(器質性:조직과 세포의 변화로 인한) 뇌기능 장애에 효과가 있는 것으로 기대되고 있다. 다만 이명의 경우 원인이 혈액순환장애가 아니라면 효과를 기대할 수 없다.

은행잎 추출물은 또 말초동맥이 막혀 사지에 혈액순환이 원만하지 못하고 운동신경이 손상돼 종종 '갈 지(之)자' 걸음을 걷는 간헐성 파행증(間歇性 跛行症)의 치료에도 유익한 것으로 연구되고 있다.

☞ 새롭게 알려진 은행잎 제제의 부작용

은행잎 추출물은 노인환자나 만성질환자가 1년 이상 장기 복용해도 탁월한 안전성을 보이는 게 강점이다.

그러나 은행잎 추출물을 건강기능식품으로 판매 허가하는 미국에서는 여러 부작용 사례가 보고되고 있다. 70세의 한 환자가 은행잎 제제를 복용한지 1주일 만에 눈에 출혈이 일어난 사례가 있었다. 또 33세의 한 여자 환자는 오랫동안 은행잎 제제를 복용한 끝에 혈액이 응고되는 시간이 길어지고 뇌출혈의 일종인 경막하혈종(硬膜下血腫)이 일어났다. 이는 은행잎 성분 중 강력한 혈소판 억제작용을 하는 징코라이드 B(ginkgolide B) 때문이라는 것이 밝혀졌다.

물론 은행잎 제제는 혈액이 잘 굳지 않게 하는 쿠마린계 약물이나 혈전이 생기지 않도록 억제하는 아스피린에 비해 안전한 제제다. 쿠마린의 부작용인 출혈 위험, 아스피린의 부작용인 경미한 출혈 및 위장관 손상 등의 위험이 거의 없다. 그러나 미국의 70세 노인 사례처럼 은행잎 제제는 완벽하게 출혈 위험이 없는 것은 아니므로 중증 뇌졸중 환자나 심장병 환자는 주의가 필요하다.

또 은행잎 추출물에는 징코린산(ginkgolic acid)이 다량 함유돼 있는데 유익한 작용을 하지 않는 기타 폴리페놀 유도체와 더불어 피부알레르기를 유발하고 신경독성을 나타내는 것으로 알려져 있다. 이 때문에 선진국에서는 징코린산이 5ppm을 넘지 않도록 권고하고 있다.

은행잎 제제에는 모노아민산화효소(mono amine oxidase: MAO)를 억제하는 물질이 들어있다. 모노아민은 아드레날린, 에피네프린, 노르에피네프린처럼 벤젠핵에 아민기($-NH_2$)가 하나 연결된 물질로 자율신경계 교감신경을 흥분시킨다. MAO는 모노아민을 산화시킴으로써 교감신경 흥분작용을 감소시킨다. 따라서 은행잎 제제를 장기 복용하면

MAO의 기능이 약화됨으로써 교감신경 흥분물질(모노아민)의 기능이 지나치게 활성화되고 이에 따라 혈압상승, 심장박동촉진 등이 초래될 수 있다. 따라서 은행잎 제제와 에피네프린, 노르에피네프린, 프로파놀라민 등과 같은 교감신경흥분제를 복용하면 교감신경이 극도로 흥분돼 혈압상승 등 바람직하지 않은 현상이 나타날 수 있다. 참고로 티라민(tyramine)이 함유된 치즈, 유제품, 와인 등은 MAO를 억제하는 효과가 있어 모노아민의 계열의 약을 복용하거나, MAO를 억제하는 우울증약을 먹거나, 교감신경이 평소 흥분돼 있는 사람에게 권장되지 않는다. 서양의사들은 은행잎 제제의 무분별한 사용을 두려워하고 못마땅하게 생각한다. 그러나 환자들이 임의로 복용하는 것을 일일이 간섭할 수 없기 때문에 사실상 제지할 방법은 없다.

☞ 모세혈관에 대한 항산화효과

모세혈관은 가장 가는 동맥과 가장 가는 정맥 사이에 있는 직경이 100분의 1mm 이하인 혈관으로 상상할 수 없이 가늘다. 적혈구 하나가 일렬로 서야 겨우 지나갈 정도다. 모세혈관은 매우 약하다. 강한 것에 맞아 멍이 들거나 망막의 시력이 감소하는 것은 모두 모세혈관이 터지기 때문이다. 모세혈관은 노화나 당뇨병 등으로 생성된 유해활성산소에 의해 부서지기 쉬운 상태가 된다. 따라서 항산화제를 복용하는 것은 모세혈관을 강화시키는 방법 중 하나가 될 수 있다.

모세혈관 곳곳에는 괄약근이라는 작은 문이 달려있다. 운동을 하거나 머리를 쓰거나 음식을 먹을 때에는 각각 다리, 뇌, 위장관에 있던 모세혈관이 열려 피가 흐르게 된다. 필요에 따라 우리 몸의 혈류는 이리 몰렸다 저리 몰렸다 하는 것이다. 이런 까닭에 식사 직후에 운동하면 위로 몰려야 할 피가 다리로 몰리므로 소화작용이 원활하게 이뤄질 수 없다.

＊은행잎 추출물 외에 산사자 추출물은 말초혈관을 확장하고 혈전생성 및 혈관손상을 억제한다. 마늘기름은 심장수축과 이뇨작용을 촉진한다. 멜리사엽 추출물은 혈관벽 손상을 억제하는 작용이 뛰어나다.

이밖에 시중에 나와 있는 혈액순환개선제에는 구인(지렁이 건조분말), 비타민C · E 등이 주성분 또는 보조성분으로 들어가 있다. 구인은 토룡(土龍), 지룡(地龍)으로도 불리는데 목에 흰 띠가 있는 백경(白頸) 지렁이를 많이 쓴다. 보통 그대로 또는 뱃속의 흙을 제거하고 건조시킨 것을 사용한다. 해열 · 이뇨제로서 혈액순환 및 감기증상 개선에 쓴다.

이들 생약성분(특히 은행잎 추출물)의 혈액순환개선제는 말초동맥에 쌓인 노폐물을 청소하는 기능을 갖고 있어 뇌혈관 및 말초동맥의 혈액순환장애를 치료하는 효과가 있다. 특히 뇌혈관을 맑게 해서 혈관성 및 퇴행성 이명 · 두통 · 현기증, 기억력감퇴, 집중력장애, 우울증 등을 개선하는 기능이 뚜렷하다. 노안으로 인한 망막혈관 퇴행과 시신경 위축도 간접적으로 호전시킨다.

＊비(非)생약제제로는 니세르골린(nicergoline 일동제약 사미온정)이 대표적이고 이부딜라스트(ibudilast 한독약품 케타스캅셀), 라우바신(raubasine정제 외층)+알미트린 비스메실레이트(almitrine bismesilate 정제 내층)성분의 복합제인 영진약품 '덕살' 등이 뒤를 잇는다.

니세르골린은 혈관확장, 혈소판 응집억제, 혈액점도저하, 등의 혈액순환개선 기능 외에 신경성장인자(nerve growth factor: NGF)를 활성화하고 유해유리기(free radical)를 제거하며 아세틸콜린, 도파민, 글루타메이트 등 신경전달물질의 농도를 높게 유지하는 효과가 있다. 뇌내 포도당과 산소 이용률을 증가시키고 기분을 쾌활 · 안정하게 유지하는 α, β 뇌파를 증가시키는 대신 뇌를 불필요하게 각성시키는 뇌파를 감소시키기도 한다.

이부딜라스트는 혈관확장 및 혈소판응집억제 기능이 있고 혈관염증 물질인 류코트리엔을 저해해 뇌경색 후유증으로 나타나는 어지럼증을 개선한다.

라우바신+알미트린은 혈관확장과 산소공급증가를 통해 급·만성 대뇌혈관장애, 노인성 뇌기능 저하로 인한 집중력·기억력 감퇴 등을 치료한다.

＊이밖에 말초혈관을 확장해 뇌 혈액순환을 개선하는 약으로는 부플로메딜(buflomedil 태준제약 부롤린정), 시네파지드(cinepazide 한림제약 브렌딜정), 에버나모닌(eburnamonine 진양제약 에다몬-에이캡셀), 니모디핀(nimodipine 바이엘헬스케어 니모톱정), 칼리디노게나제(kallidinogenase 메디카코리아 뉴본정), 나프로닐(nafronyl 또는 naftidrofuryl 대웅제약 푸락실렌캡셀), 니카메테이트(nicametate 한국프라임제약 씨엔정), 티목사민(thymoxamine 메디카코리아 티목산정), vinpocetine(위더스메디팜 빈포세틴정), 셀레브로라이신(concentrated celebrolysin 참제약 세라빈주), 에토필린(etofylline 한림제약 헤소타놀주), 에르골로이드(ergoloid 환인제약 에르딜진정 생산중단), 아이펜프로딜(ifenprodil 부광약품 바리렉스정 생산중단), 비퀴딜(viquidil 드림파마 데스크리디움캡셀 생산중단), 빈카민(vincamine 경동제약 빈카프롤주 생산중단) 등이 있다. 대개 뇌경색·뇌출혈로 인한 후유증, 뇌동맥경화, 뇌순환장애로 발생한 이명·어지럼증·두통 등을 개선하는 효과를 갖는다.

니모디핀은 칼슘길항제 고혈압약의 하나로 뇌졸중 후유증으로 인한 우울감, 불안, 집중력 및 기억력 감퇴, 지주막하출혈 후 뇌혈관경련에 의한 신경장애 등의 해소에 효과적이어서 많이 처방된다. 특히 뇌졸중 및 외상 후 발생하는 뇌내 지주막하출혈에 니모디핀이 사망률과 후유장애를 줄이는 약물로 입증돼 있다. 니모디핀은 혈관을 확장시키므로 두개(頭蓋) 뇌압이 지나치게 상승돼 있거나 저혈압인 경우, 중증의 간장 및 신장질환 환자, 임산부나 수유부들은 삼가야 한다.

지주막하(蜘蛛膜下 거미막 아래)출혈이란 뇌표면의 외층인 지주막과 내층인 연막(軟膜) 사이에 출혈이 생긴 것이다. 지주막하 공간에는 뇌척수액이 차 있어 뇌와 두개 사이를 완충하도록 돼 있다. 뇌동맥이 부풀고 늘어진 뇌동맥류(腦動脈瘤)와 뇌정맥의 기형적 파열에 의해 발생하며 비교적 젊은 나이에도 발생할 수 있다. 대개 증세가 나타나지 않다가 갑자기 심한 두통과 구토를 일으키고 의식을 잃어 혼수상태에 빠진다. 2시간 이내, 늦어도 1~2주 사이에 회복되지 않으면 생명이 위태롭다. 병의 경과는 일반적 뇌출혈 보다 좋으나 한번 출혈하면 50%는 재발하기 쉽고 발작이 거듭될수록 사망률이 높아진다. 교통사고 등으로 뇌동맥류가 파열되면 지주막하 출혈이 생겨 뇌혈관이 급속히 막히고 환자의 40% 가량이 사망위험에 이를 수 있다.

칼리디노게나제는 말초혈관확장제로 뇌기능개선에 주로 쓰이며 고혈압, 메르니에씨병(이명), 버거씨병(폐색성 혈전혈관염), 갱년기장애, 안구의 망맹락막 순환장애 등에 쓸 수 있다. 뇌출혈 직후의 출혈에는 쓸 수 없다.

뇌신경기능 개선제

뇌신경기능 개선제로는 아세틸-L-카르니틴(acetyl-L-carnitine 동아제약 니세틸정)이 가장 많이 팔리는 성분이다. 이 약은 신경전달물질인 아세틸콜린의 생성을 촉진시켜 신경세포의 신경전달기능을 개선하고 신경세포에 영양분 공급을 늘려 손상된 뇌신경 세포를 되살리는 효과가 있다. 신경세포막의 안정과 신경전도기능도 개선한다. 이에 따라 혈관성 및 알츠하이머형 치매에 유효하게 쓸 수 있다.

콜린알포세레이트(choline alphoscerate 대웅제약 글리아티린 연질캡셀·주)는 흡수된 후 아세틸콜린의 원료가 되는 콜린과 신경세포막(인지질)의 전단계물질인 알포세레이트로 분해되므로 이중효과를 기대할 수 있다. 이들 성분은 뇌의 혈액뇌관문(blood brain barrier:BBB 뇌로 이물질이 못 들어가게 막는 여과장치)을 뚫고 45%가 뇌에 도달하므로 다른 경쟁제품보다 높은 효과를 기대할 수 있다. 흡수된 후에는 85%가 이산화탄소로 배설되므로 다른 경쟁제품에 비해 잔류물로 인해 유발되는 설사, 구토, 어지럼증 등의 부작용이 적다.

옥시라세탐(oxiracetam 고려제약 뉴로메드정·주·캡셀)는 뇌신경세포막을 안정화시키고 뇌내 에너지원인 ATP의 효율을 높이며 아세틸콜린에 의한 신경전달회로를 촉진해 치매 등에 의한 뇌대사 저해를 개선한다.

이밖에 피라세탐(piracetam 한국유씨비 뉴트로필정·캡셀·액), 디말레인산피리석시데아놀(pyrisuccideanol dimaleate 현대약품 모렉스캡셀), 시티콜린(citicoline 한일약품 스타토닐주) 등이 있다. 어떤 뇌대사 부활제든 손상된 뇌신경을 원상 복구하는 효력이 확실한 제품은 없으므로 뇌졸중 및 치매 예방이 최선이다.

뇌졸중 후유증 완화제

뇌졸중 후유증으로 고혈압이 계속되는 경우가 많다. 혈압을 낮추면서도 일정하게 혈류량이 유지되도록 꾀해야 한다. 하이드라라진(hydralazine 삼진제약 히드랄라진정), 딜라젭(dilazep 부광약품 코멜리안정), 니카르디핀(nicardipine 동아제약 페르디핀정·서방캡셀) 등을 쓸 수 있다.

하이드라라진은 직접 혈관에 작용해 혈관을 이완시켜 혈압을 낮추면서도 혈류증가를 유도한다. 칼슘채널차단제인 니카르디핀도 혈압을 낮추되 혈류를 유지하는 효능을 갖고 있다. 딜라젭은 뇌와 관상동맥의 혈류량을 증가시키고 혈소판 응집을 억제하며 적혈구 기능을 정상화하고 뇌 대사기능을 부활시키는 효과가 있다. 신장 혈류를 증가시키고 신장의 병변조직이 악화되는 것을 억제하여 경증의 신기능장애와 단백뇨를 개선하는 효과도 발휘한다.

뇌혈관장애에서는 의욕저하나 경증의 우울증을 보이는데 과거에는 비페메란(bifemelane 일동제약 아르너트정 생산중단)이 많이 처방됐으나 유효성 입증이 안돼 현재는 허가 취소됐다. 따라서 뇌신경기능 개선제 가운데 하나를 택해 뇌졸중 후유증을 완화시킬 수 있다. 우울증 개선에 이미프라민(imipramine 환인제약 · 명인제약 이미프라민정)을 쓸 수 있다.

뇌혈관후유증으로 종종 근육의 긴장, 강직, 경련이 온다. 근육이완제를 사용하여 이를 완화시킬 수 있으나 과량 사용하면 무력감이 나타날 수 있어 주의해야 한다. 중추성 근육이완제인 에페리손(eperisone 한국에자이 엘지미오날정, 초당약품 뮤렉스정)은 경견완증후군(목과 상지가 뻣뻣함), 어깨관절주위염증, 요통은 물론 뇌혈관장애, 경직성 척수마비, 뇌 · 척수 수술후 후유증 등으로 인한 근육의 긴장과 강직 해소에 널리 쓰인다.

한편 근골격이완제인 클로르메자논(chlormezanone 제일약품 도랑코팔정)도 과거에 많이 쓰였으나 다형성 홍반과 두통 등을 일으키는 스티븐스존슨증후군(Stevens Johnson syndrome)과 중독성피부괴사증인 리엘증후군(Lyell's syndrome)을 유발시키는 것으로 나타나 허가 취소됐다.

또 정신적 긴장에 의해 신체적 긴장이 유발되거나 심해지는 경우가 있으므로 불안증상과 운동장애를 동시에 해소하기 위해 디아제팜

(diazepam 한국로슈 바리움정)과 같은 항불안제를 쓸 수 있다. 뇌혈관장애나 뇌 수술에 의해 유발되는 경련발작에는 항전간약(간질치료제)를 투여한다.

뇌졸중 및 사지말초순환저하에는 이를 개선시키는 펜톡시필린(pentoxyfyllin 한독약품 트렌탈정)을 쓴다. 뇌혈관 및 심장관상동맥에 동시에 혈전형성 위험이 있으면 디피리다몰(dipyridamole 한국베링거인겔하임 페르산친정)을 사용한다. ▶혈전색전증 참고

각종 뇌졸중 후유증에는 약물요법과 함께 물리치료, 재활치료, 언어장애치료 등을 지속적으로 시행하는 게 중요하다.

혈압강하제

허혈성 뇌혈관 질환은 증상의 특성과 원인, 뇌 실질내 출혈 유무, 지주막하 출혈 유무 등에 따라 적정한 혈압조절 관리 방법이 다르다. 증상이 심각하지 않으나 경동맥 또는 척추기저부 동맥에 협착이 있는 환자, 뇌경색에서 회복한 환자, 뇌출혈 환자의 경우에 매우 적극적으로 혈압을 관리해야 한다.

급성 뇌경색이 생기면 두개강내 혈관자동조절능력이 소실되어 전신혈압에 의해 뇌혈류가 좌우된다. 급작한 혈압강하는 오히려 뇌손상을 더 유발할 수 있어 경증이나 중등도의 고혈압은 치료하지 않는다. 더 심한 중증의 경우에만 라베타롤(labetalol 글락소스미스클라인 트란데이트정)이나 니트로프러사이드(nitroprusside 진양제약 니트로푸루시드주 생산중단)을 사용하는 것이 바람직하다. 니페디핀(nifedipine 바이엘코리아 아달라트오로스정·연질캅셀)은 설하정(舌下錠)으로 투여하지 않도록 한다.

뇌출혈은 평균혈압(혈압을 여러 번 측정해서 나온 혈압)이 130mmHg, 최

고 수축기혈압이 180mmHg 이상인 경우에 투여한다. 각종 고혈압약으로 이들 혈압을 각각 110~130mmHg, 140~160mmHg로 낮추는 것을 목표로 삼되 엄격하게 이를 유지하려 집착할 필요는 없다.

급성 허혈성 뇌경색증이 생기면 이 부위에 충분한 혈액을 공급하기 위해 평균 혈압이 130mmHg 이상, 최고 수축기혈압이 220mmHg 이상 오르게 된다. 이럴 경우에는 뇌출혈을 방지하기 위해 수축기혈압 및 이완기혈압을 180/110mmHg 이하로 유지해야 한다. 이럴 경우에는 하이드라라진, 니트로프러사이드, 라베타롤 등으로 12~24시간에 걸쳐 혈압을 낮춤으로써 뇌출혈을 방지해야 한다. 허혈성 뇌혈관질환으로 고혈압이 오랫동안 유지되면 치매나 인지능력감퇴 등이 유발될 수 있다.

지주막하 출혈은 수축기 혈압이 높아진다고 해서 재출혈 위험이나 사망위험이 커지는 것은 아니므로 평균 혈압이 130mmHg 이상인 환자에 한해 매우 조심스럽게 라베타롤을 사용하는 것을 검토해볼 수 있다. 증상이 악화되거나 혈관경련이 발생하면 니모디핀을 투여하거나 수액을 주입할 수 있다.

혈압강하제는 약물을 복용하는 환자의 순응도를 감안해 장시간 일정하게 작용하는 지속성 약제가 선호되며 다른 계열의 두 가지 이상의 약물을 소량씩 병용하는 게 한 가지 약물을 고용량 사용하는 것보다 부작용을 줄일 수 있는 이점이 있다.

뇌졸중 응급 처치제

뇌졸중, 교통사고 등으로 뇌손상, 뇌부종이 생기면 신속하게 뇌압을 낮춰야 한다. 뇌척수액을 뽑아내거나, 심장박출 혈압을 인위적으로 높여 뇌혈류를 촉진하여 신속하게 뇌압을 낮춘다. 자동감시장치를 활용해 인공호흡기로 과량의 산소를 공급해 혈관 수축을, 반대로 과량의 이산화탄소를 불어넣어 혈관 이완을 유도함으로써 효과적으로 뇌혈류량을 조절할 수 있게 됐다. 약물로는 퓨로세미드(furosemide 한독약품 라식스정)가 강력한 이뇨작용으로 뇌내 수분을 신속하게 배출하지만 혈중 칼륨 농도의 감소, 어지럼증, 무기력, 두통, 오심, 우울증 등의 부작용을 수반한다.

마니톨(mannitol 대한약품 D-만니톨 15% · 20% · 25%주)은 뇌손상 부위의 수분을 정상 뇌 부위로 순환시켜 부작용 없이 뇌압을 낮출 수 있다.

메틸프레드니솔론(methyl prednisolon 한국화이자 메드롤정)이 뇌척수 손상의 장애를 줄이는 효과적인 약물로 재조명받고 있다. 뇌척수 손상 후 3시간 이내에 강력한 항염증효과가 있는 스테로이드 제제인 메틸프레드니솔론을 다소 과량으로 24~48시간 동안 투여하면 환자의 60% 이상이 뇌손상을 최소화할 수 있다. 이런 처치는 늦어도 뇌척수신경이 경직돼버리는 8시간 이내에 이뤄져야 한다.

세포자살은 인체가 항상성 유지를 위해 불필요한 세포를 죽이는 과정이다. 뇌졸중, 치매, 외상성 뇌손상에 세포자살이 일어나는 것으로 밝혀짐에 따라 이를 막는 연구가 활발하다. 멜라토닌(melatonin), 디하이드로에피안드로스테론(dihydroepiandrosterone: DHEA) 등이 세포자살 억제 가능성이 있는 약물로 연구된 바 있다.

뇌손상이 일어나면 뇌세포가 과산화된 후에 세포자살이 일어나므로 비타민E 같은 과산화 억제 약물이 활용될 수 있다.

우황청심원

우황청심원(牛黃淸心元)은 전래의 명약으로 뇌졸중(뇌중풍), 고혈압, 신경마비(전신마비, 수족마비, 안면마비, 언어장애, 자율신경실조증, 신경쇠약 등), 심장질환(심계항진 등), 정신불안, 인사불성, 소아들의 경기(驚氣) 등의 질환에 광범위하게 쓰는 구급상비약으로 애용돼왔다.

안면마비는 한방에서 구안와사(口眼喎斜 '와'의 본래발음은 '괘'로 구안괘사가 본래 맞음)라고 하는데 말 그대로 입과 눈이 삐뚤어지고 한쪽으로 쏠린 것이다. 어느 날 갑자기 입이 한쪽으로 돌아가고 눈꺼풀이 감기지 않거나 얼굴에 표정을 지으면 한쪽이 움직여지지 않고 이마에 주름살을 지을 수 없게 되는 질환이다. 심한 경우 음식을 자꾸 흘리거나 침이 바깥으로 나오게 되며 때로는 혀의 앞쪽 3분의 2지점까지 미각이 없어지기도 한다. 원인은 아직 확실치는 않지만 안면신경에 혈액순환이 나빠져서 발생하는 것으로 알려져 있으며 서양 의학용어로는 '벨씨 마비'(Bell's palsy)라고 한다.

경기는 경풍(驚風)이라고도 하는데 어린이들이 급체·설사가 심하여 탈수현상이 나타나거나, 기이한 물건을 보고 놀라거나, 독감 등으로 고열이 발생하여 경련을 일으키는 경우를 말한다. 이 때 눈은 직시하거나 치뜨며, 깜짝 놀라거나 손발을 뒤틀며 몹시 괴로워한다.

우황청심원은 본래 구급약이지만 최근에는 본래의 약효에서 벗어나 국민적으로 두통, 어지럼증, 고혈압, 협심증, 심신상태 불안 등에 무분별하게 남용되고 있다.

우황청심원은 수십년 전까지 기사회생의 만병통치약으로 통했다. 하지만 지금처럼 의학이 발달하고 병의 원인, 진단, 처방이 명확하게 확립된 시대에 습관적으로 복용하는 것은 바람직하지 않다. 예컨대 혈압강하 효과가 뚜렷한 고혈압약이 많은데도 그 효과가 들쑥날쑥하고 일정하지 않은 우황청심원으로 해결하려는 것은 바람직하지 않다. 우황청심원이 혈압을 떨어뜨리기는 하지만 치료제로서의 효과는 부적절한 측면이 많은 것이다.

또 우황청심원은 과거 협심증 치료제로 인정됐지만 최근에는 효과를 인정할 만한 의학적 데이터가 부족해 협심증은 적응증에서 제외됐다.

두통에 임시변통으로 두통약을 자주 먹으면 갈수록 두통이 악화되고 만성화돼가듯이 우황청심원도 마찬가지다. 또 머리가 어지러울 경우 우황청심원만 먹고 증세가 나아진다고 해서 병의 뿌리가 빠지는 것은 아니다.

이처럼 무분별하게 우황청심원을 복용하면 병만 키우는 꼴이 될 수 있다. 우황청심원은 중추신경, 자율신경, 호흡기, 순환기에 고루 작용하는 약이므로 남용하면 내성이 생겨 정작 필요할 때 약발이 서지 않고 후유증이 생길 수 있다.

또한 급성 뇌졸중으로 인사불성인 환자에게 먹이면 우황청심원이 기도를 막거나 폐렴을 유발할 수 있으므로 의식이 없을 때에는 우황청심원을 복용해서는 안 된다.

그런데도 주위에서 많은 중년 이상 성인들이 우황청심원을 비타민처럼 먹고 있어 지양돼야 할 것으로 생각된다.

시중에 나와 있는 우황청심원은 씹어먹거나 삼켜먹는 환제(丸劑)와 환제를 물에 녹여 마시는 형태로 만든 액제가 있다. 가격은 원방 1만~1만 5000원선, 변방(일반약) 2000~5000원선에 거래되고 있다. 변방이라 함은 원방을 싼 가격으로 대중화하고 해외에 수출하기 위해 원방 가운데 고가 생약원료는 함량을 줄이고 반대로 저가 생약원료는 함량을 늘린 처방이다. 그래서 위급시에는 원방을 먹어야 효과를 볼 수 있다.

우황청심원 변방의 가격이 고작 2000원대인 점을 비춰볼 때 약효가 종래의 것만큼 효과가 날지 의문이 든다. 더욱이 동의보감에서 규정한 처방에서 몇 가지 성분이 독성을 이유로 제외됐기 때문에 아무래도 조선시대만큼 효과가 나지 않을 것이란 생각을 하게 된다.

우황청심원의 핵심약재는 다름 아닌 우황과 사향이다. 우황(牛黃)은 소, 산양, 영양 등의 담낭, 담관, 간관 등에 병적으로 생긴 응결물(담석)을 100일 동안 말린 것이다. 표면과 내층은 황갈색이나 적갈색이며 층을 이루고 있으며 공기 중에 오랫동안 방치하면 산화돼 흑갈색이 된다. 예부터 경련성 질환, 간질, 뇌졸중, 고혈압, 심계항진, 졸도, 열병, 섬어(纖語 고열과 함께 헛소리를 함), 종기, 인후종통 등의 위급상태에 처방된 영약이다. 보통 한번에 100~500mg을 처방한다.

우황의 주성분은 결합형 빌리루빈이다. 빌리루빈은 담즙의 주성분이며 이것은 대개 데옥시콜린산(deoxycholic acid)등과 결합(포합)한 상태로 존재한다. 우황은 심장박동을 강하게 하고 혈액순환을 증진시키는 강심작용이 있으며 한열(寒熱)과 심열(心熱)을 꺼주고 진정, 진경, 해열, 해독, 항염증 작용도 갖고 있다. 열성질환, 신경계질환에 잘 들어 소아의 경기, 전간마비(癲癇, 癎疾)에 효과가 탁월하다. 우황은 소를 많이 키우는 브라질에서 주로 수입되고 있고 중국, 동남아산도 일부 있다.

그러나 시중에서 팔리는 우황청심원은 원래 동의보감 처방 가운데 사향(麝香), 호골(虎骨), 서각(犀角), 주사(朱砂 황화수은 HgS), 석웅황(石雄黃 삼황화이비소 As_2S_3) 등이 빠져있다. 동의보감에 적혀있는 30여종의 생약 원료 중 이런 희귀·멸종·고가생약 몇 종이 제외됨으로써 현재 약국에서 구입하는 우황청심원은 대략 28가지 생약성분으로 이뤄지고 있다.

주사는 2가 수은(Hg^{2+})이므로 몸에 축적돼 신경손상, 언어장애, 피부

탈색·약화, 시야협착 등의 부작용이 나타나게 된다. 석웅황은 사약(賜藥)의 일종인 비상(砒霜)의 주원료로서 피부 헌 데와 개선(疥癬), 연주창(連珠瘡 임파선의 결핵성 부종), 독사 물린데(毒蛇咬傷), 악성 종창, 치질, 굳은 살, 버짐 등의 외용 및 내복약과 해독제로 썼다. 역시 오래 사용하면 중금속 중독의 위험이 있다. 주사와 석웅황은 약이 별로 없던 시대에 위급상황에 썼던 일종의 극약인 셈이다.

서각은 코뿔소의 뿔로 해열제와 해독제로 쓰였다. 인도산 검은 빛깔의 오서각이 고급품으로 꼽힌다. 호골은 호랑이 뼈로 근골을 강건하게 하고 관절통을 개선하는 약이다.

1994년 발효된 '멸종위기에 처한 야생동식물 보호협약' (CITES)에 의해 호골과 서각은 이미 수입이 전면 금지됐다. 2001년부터 사향도 이에 포함됐다.

사향은 수컷 사향노루(한국산이나 시베리아산을 높이 쳐 줌)의 배꼽과 생식기사이의 향낭(香囊)속에 들어있는 선(腺)분비물을 말린 것으로 막힌 기를 열고 뚫는 대표적인 개규약(開竅藥)이다. 방향성 케톤인 엘-무스콘(l-muscone)이 지표물질이다. 지표물질이라 함은 이 성분이 들어있으면 진짜 사향임을 입증할 수 있는 기준물질이라는 뜻이다.

사향은 예부터 악기를 몰아내고 생기를 북돋우며 기가 답답하게 차 있는 것을 풀어내며 소아의 경기, 혼수상태의 헛소리, 신경쇠약, 고열로 인한 실신 등의 응급상황에 대처하기 위해 사용됐다. 해독, 해열, 강심, 흥분 작용이 있다.

사향노루의 포획이 금지됐지만 우리나라는 아직 국제적으로 인정되는(포획에 의한 것이 아닌 것으로 판정받은), 또는 2001년 이전에 수입된 천연사향을 의약품 생산에 사용할 수 있는 권한을 갖고 있다. 이에 따라 아직도 광동제약 등 일부 제약사는 원방 제품에 천연사향을 넣어 생산하고 있다.

사향 공급이 부족해지면서 광동제약, 조선무약, 삼성제약 등 우황청심원 생산 주요업체는 천연사향을 대체할 물질을 찾아 나섰다. 그 결과 각각 영묘향, 엘-무스콘(l-muscone), 장뇌·석창포·안식향 혼합물을 대체물질로 개발해 2000년부터 제품을 생산해오고 있다.

광동제약의 영묘향(靈猫香)은 아프리카 원산의 사향고양이 향낭에서 분비되는 물질이다. 사향의 유사대체생약으로 예부터 많이 사용돼왔다. 영묘향의 주성분인 시베톤(civetone)은 엘-무스콘과 분자식이 많이 닮았다. 광동 측은 영묘향이 천연이고 사향과 같은 동물생약이라 천연사향의 효과에 가장 근접할 것이라는 주장을 펴고 있다.

조선무약의 엘-무스콘은 사향의 40여종 성분중 하나이며 중량으로는 2.0%를 차지한다. 이 성분은 강심, 이뇨, 항염작용을 한다. 심장쇠약, 혼수, 인사불성, 정신장애, 소아경련, 소아복통 등에 좋다. 2% 짜리 성분이 나머지 98% 성분의 효과를 대신할 수 있다는 게 그다지 믿기지 않는다. 엘-무스콘은 오히려 향수에 들어가는 대체물질로 적합하다는 혹평도 있다.

삼성제약의 식물생약 혼합 성분은 일본 약학계에서 사향과 비슷한 효능을 낸다고 인정한 장뇌(樟腦), 석창포(石菖蒲), 안식향(安息香) 등 3가지 약재를 조합한 것이다. 장뇌는 녹나무의 가지를 말린 것으로 심장 및 호흡중추를 흥분시킨다. 안식향은 방향제, 방부제, 자극제, 거담제로 쓰인다. 석창포는 뇌를 맑게 해주고 안정시킨다는 약재다. 이들 3가지를 합치면 천연사향과 같은 효과가 난다는 것이다.

사향 성분을 기준으로 우황청심원 가운데 진짜 사향을 쓴 제품은 10%, 영묘향 첨가 제품은 30%, 엘-무스콘제품은 55%, 식물생약 혼합물 첨가 제품은 5% 정도일 것으로 추산된다.

현재 시판되는 우황청심원은 이같은 생약 원료의 재조정이 있었기 때문에 전통적 한의학의 시각에서 보면 이도저도 아닌 약이 되버린 게 사실이다. 한의학은 처방을 구성할 때 음양과 기혈의 조화를 따진다. 따라서 모범적인 원래 처방에서 몇 가지가 빠진다면 약효가 상당히 떨어질 것으로 볼 수밖에 없다.

　한의학계 일부에서는 수치(水治:물로 여러 번 씻고 굴려 독성을 없애는 작업)를 잘해서 쓰면 주사나 석웅황이 전혀 위험할 게 없고 뛰어난 약효를 낸다고 주장하며 지금도 첨가해쓰고 있다고 한다. 의료법의 취지를 볼 때 한의사의 책임과 재량으로 이런 물질을 쓸 수 있을 것이다. 그러나 과학적으로 수은, 비소가 위험하다는 사실은 익히 증명된 사실이다. 이 때문에 약사법과 대한약전은 이들 광물질 생약을 의약품 성분으로 허용하지 않고 있다.

　우황청심원의 약리작용은 복합 한방생약이라는 특성상 명확하게 정의할 수 없으나 뇌심혈관확장, 진정, 안심 작용이 주된 효과다. 사람에 따라 오히려 우황청심원을 먹고 흥분하는 경우도 있다. 우황청심원은 본래 위급할 때 사용하는 구급약으로 쓰여오다가 극약 성분이 빠지면서 대중화됐다. 따라서 우황청심원을 신경안정제, 자양강장제, 수험생 불안해소제 따위로 여기며 남용하는 것은 바람직하지 않다. 특히 수험생이 우황청심원을 먹으면 정신이 몽롱해지고 분별력이 떨어져 시험을 망치기 쉬움을 유념해야 한다.

부정맥

부정맥은 협심증, 심근경색, 울혈성 심부전 못지않게 심장돌연사를 유발하는 위급한 질환으로 넓게 보아서 심부전의 일부다. 예컨대 급성 심근경색이 효과적으로 치료되지 않으면 후유증으로 부정맥이 되고 부정맥이 오래 지속되면 만성 심부전이 되는 것이다. ▶심장 단면도(그림)참고

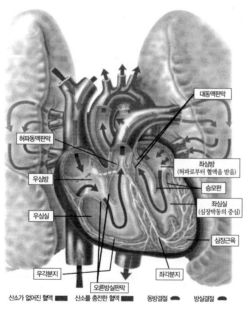

대동맥판막

허파동맥판막

좌심방 (허파로부터 혈액을 받음)

우심방

승모판

우심실

좌심실 (심장박동의 중심)

심장근육

우각분지

오른방실판막

좌각분지

산소가 없어진 혈액 ▬▬ 산소를 충전한 혈액 ▬▬ 동방결절 ● 방실결절 ▲

심장의 내부 해부도, 화살표는 혈류의 방향을 가리킨다.

심장은 좌심실→대동맥→전신 (동맥 →세동맥 →모세혈관 →세정맥 →정맥 →대정맥→ 우심방→우심실 →폐동맥 →폐(세동맥 →모세혈관 →세정맥)→폐정맥 →좌심방 →좌심실의 순서로 돈다.

부정맥은 전기적 신호를 받아 움직이는 심장의 박동에 불규칙한 리듬이 생긴 것을 말한다. 심장은 상대정맥과 우심방 상부가 만나는 곳에 위치한 동방결절(洞房結節 또는 洞結節, sinoatrial(SA) node)로부터

최초의 지령(전기적 신호)을 받아 좌우 심방(심방근)을 흥분시킴으로써 박동을 시작한다. 동방결절은 자율신경과 교감신경 흥분물질인 카테콜아민(cathecholamine)의 지배를 받는다. 동방결절에서 심방을 통해 좌우 방실결절(房室結節 atrioventricular(AV) node)로 전기자극이 전달된다. 방실결절은 다시 심실로 전기자극을 전달한다.

심방과 심실은 전기적으로 절연되어 있고 오직 방실결절에 의해서만 연결되며 방실결절의 구불구불한 전도로에 의해 전기자극의 전도가 지연된다. 방실결절은 이를 통해 심방활성화 다음에 이어지는 심실활성화 시기를 조절함으로써 심장수축력을 최대로 유지하는 역할을 한다.

방실결절의 특수전도조직인 '히스 다발'(히스束 His bundle)은 삼첨판(우심방과 우심실을 가르는 심장판막)을 지나 심실중격(좌심실과 우심실을 가르는 막)상부에 도달한 다음 이 지점에서 우각분지(right bundle branch 오른쪽 속가지)과 좌각분지(left bundle branch 왼쪽 속가지)로 나눠진다. 좌각분지와 우각분지는 심실중격을 타고 U자 모양으로 휘어져 '푸르키니에 심근섬유'(Purkinje's fiber 심근에 있는 전기자극 전도 섬유)를 지나 각각 좌심실, 우심실의 심실근육을 흥분시켜 심장이 수축하게 만든다. 이같이 전기자극이 심장에 퍼지도록 하는 조직을 전도계통이라 부르며 일정한 심장 박동리듬을 만들어내는 산실이다. 방실결절과 히스 다발을 합쳐 방실접합부(AV junction)라고 한다.

심근세포는 안정시 분극(polarization) 상태를 이뤄 심근세포내 전압이 음(−)전압을 이루다가 심근이 작동하면 탈분극(depolarization)해 심근세포내 전압이 양(+)전압을 이루고 수축을 마치면 다시 재분극(repolarization)되어 안정화되는 과정을 수없이 반복한다.

정상맥박은 동방결절(동결절)에서 시작하는데 이를 동율동(洞律動)이라고 부른다. 동율동은 휴식시 1분에 60~100번 규칙적으로 뛴다. 그러나 운동을 한다거나 놀라거나 흥분하면 맥박이 빨라지고 반대로 잠을 잘 때는 느려진다. 어렸을 때 맥박은 빨랐다가 나이가 들면 느려지는 경향을 띤다. 이는 자율신경계(교감신경계와 부교감신경계)와 체내 대사에 관여하는 각종 호르몬이 동율동을 조절하기 때문이다.

전기신호가 흐르는 심장 전도로에 비정상적인 전도로가 추가되면 박동이 빨라지거나 느려지게 된다. 따라서 부정맥은 비정상적인 전기신호로 인해 심장박동이 일정한 리듬을 타지 못하고 덜컹거리는 것에 비유할 수 있다.

부정맥은 심장에 구조적인 병소가 생겼을 때 발병한다. 예컨대 심근경색이 발생하여 심근의 일부가 손상을 입고 섬유조직으로 대체되면 정상심근과 손상부위의 경계부에서는 전기전도가 다른 성질을 보이고 이 부위에 전기적 소용돌이(회귀 또는 잡음 reentry)가 발생해 심실빈맥을 유발할 수 있다. 심방과 심실 사이에 '우회로'라는 비상적인 구조가 생긴다면 심장의 전기전도가 이를 경유하느라 상심실성(심방성) 빈맥이 생길 것이다.

따라서 이런 비정상적인 병소를 없애면 이같은 심실빈맥이나 상심실성 빈맥을 완치할 수 있다. 그러나 비정상적인 병소가 항상 부정맥을 유발하는 것은 아니다. 비정상적인 심장 전기전도 구조에 심실조기수축이나 심방조기수축 등이 방아쇠가 되어 병적인 빈맥을 촉발하지만 빈맥을 유지하는 조건 즉 전해질 불균형, 심근허혈, 교감신경계 활성, 음주, 약물복용 등이 겹쳐야 발병이 본격화되는 것이다. 약물치료를 하려다 약물이 빌미가 되어 일어나는 부정맥도 적잖다. 따라서 이런 유발조건을 차단해 부정맥을 예방하는 게 치료에 앞서 이뤄져야 한다.

예컨대 심장관상동맥질환 치료에 사용되는 치아자이드(thiazide) 및 LOOP계열 이뇨제는 저마그네슘혈증과 저칼륨혈증을 유발해 심각한 심실성 부정맥을 초래할 수 있다. 심전도 이상이나 좌심실 비대가 있는 환자에게 이뇨제를 사용할 때에는 칼륨을 적절히 보충하거나 칼륨 보존성 이뇨제를 같이 쓰는 게 안전하다.

경미한 부정맥은 증상도 없고 사는데도 큰 지장이 없지만 중년을 넘기면 병세가 악화된다. 증상이 급성으로 심해진 경우 1시간 이내에 응급처치하지 않으면 사망할 위험이 크다. 부정맥이 생기면 맥박이 불규칙해지고 심장박동수가 증가되는 심계항진이 일어나며 비정상적인 박동 리듬으로 인해 심장의 펌프 기능이 떨어지게 된다. 피로감, 숨막힘, 호흡곤란, 운동능력감퇴, 어지럼증, 가슴압박감이 가중되며 기절까지 하게 된다.

부정맥은 근본적인 예방책이 없다. 다만 커피, 술, 담배를 삼가면 부정맥의 악화를 막을 수 있다. 불규칙 박동이 잦아지면 병원을 찾는 게 좋다. 그러나 다른 심장질환 없이 약간의 불규칙한 박동이라면 대개 특별한 치료를 필요로 하지 않는다.

◎ 진단과 분류

부정맥은 심장박동수, 혈압, 심전도, 심장초음파, 좌심실 구혈률, 24시간 홀터검사(24시간의 심전도 및 심박동을 테이프에 녹음), 운동부하검사 등의 지표에 따라 진단되고 분류된다. 크게 맥박의 속도에 따라 빈맥과 서맥, 발생 부위에 따라 상심실성 빈맥과 심실성 빈맥으로 나눈다.

좌심실 구혈률(嘔血律 left ventricular ejection fraction: LVEF 또는 EF)은 확장기에 심장에 유입된 혈액 중 수축기말(末)에 분출되는 혈액의 비율로 좌심실 수축기능의 대표적인 지표다. 심장초음파로 쉽게 계산해 낼 수 있다. 정상은 55% 이상이며 원인에 상관없이 40% 이하면 심장이 특정 부위가 크게 손상됐고 향후 치료 및 장기생존이 매우 어려울 것임을 의미한다.

서맥과 빈맥

심장박동수(정상 동율동)는 안정시에 60~100회. 운동을 많이 했거나 타고난 심장의 능력이 좋아 60회 미만인 경우를 제외하면 일반적으로 심장박동수가 60회 미만으로 떨어지면 서맥성(徐脈性) 부정맥, 100회를 초과하면 빈맥성(頻脈性) 부정맥, 서맥과 빈맥이 번갈아 나타나는 '서맥빈맥증후군'이다. 부정맥은 대개 빈맥성이다.

＊빈맥은 예상 밖으로 심장이 빨리 뛰어 가슴두근거림, 호흡곤란, 어지럼증이 나타나다가 나중에는 실신하게 되는 병이다. 빈맥은 항부정맥제 등을 이용한 약물요법, 인공심장박동기 이식, 카테터(도관)를 이상 전도로에 도달시킨 후 고주파를 가해 빈맥 발생부위를 절단하는 카테터절제술, 카테터절제술이 불가능할 경우 이를 직접 칼로 절제하는 외과적 절제술, 이식형심실제세동기(implatable cardioverter defibrillator: ICD)이식 등으로 치료한다. 이식형제세동기는 불협화음 같은 심장박동 리듬을 제거(除細動)하는 기구로 심장돌연사 위험을 1~2% 수준으로 낮출 수 있다.

＊서맥성 부정맥은 대부분 동방결절의 기능저하 및 전도장애에서 비롯된다. 뇌에 혈액공급이 부족해지면서 어지럼증이 심하거나 실신하게 된다. 심전도검사와 24시간 홀터검사를 받고 증상이 심할 경우 인공심장박동기(pacemaker)를 단다. 예전에는 서맥이 생겨 실신하면 즉시 병원으로 옮긴 뒤 전기충격을 가해 회생시키는 방법을 썼지만 지금은 인

공심장박동기를 심장 옆에 이식해 항상 일정한 심장박동리듬을 유지하는 방법을 쓴다. 인공심장박동기는 심장전도계 기능을 대신한다. 좌측 또는 우측 쇄골(빗장뼈) 아래 피부 속에 넣은 후 봉합한다. 배터리에 저장된 전류는 전선을 통해 쇄골하정맥을 경유해 심실이나 심방으로 들어간다.

상심실성 부정맥과 심실성 부정맥

부정맥은 '히스 다발' 을 기준으로 그 위쪽(심실 상부)에서 비롯된 것을 상심실성(上心室性 supraventricular) 또는 심방성 부정맥으로 부르고, 그 아래에 나타난 것을 심실성(心室性 ventricular) 부정맥이라고 한다.

■ 부정맥의 분류

상(上)심실성 부정맥	심실성 부정맥	전도장애	기 타
심실 윗부분인 동방결절, 심방, 방실접합부 등의 이상으로 발생	심실에서 발생하는 부정맥	심장의 여러 전도계에서 전도가 일어나지 않아 회로가 끊김	WPW증후군:조기흥분증후군과 연관된 부정맥
동성 서맥·빈맥, 심방조기박동, 심방빈맥, 발작성 상심실성 빈맥, 조기흥분증후군, 심방세동, 심방조동	심실조기수축, 심실빈맥, 심실세동, 가속성 심실 고유 율동, 조기흥분증후군	동방결절 전도장애, 방실전도장애, 심방내 전도장애, 심실내 전도장애	이탈박동:동방결절에 의한 심장박동조율이 장애를 입어 잠재성 부위가 대신 역할

조기흥분증후군(preexcitation syndrome): 정상 심전도로 외에 부전도로가 생겨 정상보다 일찍 전기자극이 전달되는 부정맥.
WPW증후군(Wolff-Parkinson-White syndrome): 켄트다발(kent bundles), 제무스다발, 미하임섬유 등의 비정상 전도로에 의해 심실이 조기흥분하는 부정맥. 방치하면 발작성 상심실성 빈맥이나 심실세동으로 이행.

상심실성(심방성) 부정맥

＊다소 비정상적인 전기자극(P파)이 동방결절에서 형성돼 심장박동

패턴이 비교적 규칙적인 부정맥을 동성 부정맥(洞性 不整脈 sinus arrhythmia)이라고 부른다. 동성 부정맥은 심박수가 흡기시에는 증가하고 호기시에는 감소하는 주기적인 변화를 나타낸다.

동성 빈맥(sinus tachycardia)과 동성 서맥(sinus bradycardia)이 있다. 대개는 생리적인 현상으로 환경에 적응하느라 나타나는 순환기 계통의 반응이므로 특별한 치료가 필요 없으며 원인을 제거하는 게 중요하다.

동성 빈맥은 맥박이 분당 100~160회로 빨리 뛰며 운동시에는 160회 이상으로 증가되나 일정한 심장박동 패턴을 보인다. 저산소혈증, 쇼크, 약물복용, 발열 등의 극심한 스트레스 등에 의해 나타난다.

동성 서맥은 분당 60회 이하로 맥박이 뛰는 것이다. 심한 동성 서맥을 보이는 사람 가운데 특히 노인이나 심장질환을 갖고 있는 사람은 단순한 동방결절 이상이 아니므로 주의해야 한다. 이런 사람들은 어지럼증과 무기력을 호소하다가 뇌혈류가 감소해 증상이 심해질 경우 기절까지 할 수 있다. 심방조기박동, 심실조기박동이 서맥과 더불어 나타날 수 있다.

＊심방조기수축(心房早期收縮 atrial premature beat)은 동방결절 이외의 다른 부위에서 전기자극이 발생해 정상적인 동방결절의 동율동이 나오기도 전에 심장이 몇 박자 빨리 뛰는 것이다. 일정한 리듬을 타지 않고 예정보다 한 박자 때로는 반 박자씩 빠르게 심장이 불규칙적으로 박동하는 셈이다. 심방조기수축에서는 P파의 모양이 정상적인 P파와 다르다.

조기수축은 기외수축 또는 조기박동과 동의어다. 기외(期外)수축이란 자동능(自動能)의 이상으로 동방결절 이외의 장소에서 자극이 발생하여 대체로 심박수가 증가된 경우다. 자동능이란 자발적으로 심근이완기에 탈분극하여 전기자극을 방출하는 전기적 리듬이나 능력을 말하며 자동률(自動律)이라고도 한다. 심장이 자동능에 맞춰 박동하지 못하면 심장이 뛰어야 할 때 뛰지 않고 뛰지 않아야 할 때 뛰게 된다. 기외수축의 맥박은 약하고 다음에 오는 맥박은 더욱 강하게 느껴지고 조기수축과 다음 맥박 사이의 간격은 보통 맥박보다 더 길다. 대개 일과성이고 감수성이 예민한 사람에게 많이 나타나는 경향이 있다. 음주, 스트레스, 불면증이 있을 때 자주 발생하며 일반적으로 증세를 모르고 지나는 경우가 많고 치료대상이 아니다. 그러나 허혈성 심장병이 있는 사람에게 기외수축이 자주 일어나면 원인을 적극적으로 규명해 치료에 나서야 한다.

기외수축은 심방과 심실에 모두 나타나는데 심방조기수축이나 심실조기수축은 가장 흔한 부정맥의 하나로 '가슴이 철렁하다' '심장이 툭 떨어지는 것 같다' '심장이 잠시 멈춘 것 같다' '심장이 건너뛴다'고 환자들은 증세를 표현한다. 심실조기수축은 심실성 부정맥으로 분류된다.

＊심방빈맥(心房頻脈 atrial tachycardia)은 심방조기수축의 일종이다. 동방결절 이외의 여러 다른 부위에서 심장전도가 시작되는 것으로 빈맥이 불규칙하게 나타난다. 비정상적 모양의 P파가 분당 160~220회 정도로 다양하게 발생한다.

＊심방조동(心房粗動 atrial flutter)은 전기신호가 심방내부와 주변에 반복적으로 발생하여 심방을 규칙적으로 빨리 뛰게 만드는 부정맥이다. 동방결절의 기능이 저하되고 심방 내에 커다란 회귀회로(전기전도 때 잡음이나 소용돌이를 유발하는 비정상적 우회로)가 형성되면서 심방(P파)이 분당 250~350회 정도, 심실(심장박동수)이 분당 75~150회 정도 빠르고 규칙적으로 수축한다. 비정상적인 전기전도 양상을 띠지만 심전도의 모양새는 규칙적이다. 방실결절의 전도상태에 따라 심실 수축의 빈도가 달라진다. 방실결절에 의해 동율동이 정상화되지 않으면 전체적인 심장박동수가 높아지게 된다. 심방세동보다는 드물며 심방조기박동(심방조기수축)과는 한자나 의미가 다르다.

다른 종류의 부정맥과 달리 신속한 치료가 요구되는 게 심방세동, 심실빈맥, 심실조동, 심실세동 등이다. 후자일수록 치료가 어렵다. 특히 심실빈맥, 심실조동, 심실세동은 치사(致死)부정맥으로서 응급치료를 하지 않으면 1시간 이내에 사망하게 된다.

＊ 심방세동(心房細動 atrial fibrillation: AF)은 비교적 흔한 부정맥의 하나로 치료가 필요하다. 심방세포가 불규칙한 잉여분의 전기신호를 발생시켜 심장의 윗부분인 심방의 여러 부위가 체계없이 수축·확장하므로 효과적인 심방수축이 이뤄지지 않는 것이다. 주로 정상적인 리듬보다 심방이 빨리 뛰며 심장 아래 부분인 심실도 심방에 박자를 맞추기 위해 빠르고 불규칙하게 뛰면서 심장박동의 효율이 감소됨으로써 심부전을 초래한다. 심방 수축이 너무 빠르고 고르지 않아서 수축을 하는 대신에 심장근육이 떨리게 한다. 심장수축이 원할하지 못하므로 심실로 혈액이 충분히 유입되지 못하고 이에 따라 현기증이나 무력감이 생기고 심부전으로 악화된다. 노년층에서는 맥박수가 빠르지 않은 경우도 있다. 맥박을 짚어보면 맥이 자주 건너뛰며 맥박의 강도도 계속 변한다.

전체 심부전의 25~33%는 심방세동이 원인이거나 그 합병증이다. 서구의 연구결과에 따르면 심방세동은 60세 이상 인구의 2~4%에서 발견되고, 연간 전체 환자의 4%에서 뇌졸중이 발병할 위험이 있다. 심방세동은 나이가 들면서 급격히 증가한다. 심방세동이 있으면 심장박동수는 분당 120~180회로 증가하고 심방수축이 원활하게 이뤄지지 않아 심방수축력은 약화되고 심방이 커지며 혈액이 정체돼 혈전을 만든다. 혈전이 뇌로 이동해 혈관을 막는 뇌졸중(뇌색전증) 위험이 높아진다. 따라서 심방세동에는 혈액응고 방지약물이 필수적이다.

심전도상으로 뚜렷한 P파가 사라지고 QRS군과 RR간격이 매우 불규칙해져서 심방과 심실이 동시에 심장박동리듬을 잃어버리고 빈맥으로 인한 심실의 심근증 발병위험이 커지므로 치료가 시급하다.

심방세동은 대부분 심장판막질환(특히 승모판협착증: 승모판은 좌심방과 좌심실을 구분하는 삼각형 모양의 2개 판막으로 아래로 향해 있으며 이첨판, 방실판이라고 함), 허혈성 심장병, 고혈압이 원인이다. 다만 일부에서는 특수한 질환 없이 심방세동이 발작적으로 나타나는 경우도 있다. 환자는 가슴두근거림, 무기력, 호흡곤란, 기침, 불안증을 호소한다.

심방세동을 1년 이상 방치하거나, 좌심방의 크기가 비대해졌거나, 판막질환이 동반됐거나, 좌심실 기능이 저하됐거나, 고혈압 또는 허혈성 심장질환 같은 원인 질환의 치료가 미흡한 경우에는 동율동 정상화 치료(항부정맥제 투여+전기충격요법)가 어렵기 때문에 조기치료가 중요하다.

심방세동이 나타나면 병원에서 전기자극기(제세동기)를 통해 세동을 제거하는 게 우선이다. 심장발작으로 쓰러지면 바로 제세동기로 처지하고 그렇지 않은 경우에는 전신마취 후에 제세동 처치를 한다. 이식형제세동기나 인공심장박동기를 피부에 삽입하기도 한다. 급성 심방세동과 중증 심방조동의 경우 직류전기심율동전환기(direct current cadioversion: DCC)가 가장 효과적이다. 발병 원인부위(병소)가 폐정맥의 국소부위로 국한되는 국소성 심방세동은 전기도자절제술(카테터절제술과 같은 말로 전기에너지로 병소를 태워 없앰)로 근치된다.

＊ 발작성 상심실성 빈맥(paroxysmal supraventricular tachycardia: PSVT)은 비교적 흔히 볼 수 있는 부정맥의 하나로 다양한 발병기전을 갖고 있다. 대개는 방실결절, 동방결절, 부속로에 비정상적 회귀회로가 있거나 기외수축이 심해져서 발병하며 심장에 구조적인 이상이 없어도 나타날 수 있다. 빈맥이 갑자기 나타나 수 초간 또는 최장 수 시간씩 지속될 수 있다. 갑작스럽게 가슴이 뛰고 맥박수가 분당 160~230회까지 오르지만 규칙적이다. 맥박이 너무 빠르면 심장박출량이 줄어 뇌로 가는

혈액량이 떨어지므로 어지러워지고 실신하는 수도 있다. 가벼운 흉통이나 호흡곤란을 느낄 수도 있다. 정상적인 P파, QRS군, T파를 보이지만 전기전도 속도가 매우 빠른 경우 P파가 T파에 가려져 구별하기 어렵다.

심실성 부정맥

심실성 부정맥은 심실조기박동, 심실빈맥, 심실세동 순으로 발병 빈도가 높다. 심실빈맥, 심실조동, 심실세동 등 치사위험이 높은 부정맥은 심실의 수축이 너무 빨라 심실이 피를 받기도 전에 수축하게 되므로 심장박출량은 제로에 가깝게 된다. 따라서 혈압은 잡히지 않고 심한 뇌빈혈과 저산소증이 생겨 사망에 이르게 된다. 그러므로 예고증상이 있거나 심장급사에서 소생한 사람은 치사부정맥이 재발되지 않도록 전문치료를 받아야 한다.

＊심실조기박동(심실조기수축 또는 심실기외수축과 동의어 premature ventricular contraction: PVC 또는 ventricular ectopic beat: VEB)은 심실에 문제가 생겨 심실이 일정 리듬을 벗어나 불규칙하게 뛰는 것이다. 심장질환이나 부정맥을 갖고 있지 않은 정상인에서도 흔히 나타나며 이런 경우에는 급사 위험성이 매우 낮고 특별한 치료가 필요하지 않다. P파(동방결절 전도)는 QRS군(심실수축)을 선도하지 않으며 QRS군은 조기에 비정상적으로 넓게 나타난다.

＊심실빈맥(心室頻脈 ventricular tachycardia: VT)은 3개 이상 연속되는 심실조기수축이 분당 100회 이상의 빈도로 나타나는 경우다. 심실만 규칙적으로 빨리 뛰고 심방은 심실과 무관하게 수축하거나 심실의 전기전도가 심방으로 역행하는 양상을 띤다. 심실빈맥은 심실세동으로 악화될 수 있으며 30초 이상 지속되면 즉각 치료가 필요하다.

＊심실세동(心室細動 ventricular fibrillation: VF)은 사망위험이 가장 높은 부정맥이다. 심실의 여러 부위가 체계없이 무질서하게 빨리 수축·확장하는 양상을 보인다. 심실이 효과적으로 수축되지 못하므로 심장박출량이 형편없이 떨어지고 혈압이 100mmHg 이하로 내려가 맥박이 잡히지 않게 된다. 심부전증 환자의 50% 정도가 심실세동으로 급사한다는 통계다.

전도장애

동방결절 전도장애, 방실전도장애, 심방내 전도장애, 심실내 전도장애 등이 있다.

＊동방결절 전도장애는 동방결절 기능 저하로 동방결절에서 형성된 전기자극이 심방으로 전도되지 않는 것이다. 맥박이 너무 느려지고 심장박출량이 줄어들어 뇌 빈혈이 일어나며 어지럽거나 무력감이 오거나 때로는 실신할 수 있다. 서맥이 지나쳐 증세가 심하면 인공심장박동기를 사용해야 한다. P파와 QRS군이 모두 나타나지 않는다.

＊방실전도장애(방실차단)는 동방결절에서 형성된 전기자극이 심방에 전달되어 수축이 일어나나 방실결절이나 히스 다발 부위에는 전도장애가 나타나 심실 쪽으로 전기자극이 전달되지 못함으로써 심방과 심실 사이의 기능적 연계가 차단된 상태다. 그 심한 정도에 따라 1~3도로 분류하는데 중증인 2~3도 환자는 치료대상이다. 방실전도장애는 심근경색으로 방실전도계가 급성 손상을 입은 경우와 방실전도계가 섬유화, 만성 침윤, 퇴행성 변화로 인해 만성적인 손상을 입은 경우로 나뉜다.

☞ 심전도의 의미

심전도는 심장박동의 전기적 신호로 P, Q, R, S, T, U파로 구분한다. 각 파장의 길이(시간)와 높이(전압)의 장단과 패턴의 정상 여부에 따라 부정맥을 비롯한 심장박동이상 질환을 구분해낼 수 있다.

동방결절에 비롯된 P파는 심방근육의 수축과 탈분극을 의미한다. 0.05~0.12초(평균 0.08초)가 걸린다.

PR간격(PR interval)은 심방에서 심실로 흥분전도 될 때까지 걸리는 시간(방실흥분 전도시간)으로 0.12~0.2초(평균 0.16초)가 걸린다. 심방에서 심실로 혈액유입이 완결되는 구간이다. PR분절(PR segment)은 심방에서 심실로 흥분이 전도될 때 방실결절에서 잠시 전도가 머무르는 기간이다. PR간격은 P파의 시작에서 QRS파 시작 직전까지의 구간, PR분절은 P파의 끝에서 QRS파 시작 직전까지의 구간을 의미한다.

QRS간격(QRS interval)은 심실의 수축과 탈분극을 나타낸다. 0.1~0.12초간, 높이 0.25mV 이하로 유지된다. T파는 심실의 이완과 재분극을 의미한다. 심실이 전기적 흥분으로부터 서서히 회복되어나가는 과정이다. 0.1~0.25초간, 높이 0.5mV로 유지된다.

QT간격(QT interval)은 QRS간격+T파로서 심실의 탈분극+재분극(심실의 전기생리학적 수축) 시간을 뜻한다. QT간격은 0.35~0.44초 유지된다. U파는 심실의 재분극 상태가 안정화돼가는 기간을 의미한다.

PP간격 또는 RR간격은 심장이 한번 박동할 때 걸리는 전기전도의 처음과 끝의 간격을 말한다.

심장박동리듬(심조율 또는 동조율: 洞調律 sinus rhythm)과 심박수를 기본적으로 확인한 다음 P파, PR간격, QRS간격, QRS군(QRS群, QRS complex), ST분절(ST segment), T파, U파, QT간격을 관찰해야 한다.

흔히 건강검진에서 발견되는 심전도 결과의 이상은 이들 10가지의 관찰 사항이 이상이 있는 경우를 의미하며 특히 심조율, 심박수, ST분절, PR간격, T파, QT간격의 이상은 정밀검사가 요구된다. ST분절 및 T파의 이상은 협심증, 심근경색, 심근증, 심근염, 심외막염을 나타내는 증거로 비록 이런 병이 심전도로 진단되는 비율은 낮으나 가장 쉽고 경제적으로 질병 초기에 병을 진단해내는 유용한 지표가 된다. ▶심전도 기본파형(그림) 참고

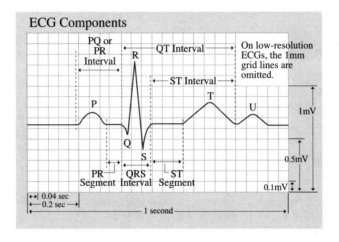

이밖에도 심전도는 고혈압에 수반되는 심장비대, 강심제의 효과, 칼륨이나 칼슘의 전해질 이상, 부정맥 유발 약제의 부작용, 선천성 심장병 또는 심장의 구조 이상 여부, 심장병의 진행 및 회복상태, 심장 카테터 검사 및 마취 · 수술시의 심장 상태를 추정 · 관찰 · 평가할 수 있는 중요한 검사법이다.

■ 비정상 심전도의 양상

부정맥 및 심장이상질환	심전도 이상 및 관련 증상
동성 빈맥	PP간격 또는 RR간격이 좁음, 정상리듬으로 분당 100회 이상 박동, 정신적 흥분, 교감신경긴장 증가, 갑상선기능항진
서맥빈맥증후군 (동성 부정맥)	PP간격의 불일정(0.16~0.12초 이상 증감하며 변화), 호흡성 부정맥 (호흡주기와 일치하여 변화)
심실성 기외수축	QRS파가 비정상적으로 넓어짐, T파는 QRS와 역방향이며 대상 휴지기(代償休止期)
심방성 기외수축	R파 · QRS파 · T파의 조기 출현, 이소성 흥분중추에 의해 조기흥분
심방조동	P파가 없어지고 대신 F파(粗動波 크고 간격이 일정) 출현, 1개의 이소성 흥분중추에 의해 유발
심방세동	P파가 없어지고 대신 F파 출현, 여러 개의 이소성 흥분중추에 의해 유발되므로 혼란하고 불규칙적이며 PP 간격도 매우 불규칙해서 절대적 부정맥으로 악화
심실조동	1개의 이소성 중추에 의해 유발, 머리핀 모양
심실세동	여러 개의 이소성 중추에 의해 유발, 심실 경련, QRS파와 T파의 소실
발작성 상심실성 빈맥	기외수축의 연속인 것처럼 보이며, 빠른 빈도의 이소성 심박이 돌연히 생겼다 소실됨
동정지	동방결절의 장해로 자극발생이 없어 RR 간격이 돌연 연장됨
동방결절차단(SA Block), 동방차단	동방결절 흥분이 심방으로 전달되지 않아 심장수축이 잘 안 됨. 심장병이나 약물중독 때에 자주 일어나며 일반적인 증상은 없으나 때때로 현기증, 심장성 뇌빈혈 발작 따위를 일으킴
WPW(Wolff-Parkison-White) 증후군	PR간격(또는 PQ간격)은 짧아지고 QRS파는 연장되며 QRS파의 시작 부분이 서서히 올라감. 이를 델타파의 출현이라고 함
좌심실비대	ST간격 하강, T파는 정상과 역방향
우심실비대	심전도파형이 우측으로 쏠림(우축 편위)
심근경색	ST간격 상승, 비정상 Q파, T파는 정상과 역방향 또는 대칭성
심막염	ST간격 상승, T파는 정상과 역방향
관부전(冠不全)	심장관상동맥의 혈류 부족으로 심장에 필요한 혈액(산소)을 공급하지 못하는 상태. 관상동맥경화, 고지혈증, 대동맥판폐쇄부전에 의해 유발됨. ST간격의 수평강하 또는 분상(墳上)강하
디기탈리스(digitalis)에 의한 약물독성	ST간격 분상 강하.(무덤처럼 가운데가 봉긋한 상태로 降下)
점액수종	동성 서맥, 저전위차, T파는 정상과 역방향

이소성(異所性 ectopic)흥분 중추: 방실결절이나 심실벽에 존재하는 비정상적 심장흥분 중추

■ 전해질 이상에 따른 심전도 변화

저칼륨혈증	약간 상승한 P파, 약간 길어진 PR간격, 내려가고 깊어진 ST분절, 현저한 U파, QT 연장, T파가 내려가고 넓어짐(평저화)
고칼륨혈증	넓고 편평한 P파, 길어진 PR간격, 넓은 QRS간격, 내려간 ST분절, 텐트 모양으로 좁아지고 높아진 T파
저칼슘혈증	QT간격, ST간격 넓어짐
고칼슘혈증	ST분절 짧음, QT간격 짧음

◎ 약물치료

부정맥은 심장 문제로 인한 급사를 예방하기 위해 치료한다. 급사 위험이 없고 증상이 심하지 않다면 굳이 치료할 필요는 없다. 그러나 일단 증상이 가볍지 않다면 어떤 종류든 한번 치료로 낫는 법은 드물고 대부분 고혈압, 협심증, 고지혈증 등의 문제를 안고 있기 때문에 지속적인 약물치료가 필요할 수 있다.

심장박동을 규칙적으로 하기 위해서는 심근수축력을 강화시켜 혈액순환이 전반적으로 원활해지도록 하거나, 심장박동을 느리게 하여 심장기능을 효율적으로 만들어야 한다. 부정맥 치료제는 급성기에 투여하여 부정맥이 지속화되려는 것을 차단하거나, 빈맥을 정상 동율동으로 전환시키거나, 부정맥의 전기생리학적 기질을 변화시켜 재발을 억제하기 위한 약이다.

부정맥 치료제 개괄

방실결절의 이상과 연관이 있는 빈맥(심방세동, 심방조동, 발작성 상심실성 빈맥 등)에는 칼슘채널 의존성 조직에 작용하는 2군 부정맥치료제(베타차단제), 4군 부정맥 치료제(칼슘채널차단제), 디곡신, 아데노신을 1차적으로 사용한다. 맥박과 혈압을 고려해 최적의 투여량을 추산하게 된다.

방실결절과 연관이 없는 빈맥(심방빈맥, 심실빈맥, 심방세동, 심방조동 등)에는 1군 부정맥치료제(소듐채널차단제)나 3군 부정맥치료제(칼륨채널차단제)를 사용한다. 다만 동성빈맥, 심방빈맥, 심방세동, 심방조동의 경우에도 방실결절에서 심장전도를 지연시켜 심박수를 조절하려면 베타차단제, 칼슘채널차단제, 디곡신, 아데노신처럼 방실결절에 작용하는 약제를 쓴다.

■ 부정맥 치료제의 분류 ▶심부전 고혈압 뇌졸중 참고

분류	적응증	약물
1군 세포막 안정제 (소듐 채널 차단제 sodium channel blocker)	심실조기수축, 심방세동, 심실빈맥	Ⅰa:퀴니딘(quinidine 한국유나이티드제약 퀴니딘설페이트정), 프로카인아미드(procainamide 제이텍바이오젠 염산프로카인아미드주), 디소피라미드(disopyramide 한국화이자 노르페이스캅셀):심근세포의 탈분극을 억제하여 최대 탈분극속도(Vmax)를 감소시킴
	심실조기수축, 심실빈맥, 심실세동	Ⅰb:리도카인(lidocaine 대한약품 염산리도카인주), 멕실레틴(mexiletine 한국베링거인겔하임 멕시틸캅셀), 페니토인(phenytoin 부광약품 페니토인캅셀), 토카이니드(tocainide). Ⅰa에 비해 소듐 통로를 차단하는 정도가 약하며 재분극 기간을 단축해 활동전위기간을 감소시킴
	심실조기수축, 치명적 심실성 부정맥	Ⅰc:플레카니드(flecanide 중외제약 탬보코정), 프로파페논(propafenone 일성신약 리트모놈정): 아주 강하게 소듐 통로를 차단해 재분극 과정에 변화를 주지 않으면서도 자극전도 속도(CV)를 감소시킴
2군 베타차단제 (beta blocker)	심방세동, 심방조동, 발작성 상심실성 빈맥, 심실조기수축	프로프라노롤(propranolol 대웅제약 인데랄엘에이캅셀), 에스모롤(esmolol 제일약품 브레비블록주), 아테노롤(atenolol 현대약품 테놀민정), 메토프로롤(metoprolol 한국아스트라제네카 베타록정), 아세부토롤(acebutolol 한독약품 쌕트랄정), 베탁소롤(betaxolol 부광약품 켈론정) 등. β교감수용체를 차단해 심장박동 흥분을 억제. 심전도상의 방실전도기간(PR간격)을 연장하고 자극전도 속도를 감소시켜 유효불응기연장 ▶고혈압 참고

3군 활동전위폭 연장제 (칼륨 채널 차단제 potassium channel blocker)	심방세동, 발작성 상심 실성 빈맥, 치명적 심실 성 부정맥, 심실빈맥, 심실세동	아미오다론(amiodarone 사노피아벤티스코리아 코다론정·주), 브레틸리움(bretylium), 소타롤(sotalol 경풍제약 렌티블록정), 이부틸라이드(ibutilide) 등. QT간격과 유효불응기 연장 ▶심부전 참고
4군 칼슘채널 차단제 (calcium channel blocker)	발작성 상심실성 빈맥, 심방세동, 심방조동	베라파밀(verapamil 일성신약 이솦틴정·주 가장 많이 사용), 딜티아젬(diltiazem 한일약품 헤르벤서방정·서방캅셀), 니페디핀(nifedipine 바이엘헬스케어 아달라트연질캅셀·오로스정 거의 쓰지 않음) 등. 심전도상의 방실전도기간(PR간격)을 연장하고 자극전도속도(CV)를 감소시켜 유효불응기(ERP) 연장 ▶고혈압 참고
5군 상심실성 빈맥치료제		디곡신(digoxin 한일약품 디고신정, 아주약품 디곡신주), 아데노신(adenosine 한국사노피아벤티스코리아 아데노코주), ATP(adenosine triphosphate 제일약품 에이티피장용정) 등. ▶심부전 참고

1군 부정맥치료제는 소듐채널차단제로 모두 최대 탈분극속도(Vmax) 및 자극전도속도(conduction velocity: CV)를 감소시키고 심실수축의 지표인 QRS군을 넓힌다. 또 유효불응기(effective refractory period: ERP 탈분극 된 다음 일정 기간 자극에 반응하지 않는 기간), PR간격(방실전도기간), QT간격(심실의 전기생리학적 수축기간)을 넓힌다. 이로써 빈맥을 완화시키는 효과를 기대할 수 있다. 약물이 수용체에 작용시간에 따라 중간 정도인 Ⅰa, 짧은 Ⅰb, 가장 긴 Ⅰc로 나눌 수 있다.

3군 부정맥치료제는 QT간격과 유효불응기를 연장한다.

2군 및 4군 부정맥치료제는 심전도상의 PR간격을 연장하고 자극전도 속도를 감소시켜 유효불응기를 연장하는 효과를 낸다.

디곡신은 상심실성 빈맥, 심방조동, 심방세동 등의 빈맥성 부정맥에서 심장박동을 늦추고 심인성 쇼크를 완화하기 위해 사용한다. 디곡신은 상심실성 빈맥에서는 방실전도를 직접 억제하고 불응기를 연장하며 자극전도속도를 감소시키는 효과를 낸다. 간접적으로 부교감신경(미주신경)을 자극해 방실결절의 자극전도속도를 지연시키고 불응기를 연장한다. 심방세동에서는 심장박동의 민감성을 감소시킨다. 반면 울혈성 심부전에서는 Na^+/K^+ ATPase를 억제하여 심근세포 안의 Ca^{2+}농도를 높여 심근수축력을 증가시키는 역할을 한다.

그러나 부작용으로 위장장애, 식욕부진, 설사, 구토, 두통, 복통, 졸음, 어지럼증, 색깔 판단이상 등이 50% 이상에서 나타나며 체내 전해질 이상, 저칼륨혈증, 저마그네슘혈증, 고칼슘혈증, 저산소증 등을 유발한다. 디곡신은 다른 약물과 다양하고 복잡한 상호작용(약효의 상승 또는 감소)을 일으키므로 의사와 약사는 면밀히 주시해야 할 필요가 있다.

아데노신은 동결절의 자동률(자발적으로 심근이완기에 탈분극하여 전기 자극을 방출할 수 있는 능력)을 감소시키고 방실결절의 자극속도를 지연시킨다. 반감기가 10초 미만으로 매우 짧다.

부정맥의 유형별 약물치료

＊심방세동의 치료는 심실박동수 조절, 동율동 정상화(전환 및 유지), 와파린(wafarin)·헤파린(heparin)·아스피린(aspirin)같은 항응고제 투여, 카테터절제술(전기도자절제술) 같은 근치수술 등의 순서로 단계적으로 이뤄진다.

심실박동수를 적정하게 조절하기 위해서는 디곡신, 칼슘채널차단제, 베타차단제를 쓴다. 칼슘채널차단제로는 베라파밀, 베타차단제로는 에스모롤 및 메토프로롤이 주로 쓰인다. 나머지 칼슘차단제와 베타차단제는 상대적으로 적게 활용된다.

동율동 정상화를 위해서는 Ia, Ic, Ⅲ군의 부정맥치료제를 쓴다. 심방세동의 지속기간이 짧을수록 동율동이 정상화될 성공률이 높다. 심방조동도 대개 이와 같은 심방세동 치료제를 쓴다.

심방세동으로 유발될 수 있는 뇌졸중의 예방을 위해서는 항응고제 투여가 필수적이다. 65세 이상 환자의 80% 가량에서 항응고제가 요구된다. 혈전생성 위험이 높거나 75세 이상이면 와파린 복용이 권장된다. 그렇지 않은 경우는 항응고제 대신 식사요법을 하거나 아스피린을 복용하게 된다. 약물치료로 효과가 없으면 전기충격요법을 시행한다.

＊발작성 상심실성 빈맥은 대개 '미주신경 흥분수기'(vagal maneuver), 항부정맥제 투여, 직류전기심율동전환기(DCC), 전기도자절제술 등으로 대부분 쉽게 치료된다.

발작성 상심실성 빈맥 환자는 인위적으로 △구역질이나 기침 하기 △배변할 때처럼 배 힘주기 △찬물 속에 얼굴 담그기 △경동맥 마찰하기 △코를 통해 위장관으로 튜브 박기 △일시적으로 숨 참기 △안구 압박 △하지거상위(Trendelenburg position : 바로 누운 자세에서 발쪽을 높인 체위로 주로 출혈이 많아 쇼크 상태에 빠진 경우 신체 하부에 혈액공급을 제한하고 중추 부위로 혈액을 모으기 위한 자세) 취하기 등의 방법을 통해 부정맥 발작을 저지시킬 수 있다. 이를 미주신경 흥분수기(興奮手技)라고 하는데 부교감신경(미주신경)을 자극함으로써 발작성 상심실성 빈맥을 완화시킨다. 일부 효과를 볼 수 있으나 효과가 균일하지 않은 게 한계다.

발작성 상심실성 빈맥 치료를 위한 항부정맥제로는 아데노신, 베라파밀, 디곡신, 프로프라노롤 등이 있으며 대부분 효과를 볼 수 있다. 아데노신은 상심실성 빈맥환자에 국한해 효과가 좋고 진단이 어려워 심실빈맥 환자에 써도 위험하지 않아 진단감별에 유용하다. 재발을 막기 위해 항부정맥제를 장기 투여할 필요가 있으나 디곡신 같은 약물에 의해 발작성 상심실성 빈맥이 유발 또는 악화될 수 있음을 명심해야 한다.

이런 방법으로 효과를 보지 못하거나 중증인 경우 Ⅰa군 부정맥치료제를 투여하거나 DCC로 치료한다. 더 심하면 전기도자절제술이나 수술로 원인 부위를 제거한다. 심장전도계에 구조적 이상을 갖고 있는 사람이 기외수축을 하게 되어 발작성 상심실성 빈맥이 유발되므로 이를 제거하기 위한 것이다. 맥박이 정상화되는 등 완치를 기대할 수 있다.

＊ 심실조기수축은 대개 특별한 치료가 필요치 않으나 급사 위험성이 있는 환자에 한해 베타차단제나 리도카인을 투여한다.

＊심실빈맥이나 심실세동은 완치가 극히 어렵다. 따라서 ICD를 심장 옆에 이식, 불규칙한 심장박동리듬을 자동으로 감지해 강력한 전기충격으로 심장박동을 정상화시킬 수 있다. 효과가 우수하나 큰 비용이 드는 게 단점이다.

심실빈맥이나 심실세동으로 의식이 없어진 경우 3~5분 이내에 심폐소생술을 실시해야 하며 그렇지 못하면 사망하게 된다. 에피네프린(epinephrine)을 3분 간격으로 1,3,5,7mg씩 여러번 점차 증량하여 제세동이 될 때까지 투여한다. 이어 제세동기로 가급적 신속히 200~400주울(Joule)의 전기충격을 강도를 높여가며 수차례 가한다. 전기충격이 효과가 없거나 재발방지를 위해서는 리도카인(lidocaine)을 사용하고 리도카인이 효과가 없으면 브레틸리움(bretylium)을 투여한다.

약물요법에 앞서 면밀한 진단이 이뤄져야 한다. 전기생리학 검사를 통해 진단된 부정맥과 실제 환자가 경험한 부정맥이 같은 유형의 것인지 분석해야 한다. 약물을 일정기간 투여하여 같은 방법으로 검사를 시행, 치료 전의 부정맥이 의미있게 감소하거나 부정맥이 유발되지 않았을 때 약물치료가 효과적이라고 판정할 수 있다. 부정맥의 약물요법은 일반적으로 효과가 일시적이고 다른 유형의 부정맥을 유발할 수 있으므로 근치가 되지 않는다. 치료제가 안전하고 효과적인 것으로 입증됐는지 충분히 고려해야 한다.

심부전

심장은 한번 맥이 뛸 때마다 100cc의 혈액을 내보내며 하루에 8640ℓ, 1년에 315만ℓ의 혈액을 운반한다. 심장은 휴식상태에서 분당 6ℓ, 심한 운동을 할 때에는 그 4배인 24ℓ를 박출한다. 그에 반해 심부전 환자는 분당 4ℓ 이하로 떨어지고 운동할 때도 증가하지 않는 모습을 보인다.

◎ 개념과 분류

심부전은 심장이 신체가 요구하는 만큼의 혈액을 공급할 수 없게 된 상태다. 심장관상동맥이 좁아져 있는 허혈성 심부전(협심증, 심근경색 등 ▶협심증 심근경색 참고)과 심장수축력 저하나 말초혈관저항 증가에 의해 심장의 혈액박출량이 떨어지는 울혈성 심부전으로 나뉜다.

흔히 심부전하면 대개 '울혈성' 심부전을 말한다. 울혈성 심부전은 심장근육의 탄력성이 떨어져 혈액을 심장 밖으로 내보내지 못하여 심장에 혈액이 정체되어 있는 상태가 계속되는 질환이다. 혈액부족으로 인체 조직에 산소와 영양분이 충분하게 공급되지 못하므로 생명이 심각한 위협을 받는다. 인구 노령화로 심부전 환자가 점증하고 있으나 의학적 진단 및 치료기술이 발달하고 있는 만큼 증상이 없는 심부전 환자를 조기발견해 말기 상태로 악화되지 않도록 예방하는 노력이 필요하다.

심장은 좌심실→대동맥→전신(동맥→세동맥→모세혈관→세정맥→정맥)→대정맥→우심방→우심실→폐동맥→폐(세동맥→모세혈관→세정맥)→폐정맥→좌심방→좌심실의 순서로 돈다. 폐정맥은 폐에서 산소와 영양분을 충전한 싱싱한 혈관이며 폐동맥은 전신을 순환한 뒤 이산화탄소와 노폐물을 담아온 탁한 혈관이다. ▶심장 단면도는 부정맥 참고

울혈성 심부전은 고혈압, 관상동맥질환, 고지혈증, 당뇨병, 류마티스성 심장질환, 심장근육·심장판막·심장박동 이상, 알코올 및 약물중독 등에 의해 발생하며 나이, 성별, 직접적 발병원인에 따라 증상이 다르게 나타난다.

울혈성 심부전은 울혈된(피가 고여 순환되지 않는) 부위에 따라 좌심부전과 우심부전으로 나뉜다. 뭉뚱그려 표현하면 심장의 수축기능에 이상이 있으면 좌심부전, 이완기능에 이상이 있으면 우심부전이다. 좌심부전은 폐에 혈액이 울혈됨으로써 전신에 산소공급이 막혀 생명을 위협하므로 우심부전보다 훨씬 위험하다.

좌심부전은 심장에서 처음으로 혈액을 밀어내는 좌심실과 좌심방에 울혈이 생긴 경우다. 폐에서 심장으로 되돌아온 혈액은 좌심방을 경유해 좌심실로 들어와 대동맥을 통해 전신으로 내뿜어진다. 따라서 좌심실의 수축력이 저하되면 폐정맥(폐에서 좌심방으로 이어지는 혈관)의 압력이 높아지고 수분이 폐에 고이게 되어 호흡곤란, 폐부종, 천식, 빈맥, 피로감 등의 증상이 나타난다.

좌심부전은 동맥경화, 협심증, 심근경색, 고혈압, 대동맥판막폐쇄 등이 원인이다. 좌심실벽이 비후해지고, 폐에 공기 대신 체액이 고여 부종이 생기며, 적절하게 흘러야 할 신장내 혈액의 압력(신동맥혈압)이 낮아져 사구체 여과율(노폐물 걸러내는 능력)이 떨어지고, 뇌내 저산소증이 온다.

좌심부전은 증상이 가벼울 경우 가만히 있으면 증세가 나타나지 않으

나 몸을 움직이면 말초조직에서 보다 많은 혈액이 필요하게 돼 숨이 찬 증세가 나타난다. 좌심부전이 심해지면 숨찬 증세가 악화되고 밤에 잠자리에 들었을 때 헛기침이 나오게 된다. 따라서 감기로 착각하는 경우도 종종 있다. 차츰 호흡곤란이 심해지는데 누운 자세를 취하면 더욱 호흡이 어렵다. 이에 따라 앉거나 서서 상반신을 구부려 호흡하면 편안해지는 기좌호흡(起坐呼吸 orthopnea)을 하게 된다. 기좌호흡은 좌심실로 혈액이 밀려드는 압력이 높아져 있음을 나타내는 증거가 된다. 증상이 더 심해지면 밤에 잠자리에 누우면 목에서 '그렁그렁' '쌕쌕' 하는 숨 가쁜 소리가 나서 야간 발작성 기관지천식과 같은 증세를 보인다. 야간에 30분 이상 호흡곤란이 일어나고 기관지수축이 동반되면 이를 '심장성 천식'이라 한다.

우심부전은 박출됐던 혈액이 우심방과 우심실로 유입되지 않아 생긴다. 기존에 앓았던 좌심부전이나 삼첨판(우심방과 우심실을 구분하는 심장판막)기능부전에 의해 유발될 수 있다. 또 폐동맥의 협착증·색전증·특발성 고혈압, 폐성심(肺性心 corpulmonale)이 있거나 말초혈액순환이 안 될 때 일어난다.

폐성심이란 폐동맥(우심실에서 폐로 이어지는 동맥으로 실제로는 탁한 피가 흐름) 고혈압을 유발하는 각종 폐질환(기관지천식, 만성기관지염, 폐색전증 등)으로 인해 우심실이 비대해진 것이다. 의학적 기준으로 좌심부전이나 심장판막이상으로 인한 우심실의 비대는 폐성심에 포함되지 않는다. 우심실은 수축하여 폐로 혈액을 보내는 펌프 역할을 한다. 폐성심은 지속적인 산소공급으로 폐동맥혈압을 낮추고 적절한 이뇨제를 써서 저산소혈증으로 인해 폐에 고인 액체를 제거함으로써 가스교환 능률을 개선하는 게 치료의 전부다.

우심실 기능부전은 폐성심 등으로 우심실이 비대해지거나 수축력이 떨어지는 질환이다. 전신에서 들어온 정맥피가 대정맥에 고여 폐로 충분한 혈액을 보내지 못하게 된다. 이에 따라 온몸의 정맥계에 혈액이 정체된다. 즉 우심실은 전신에서 탁한 피가 들어오는 곳이기 때문에 오른쪽 심장(우심방과 우심실)의 혈액이 정체된다면 정맥피가 흐르는 비장 및 간의 비대나 경화, 간기능 이상으로 인한 황달, 뇌·피부·발목 등의 전신부종, 복부팽만감, 복수, 복통, 식욕부진, 오심 등의 증상이 나타난다.

우심부전은 보통 하지부터 부어오르는 특징을 보인다. 중력 때문에 하지에 혈액이 많이 괴기 때문이다. 처음에는 발목근처가 붓고 정강이 아래쪽을 손가락으로 잠시 누르고 있으면 피부에 손가락 자국이 남을 정도가 된다. 이렇게 심한 부종은 신장병에서도 나타나는데 신장병에 의한 부종은 얼굴이 주로 붓고 특히 눈꺼풀을 중심으로 나타나는데 반해 우심부전에 의한 부종은 하지를 중심으로 전신적으로 나타나므로 육안으로 어느 정도 구별이 가능하다. 우심부전으로 간이 부으면 오른쪽 상복부가 짓눌리는 것처럼 답답하고 위가 체한 듯하여 조금만 먹어도 곧 배부른 느낌이 든다.

밤에 잠자리에 누우면 천식증세가 심해지는 것은 낮에 하지정맥에 고여 있던 다량의 혈액이 심장으로 되돌아와 폐에 부담을 주기 때문이다. 증세가 더 악화되면 거품이 많은 가래와 피섞인 가래가 동반된다. 정맥 혈전이 생기면 항응고제를 투여함으로써 완화시킬 수 있다.

종전에는 이처럼 심부전을 좌심부전, 우심부전으로 분류하는 게 큰 의미를 지녔으나 실제로 우심실 기능부전에 의한 심부전은 좌심실 기능의 손상에서 파생되는 경우가 대부분이므로 지금은 의학적인 의미가 많이 줄었다.

이 때문에 최근에는 수축기 심부전, 확장기 심부전, 고박출성 심부전으로 나눈 의학적 분류가 임상적으로 더 큰 의미를 지닌다. 수축기 심부전은 좌우 심실의 수축력이 약해 혈액이 원만하게 박출되지 않는 경우, 확장기 심부전은 좌우 심실의 확장(이완)능력이 약해 심방에서 심실로 혈액이 제대로 유입되지 않는 경우를 말한다. 전체 울혈성 심부전의 70% 가량이 수축기 심부전이다.

좌심실에서 일어나는 수축기 심부전은 급성일 경우 매우 위험하며 증상이 가볍거나 중간 정도라 하더라도 오래 방치하면 우심부전으로 파급된다. 좌심실 수축기 심부전은 좌심실의 확장, 심실벽의 얇아짐, 좌심실 구혈률(左心室嘔血律 left ventricular ejection fraction: LVEF 또는 EF) 감소가 특징적이다.

좌심실구혈률이란 심장의 수축능력을 나타내는 지표로 좌심실이 한 번 박동할 때 박출되는 혈액량을 확장기말의 최대 심장용적으로 나눈 것이다. 정상치는 55% 이상으로 40% 이하면 문제가 심각한 것이다.

좌심실 수축기 심부전은 장기간의 고혈압, 심장관상동맥질환, 확장성 울혈성 심근병증이 주된 원인이다. 이와 함께 심장판막질환, 심근염, 선천성 심장질환, 부정맥, 만성폐쇄성폐질환(chronic obstructive pulmonary disease:COPD), 갑상선질환, 과도한 음주를 통해 좌심실 수축기 심부전이 발병할 수 있다. 심장초음파를 이용해 심장 수축력의 감소를 확인함으로써 쉽게 진단할 수 있다.

심장박출량이 감소하면 이를 보상하기 위해 교감신경계흥분물질인 카테콜아민(catecholamine)의 분비증가, 좌심실의 비후, 혈압조절과 관련된 레닌-안지오텐신계(renin-angiotensin system) 활성화 등의 연쇄 작용이 일어난다. 장기적으로 혈압이 올라가고 심장수축력은 약화되는 결과를 낳게 된다.

수축기 심부전은 확장기 심부전을 동반하는 경우가 많다. 순수한 확장기 심부전은 발병 건수로 볼 때 전체 울혈성 심부전의 30~40%를 차지하며 대체로 초기에는 증세가 심하지 않고 향후 치료전망(예후)이 좋은 경우가 많다. 따라서 치료하지 않는 경우가 대부분이다.

확장기 심부전이 생기면 좌심실로 혈류가 유입되는 것이 지장을 받기 때문에 폐에 울혈이 생긴다. 좌심실의 수축력은 정상을 유지하는 경우가 대부분이나 심장 전체의 확장기 말기 압력은 상승돼 있는 양상을 띤다. 심근이 비후해지고 유연성과 탄력성이 떨어지는 것을 관찰할 수 있다. 이 때문에 좌심실로 혈액이 밀려들어올 때 저항이 일어나 좌심실의 최종확장용적은 감소하고 심장박출량이 줄어들 수 있다. 그 결과 좌심방이 확대되어 종종 심방세동(atrial fibrillation: AF)이 동반되는 경우가 발생한다.

확장기 심부전은 장기간의 고혈압이 주된 원인이며 허혈성 심장질환과 대동맥협착증도 한 원인이 될 수 있다. 원인을 알면 그에 대한 철저한 치료가 요구된다.

고박출성 심부전은 지속적인 심장박출량의 증가로 초래된다. 빈혈, 갑상선기능항진, 임신, 각기병(비타민B₁결핍으로 유발되며 심장의 비대나 확장 초래), 동정맥 누공(동맥이 완충지대를 거치지 않고 짧은 우회로를 통해 정맥에 바로 연결돼 출혈위험이 높음) 등의 원인이다. 심장기능 이상이 1차적인 원인이 아니므로 엄격한 의미의 심부전증이라고 할 수 없다.

◎ 원인

심부전의 4대 원인은 고혈압성 심장병, 심근경색증, 심근증, 심장판막증 등이며 나머지 발생요인까지 감안하면 한두 가지로 설명할 수 없다. 심장질환은 물론 대사질환, 호흡기질환, 신장질환에 의해 발생하기도 하며 때로는 과도한 치료에 따른 디기탈리스중독증이나 전해질대사이상 등으로 나타나기도 하므로 원인을 잘 알고 대처해야 한다.

심부전을 일으키는 구체적 원인으로는 흡연, 음주, 고염식, 고혈압, 고지혈증, 스트레스, 비만, 운동부족, 부정맥(특히 심방세동), 심장판막 질환, 비후성 심근증, 빈혈, 갑상선 질환, 신장질환, 폐색전증, 폐렴, 임신, 감염 등이 꼽힌다. 전자의 9가지는 일반적인 내용이기에 여기서는 설명을 생략한다. ▶심방세동은 부정맥 참고

심장판막은 혈액이 정상적인 한쪽 방향으로 흐르게 하여 역류하지 않게 하는 역할을 한다. 판막이 좁아져 판막을 통해 나가는 혈류량이 줄거나(판막협착증), 판막의 밸브기능이 약하거나 혈류가 새어나가 버리면 (판막역류증) 문제가 심각하게 된다. 심장은 혈액을 정상적으로 보내기 위해 더 강한 펌프질을 하게 되지만 효율은 떨어지며 무리한 압력이 판막에 가해지게 됨으로써 심부전이 유발·악화될 수 있다. 특히 혈액이 처음으로 박출되는 좌측 심장은 우측 심장에 비해 더 많은 압력과 스트레스를 받기 때문에 훨씬 문제가 많으며 실제 심장판막수술에서 심장 좌측의 승모판(좌심방과 좌심실을 구분하는 판막)과 대동맥판막(좌심실과 대동맥을 구분하는 판막)이 차지하는 비중은 99%를 차지한다. 심장판막은 어렸을 때 발병한 류마티스열, 칼슘의 심장판막 침착(석회화), 선천성 기형, 심장발작으로 인한 심근괴사(허혈성 심장판막증), 심장판막감염(심내막염), 오랜 고혈압, 판막조직의 변형 등에 의해 판막협착증이나 판막역류증을 앓게 된다.

비후성 심근증(hypertrophic cardiomyopathy: HCM)은 심장근육이 이유 없이 지나치게 두꺼워져 심장은 커졌지만 실제 신축성은 떨어져 심장박동이 원활하지 못한 것이다. 주로 유전과 과다한 운동에 의해 초래된다. 비후성 심근증은 심부전을 일으키는 원인의 2%를 차지하며 젊은 사람에게서 더 높은 비율로 나타난다.

반면 확장성 울혈성 심근증(dilated cardiomyopathy: DCM)은 만성 관상동맥질환으로 심근세포가 소실 또는 섬유화되면서 심실이 확장되고 수축기능이 저하되는 질환이다. 혈압상승, 혈전형성, 부정맥 유발, 심장비대 등이 나타난다.

이밖에 심부전은 바이러스 감염, 수년간에 걸친 상습적 음주, 대사이상질환(요독증·저칼륨혈증·저마그네슘혈증 등), 약물 및 독소(안트라사이클린 계열 항암제, 코카인, 삼환계 항우울제, 방사능 등) 등으로 유발될 수 있다. 빈혈, 갑상선질환, 신장질환 등은 심장기능에 직간접적으로 부정적인 영향을 미치므로 심부전을 초래하게 된다.

◎ 약물치료

심부전이 있으면 적절한 운동을 통해 말초혈관 저항을 감소시킴으로써 좌심실에 미치는 과부하를 줄여야 한다. 운동요법 전에는 교감신경계의 작용이 현저하게 강하지만 운동요법 후에는 부교감신경계가 활성화됨으로써 인체는 전반적으로 혈압과 심장부하를 낮추려는 방향으로 교정된다.

심부전은 신부전처럼 염분을 아주 엄격하게 제한할 필요는 없으나 간장이나 소금을 일절 첨가하지 않는 정도로 사용량을 최소화해야 한다. 비만은 그 자체가 독립적으로 심부전의 위험인자가 되므로 체중감량에 나서야 한다. 흡연은 심장근육의 산소요구량을 증가시키고 관상동맥을 수축시키며 심근으로의 산소공급량을 감소시키고 폐동맥압, 좌심실 충만압(좌심방에서 좌심실로 밀려들어오는 혈액의 압력), 전신 및 폐 혈관의 저항을 증가시킨다. 또 흡연은 혈중 콜레스테롤을 증가시키고 인슐린 저항성(당뇨병 성향)을 높이며 동맥내피세포 손상을 유발하여 심부전을 악화시키므로 금연이 절대적으로 요구된다.

알코올은 자체가 심장근육에 직접적인 독성을 끼치며 세포로 칼슘 이온이 유입되는 것을 증가시키고 교감신경을 긴장시켜 혈압상승을 유도한다. 과도한 음주는 부정맥과 고혈압을 유발할 수 있으며 전해질 및 수분 균형에 변화를 초래하므로 금주해야 한다. 하루에 남자는 40g, 여자는 30g까지 알코올을 허용할 수 있다고 하나 절주가 매우 어렵기 때문에 심부전 환자는 금주가 권장된다.

심부전 환자는 일상생활에서 감기 같은 호흡기 감염질환에 안 걸리도록 주의한다. 유행성 인플루엔자 바이러스(독감)나 폐렴 구균(폐렴)에 감염되기 쉽고 이로 인해 심부전이 악화될 수 있으므로 예방접종이 바람직하다. 또 과로, 스트레스, 흥분을 되도록 피하고 짠 음식과 수분을 과잉 섭취하지 않는 것이 좋다.

심부전증이 생기면 인체는 항상성을 유지하기 위해 관련 신경호르몬계가 활성화된다. 신경호르몬계는 △혈관수축을 유도하는 카테콜아민(catecholamine), 레닌-안지오텐신-알도스테론계(renin-angiotensin-aldosterone system), 바소프레신(vasopressin), 엔도텔린(endothelin) 등과 △혈관확장을 유도하는 심방성나트륨배출성단백질(atrial natriuretic peptide: ANP), 프로스타글란딘(prostaglandin), 내피세포유도혈관이완인자(endothelial derived relaxation factor: EDRF 대표적인 게 산화질소) 등으로 나뉘는데 심부전에는 이들 두 부류가 동시에 활성화된다.

심부전이 생기면 심실이 확장되고 비후해진다. 심장에 가해지는 압력이 높아짐으로써 심실은 볼록해지고 심근은 두꺼워지지만 탄력성이 없기 때문에 정상적인 심장에 비해 혈액박출량이 떨어지게 된다. 또 허혈성 심부전일 경우 심근이 혈액공급 감소로 괴사됐다면 심근과 인근 조직이 흉터를 입어 탄력을 상실하게 된다.

심부전이 생겼을 때 초기에는 혈관수축, 심실의 확장 및 비후 등의 작용이 증상을 경감시키는 효과를 나타내지만 종국에는 심부전을 더욱 악화시키는 요인이 된다. 따라서 심부전의 약물치료에는 주로 혈관수축 신경호르몬의 역할을 억제하는 약물, 심실의 확장 및 비후를 감소시키는 약물, 혈관확장을 유도하는 약물을 쓴다.

반대로 심부전에는 심장 수축력을 저하시키는 약물, 심장에 독성을 일으키는 약물, 수분 및 염분을 체내에 저류(貯留)시켜 혈액량을 늘리는 약물 등은 심장에 부담을 주므로 피해야 한다.

심부전 치료제는 평생 복용하고 증상을 호전하고 생명을 연장시키는 약물이라고 이해해야 한다. 심부전 환자는 전문가의 지시 없이 함부로 심장에 좋다는 약을 사용해서는 안 되며, 먹던 약을 임의로 중단해서도 안 되고, 제조회사나 용량 용법을 함부로 바꿔도 안 된다.

심부전에는 디기탈리스 등 몇 가지 심근수축 촉진제를 비롯해 협심증, 심근경색, 고혈압, 고지혈증, 부정맥 등의 치료에 쓰는 안지오텐신 전환효소억제제(angiotensin converting enzyme inhibitor: ACEI), 안지오텐신 II 수용체차단제(angiotensin II receptor blocker:ARB), 베타차단제, 칼슘채널차단제, 이뇨제, 질산염류, 혈관확장제, 항혈소판제, 항응혈제, 혈중지질강하제 등이 공통적으로 처방된다.

이 가운데 심부전의 악화를 예방할 수 있는 것으로 효과가 입증된 약물은 ACEI, ARB, 베타차단제로서 반드시 투여해야 한다. ACEI는 심부전 발생이 우려되는 환자에게 증상의 경중에 상관없이 필수적으로 투여해야 하는 1차 약물이다. ARB는 ACEI에 부작용을 보이거나 약효를 얻지 못할 때 쓰는 것을 원칙으로 한다. 베타차단제 역시 대부분의 심부전 환자에게 투여하며, 특히 빈맥성 부정맥이 있거나, 심근경색이 발병한

환자에게 조기 투여가 추천된다. ▶고혈압 고지혈증 뇌졸중 협심증 심근경색 부정맥 참고

■ 심부전증 약물치료의 개요

치료 대상	사용 약물
체액잔류	이뇨제
호흡곤란	이뇨제, ACE억제제, 베타차단제
심장보호	베타차단제, ACE억제제, 스피로노락톤
심방세동	디곡신, 베타차단제, 아미오다론
혈전생성	와파린, 아스피린, 클로피도그렐, 디피리다몰
고지혈증	스타틴 계열 약물

디기탈리스 강심배당체

디곡신(digoxin 한일약품 디고신정)은 디기탈리스라는 생약에서 추출한 강심배당체(強心配糖體)로서 고전적인 약제다. 신약들이 등장하면서 중요도가 감소하고 있지만 심근의 수축력을 증강시키는 몇 안 되는 약제다. 빠른 심장박동수를 보이며 심방세동을 동반한 울혈성 심부전에 1차 선택약으로 사용된다. 디기탈리스 강심배당체의 사용으로 환자는 호흡곤란 등의 증상이 현저히 호전되고 입원율이 감소하는 이점이 있다. 그러나 심부전으로 인한 사망률을 낮추지는 못하며 이완기 심부전에는 문제가 될 수 있다. ▶부정맥 참고

디곡신은 대개 안지오텐신전환효소억제제(ACEI), 베타차단제, 이뇨제에 효과가 없는 환자에게 병용 투여한다. 그러나 운동시 맥박이 매우 빠른 심박수를 보이는 심방세동 환자에게는 베타차단제가 더 효과적이다.

디곡신을 비롯한 디기탈리스 배당체는 심근세포막에 존재하는 'Na$^+$/K$^+$ ATPase' (Na$^+$배출펌프)를 억제하여 심근세포 밖으로 배출되는

Na$^+$의 농도와 심근세포 안으로 유입되는 K$^+$의 농도를 낮춘다. 그리하여 심근세포내 Na$^+$농도가 점차 높아지면 심근세포 밖의 Na$^+$가 세포내로 들어오고 심근세포 안의 Ca^{2+}가 밖으로 나가는 교환 메커니즘도 약해져 결국 심근세포의 근질내망세포질(sarcoplasm reticulum)에 축적된 Ca^{2+}의 농도가 높아지게 된다. 이에 따라 심근수축력이 증가하게 된다.

디곡신은 심근수축력을 높여 울혈성 심부전을 개선하는 반면 심방과 방실결절에 작용해 심장박동의 민감성을 감소시키는 등 다양한 효과를 나타내므로 매우 주의하여 복용해야 한다. 심실성 부정맥환자 심근경색증 및 중증 폐질환 환자, 임산부 및 수유부는 아주 조심스럽게 사용해야 한다. 특히 전해질 이상을 유발하고 여러 약물과 복잡한 상호작용을 일으키므로 정해진 약물 외에는 같이 복용하지 않는다. 디곡신은 이뇨제, 항생제, 제산제 등 다른 약물과 병용할 경우 이들 약물의 효과를 경감시키거나 디곡신 자체 독성이 높아지므로 유념해야 한다.

디곡신은 심근수축단백에 의한 수축력 증강 유도, 심방 및 심실간 전기전도 억제 등의 작용이 있는 것으로 파악되고 있다. 적정용량에서는 이렇다 할 부작용이 없으며 비교적 쉽게 심장박동을 정상화시킨다. 일반적인 부작용으로 위장장애, 식욕부진, 설사, 구토, 두통, 복통, 졸음, 어지럼증, 색깔 판단이상 등이 있다.

디곡신은 하루 한번 복용하는데 계속 복용하면 혈중 알부민과 결합해 약물이 축적(잔류)되므로 1주일 정도 지나야 디곡신이 몸에서 빠져나갈 수 있다. 방치하면 각종 부작용과 부정맥 증상이 심각해지는 중독증이 일어날 수 있으므로 주의해야 한다. 특히 대부분의 디곡신은 신장으로 배설되는데 1일 배설량이 일정하므로 신기능장애가 있으면 배설에 문제가 생긴다. 치아자이드(thiazide)계열 및 강력 LOOP이뇨제를 같이 투

여하면 저칼륨혈증이나 저마그네슘혈증이 일어날 수 있다. 이밖에 디곡
신은 고칼슘혈증과 저산소증을 유발한다.

디곡신과 ACEI제제를 병용 투여하던 환자에게 디곡신을 끊으면 심부
전 증상을 악화시킬 수 있어 조심해야 한다. 최근 디곡신 투여군과 위약
(僞藥) 투여군을 비교한 결과 디곡신 투여군에서 오히려 부작용에 의한
입원율이 증가했다는 보고가 있다

울혈성 심부전을 치료하기 위해서는 심장을 수축시키는 약으로는 아
미오다론(amiodarone 사노피아벤티스코리아 코다론정), 밀리논(milirinone
사노피아벤티스코리아 프리마코주), 데노파민(denopamine 한일약품 카도파
민정), 도부타민(dobutamine 한국파마 도바민주 생산중단) 등이 있다.

아미오다론은 심방세동을 가진 환자의 심장박동을 정상적으로 회복
하는데 아주 효과가 좋으며 다른 약으로 잘 치료되지 않는 경우에도 효
과를 나타낸다. 교감신경을 억제하고 불필요한 심근운동을 자제시키며
심장의 방실간 전도속도를 느리게 만들어 효율적으로 심장이 뛰게 한
다. 그러나 햇빛에 대한 과민증이 심해 이 약을 먹는 사람 가운데 피부
가 약한 사람은 주의해야 한다. 갑상선기능항진과 이로 인한 체중감소
가 초래될 수 있으며 간기능저하에 따른 황달, 폐기능저하로 인한 호흡
곤란 등이 발생하는 게 가장 심각한 부작용이다.

밀리논은 디곡신, 이뇨제, 혈관이완제에 반응하지 않는 중증의 울혈
성 심부전의 단기치료나 심장수술 후 심장박출량 저하를 포함한 급성
심부전에 쓴다. 밀리논이나 도부타민의 일시적 단기적 투여로 심장기능
향상과 증상완화를 기대할 수 있으나 환자의 장기 생존율을 높이지 못
하고 오히려 약물 부작용이나 증상 악화로 입원율을 증가시켜 만성 심
부전 치료에는 도움을 주지 못한다.

안지오텐신전환효소억제제(angiotensin converting enzyme inhibitor: ACEI)

안지오텐신전환효소억제제(ACEI)는 울혈성 심부전의 모든 단계에 사용해도 좋을 정도로 효능이 입증돼 있다. 수축기 및 이완기 심부전 모두 효능이 있다. 특히 무증상 좌심실 수축기능 부전 환자에게 투여하면 병의 악화를 막고 사망률을 낮출 수 있다. 따라서 ACEI는 심부전의 1차 선택약으로 사용할 수 있으며 대개 최대량을 투여하게 된다.

에날라프릴(enalapril 중외제약 레니프릴정, 종근당 에나프린정), 포시노프릴(fosinopril 한국BMS제약 모노프릴정), 리시노프릴(lisinopril 현대약품 제스티릴정, 한국산도스 리시노프릴정), 퀴나프릴(quinapril 유유 아큐프릴정), 라미프릴(ramipril 한독약품 트리테이스정, 한국아스트라제네카 라메이스정), 페린도프릴(perindopril 한국세르비에 아서틸정), 베나제프릴(benazepril 한국노바티스 시바쎈정), 캅토프릴(captopril 보령제약 카프릴정, 한국BMS제약 카포텐정) 등이 많이 쓰인다.

심실부전으로 인해 심장박출량이 감소하면 신장에서도 혈류의 감소를 인지하게 된다. 이를 보상하기 위하여 레닌-안지오텐신계(renin-angiotensin system)가 활성화되어 레닌이 신장에서 분비되어 안지오텐시노겐(angiotensinogen)을 안지오텐신 I (angiotensin I)으로 전환시킨다. 폐조직에서 발견되는 안지오텐신전환효소는 안지오텐신 I 을 강력한 혈관수축물질인 안지오텐신 II 로 바꿔 말초혈관저항은 증가하고 심장에 더 부담을 주게 된다. 더구나 안지오텐신 II 는 알도스테론의 분비를 자극해 체내 나트륨과 수분의 함량을 늘려주는 역할을 하게 된다. 따라서 혈관을 채우는 체액(혈액과 수분 등을 포함) 부피가 증가하여 심부전은 악화될 수밖에 없다. ACEI는 이런 연결고리를 끊는 역할을 한다.

심부전 환자의 혈관수축과 혈관내 용적증가를 교정해주는 효과가 커서 질환을 호전시키는데 기여한다. ACEI는 심부전 환자에게 90일 이상 사용하면 심부전에 의한 사망률 및 입원율을 낮추고 그 효과는 증상이 심할수록 장기간(4~5년 이상) 지속된다.

고혈압과 심부전이 동반되면 좌심실이 불필요하게 확장되며 심근허혈 증상이 나타난다. ACEI는 이런 경우로 인한 사망률을 감소시키고 증상을 개선하고 혈압을 낮춘다. 심부전증이 현저하면 이뇨제, 디곡신, ACEI 등 3가지 약물을 병용한다.

베타차단제

베타차단제는 심근수축력을 줄여주는 약이다. 선택적 β_1수용체차단제는 β_1만을 선택적으로 차단함으로써 β_2차단에 의한 기관지수축이나 말초혈관부전증의 부작용을 줄일 수 있다. 이런 용도로 많이 쓰이는 게 카르베디롤(carbedilol 종근당 딜라트렌정), 비소프로롤(bisoprolol 머크주식회사 콩코르정), 메토프로롤(metoprolol 한국아스트라제네카 베타록정), 아테노롤(atenolol 현대약품 테놀민정) 등이다. 특히 카르베디롤, 비소프로롤, 메토프로롤은 심부전에서 사망률을 감소시키는 약으로 입증됐다.

3세대 베타차단제인 카르베디롤은 α_1과 β_1수용체를 동시에 차단한다. 혈관을 확장시킬 뿐만 아니라 심장의 수축력을 줄여주고 몸에 해로운 저밀도지단백(low density lipoprotein: LDL)의 산화를 막아준다. 미국 식품의약국(FDA)이 공인한 3세대 베타차단제로 심부전증에 의한 증상, 사망률 및 입원율을 감소시키며 심부전증 치료를 위해 다른 약물의 사용을 증가시키지 않아도 되는 강점을 지니고 있다. 또 좌심실구혈률(심장수축기능 지표)을 높이고 심근의 재형성에도 좋은 효과를 보여 최근 많이 처방된다. 카르베디롤은 이뇨제인 스피로노락톤(spironolactone)과 더불어 심부전이 심해 일상생활이 불가능한 환자에게 유용한 1차 약물이다. 카르베디롤과 여타 베타차단제와의 병용 투여효과는 아직 증명되지 않아 카르베디롤 사용 전에 베타차단제 복용을 중지하는 게 원칙이다.

비소프로롤과 메토프로롤도 심부전 환자의 사망률, 돌연사 발생률, 입원율을 감소시키는 효과가 카르베디롤과 거의 비슷할 것으로 인정되고 있다.

베타차단제는 적은 용량에서 시작해 점차 표준용량으로 늘려나가야 한다. 그러나 안정시에도 증상이 나타나는 극심한 심부전 환자, 급성 심부전 환자, 교감신경신경흥분제를 투여하는 환자에게는 금기다. 베타차단제와 ACEI제제는 만성 심부전에 병용 투여할 것이 권장되고 있다.

안지오텐신 II 수용체차단제(angiotensin II receptor blocker:ARB)

ARB제제로는 칸데사르탄(candersartan 한국아스트라제네카 아타칸정), 발사르탄(valsartan 한국노바티스 디오반캅셀), 로사르탄(losartan 한국MSD 코자정), 이르베사르탄(irbesartan 한국사노피아벤티스 아프로벨정) 등이 통상적인 만성 심부전 치료제로 권장되고 있다. 로사르탄은 하루 1~2번 복용하지만 나머지 약물은 하루 한번 복용하면 된다.

칸데사르탄은 심부전의 증상 완화, 증상 악화에 따른 입원율 감소, 심혈관질환으로 인한 사망위험 감소에 기여하는 것으로 평가되고 있다. 복용량도 가장 적어 하루 4~16mg을 한번 복용한다. 증상에 따라 복용량은 발사르탄이 80~320mg, 이르베사르탄이 150~300mg으로 칸데르사르탄보다 훨씬 많다.

발사르탄은 만성 심부전이 우려되는 부정맥 환자에 쓸 때 로사르탄보다 우수하다는 평가를 받고 있다.

ACEI제제는 혈관을 확장하고 기침을 유도하는 브래디키닌(bradykinin)을 강화하는 작용이 있다. 반면 ARB제제는 이런 부작용이 없고 혈압을 상승시키는 안지오텐신Ⅱ를 효과적으로 차단함에 있어 이론적으로 ACEI제제보다 우수할 것으로 기대된다. 하지만 기침 발생의 부작용이 적고 환자가 약물복용에 높은 순응도를 보이는 것을 제외하면 심부전 환자의 사망률 및 입원율을 감소시키는데 ARB제제가 ACEI제제보다 월등하게 낫다고 볼 만한 연구결과는 별로 없다. 서로 비슷한 효과를 낸다고 보면 된다.

ARB제제는 아주 드물게 혈관부종이 부작용으로 생길 수 있고 ACEI 제제와 마찬가지로 혈중 칼륨을 높일 수 있다. 따라서 ACEI제제의 부작용을 견디지 못하거나 이 약에 적응하지 못하는 고령의 심부전증 환자에게 ARB제제를 대체 또는 추가로 병용 투여하는 것을 고려해 볼 수 있다.

이뇨제

이뇨제는 과도하게 축적된 염분 및 수분을 제거하는 약이다. 이뇨제를 쓰면 심장으로 들어오는 혈액량이 줄어들게 된다. 심부전으로 인해 체액이 조직 전반에 고임으로써 폐부종, 하지부종, 호흡곤란이 일어나는 것을 이뇨제로써 막을 수 있다.

단기간 투여하면 수분과 염분 저류에 의해 악화된 심부전의 증상을 완화하고 운동능력을 향상시킬 수 있으나 장기 투여시 심부전에 의한 사망률을 감소시킨다는 보고는 아직 없다.

이뇨제로는 인다파미드(indapamide 영진약품 나트릭스정 · 서방정, 한국세르비에 후루덱스정·서방정), 퓨로세미드(furosemide 한독약품 라식스정), 하이드로클로로치아자이드(hydrochlorothiazide 유한양행 다이크로짇정) 등이 있다.

이뇨제는 혈관에 담겨진 체액의 양을 줄여 심장의 부담을 덜어줄 수 있으나 탈수를 초래할 수 있고 반사성 빈맥증을 유발할 수 있으며 교감신경을 자극해 심장을 흥분시키는 카테콜아민의 분비를 조장할 수 있다. 또 방광을 자극해 소변 생성을 늘리므로 전립선비대증 환자는 야간에 소변을 봐야 하는 불편이 생기고, 혈액의 점도는 높아지는 반면 소변으로 배설되는 요산의 농도가 낮아져 통풍이 초래된다. 장기적으로 신장 기능을 약화시키고 전해질 농도의 이상을 초래할 수 있다.

따라서 이뇨제는 단독 투여보다는 ACEI제제나 베타차단체와 병용 투여하는 게 바람직하다. 이뇨제는 처음 진단된 환자들에게 많이 처방되는데 짧은 시간 안에 상태가 빠르게 호전된다. 이뇨제를 장기 복용하면 칼륨이 빠져나가 무기력해지고 심장박동에 영향을 받게 된다. 증상이 좋아질 때까지 꾸준히 이뇨제를 복용하되 이상이 느껴지면 의사와 상의해야 하고 칼륨의 고갈을 막기 위해 칼륨배출성이뇨제와 칼륨보유성이뇨제를 혼합해 혈중 칼륨 농도의 균형을 맞춰줄 필요가 있다.

퓨로세미드가 울혈성 심부전 치료제의 대명사로 여겨질 만큼 효과가 강력하나 이뇨제 단독으로는 울혈성 심부전을 치료하는 게 어렵다. 퓨로세미드처럼 이뇨효과가 강력한 LOOP 이뇨제를 장기간 사용하면 원위세뇨관에서 나트륨 재흡수가 오히려 증가해 이뇨효과가 떨어지므로 이런 경우에는 치아자이드(thiazide) 계열 이뇨제를 병용한다.

중증의 심부전환자도 LOOP 이뇨제를 투여해서 효과가 나타나지 않으면 치아자이드계 이뇨제와 병용함으로써 효과를 볼 수 있다. 치아자이드계 이뇨제는 다른 종류의 이뇨제에 비해 더 장기간 사용할 수 있으며 환자가 고혈압을 앓고 있다면 추가하는 게 권장된다.

스피로노락톤(spironolactone 한국화이자 알닥톤정)은 이뇨를 억제하는 알도스테론(aldosterone)의 분비를 억누름으로써(길항함으로써) 이뇨를 유도하는 약물이다. 다른 이뇨제 복용으로 소실되는 칼륨을 보전하는 장점이 있어 유용하게 사용되고 있다. 스피로노락톤은 다른 ACEI제제나 ARB제제와 병용할 경우 심부전이 악화되는 것을 방지할 수 있다. 알도스테론은 염류를 저류시키고 교감신경 활성화 및 부교감신경 억제를 통해 심근의 섬유화를 촉진, 심부전을 악화시킨다. 따라서 스피로노락톤은 ACEI제제나 ARB제제를 사용해도 알도스테론이 완벽하게 제어되지 않았다고 추정될 경우 저용량(하루 25~50mg)을 투여함으로써 효과를 노릴 수 있다. 말기 심부전 환자의 사망률을 27%나 감소시킨다는 연구결과도 나와 있다. 다만 신부전이 있거나 스피로노락톤과 다량의 ACEI제제를 동시에 사용하면 혈중 칼륨농도가 높아지므로 특별히 주의해야 한다.

심부전 환자가 이뇨제를 사용하지 않았는데도 나트륨 혈중 농도(정상치는 135~154mEq/ℓ)가 135mEq/ℓ 미만이라면 레닌-안지오텐신계가 강하게 활성화됐음을 의미하며 이는 장기적으로 볼 때 약물로 치료되기 어려운 심부전임을 암시하는 것이다.

기타

＊ 칼슘채널차단제(칼슘길항제)로는 암로디핀(amlodipine 한국화이자 노바스크정, 한미약품 아모디핀정, 종근당 애니디핀정)이나 펠로디핀(felodipine 한국아스트라제네카 스프렌딜정, 한독약품 무노발정, 경동제약 디로핀 지속정)과 같은 장기간 지속적으로 작용하는 디하이드로피

리딘(dihydropyridine: DHP)계열 약물이 허혈성 및 울혈성 심부전이 동반된 고혈압에 주로 쓰인다.

다른 단기 작용형 칼슘채널차단제의 경우 협심증을 조절하는 효과가 있는 반면 심장수축기능을 억제하기 때문에 심부전을 악화시키거나 효과가 없는 것으로 나타났다. 따라서 현재는 이들 2가지 칼슘길항제만이 심부전 치료에 사용되고 있다. 암로디핀이나 펠로디핀은 ACEI나 이뇨제와 병용할 경우 협심증과 고혈압 치료에 안전하다는 연구보고가 있다.

＊혈관확장제는 직접 혈관에 작용해 혈관을 이완시키는 약으로 하이드라라진(hydralazine 삼진제약 히드랄라진정)이 있다. ACEI제제나 베타차단제, 알파차단제 등을 쓰지 못하는 환자나 이들 약을 썼어도 효과가 없을 때 사용한다. 하이드라라진의 경우 하루 최대 300mg을 투여할 수 있다.

혈관을 확장하는 질산염 제제 가운데에선 이소소르바이드디니트레이트(isosorbide-5-dinitrate 경풍약품 이소켓서방정, 한림제약 카소딜서방정)를 주로 쓰며 하루 최대 160mg을 투여한다. 하이드라라진+질산염제제의 병용 투여는 효과가 입증돼 있으나 혈압이 지나치게 떨어질 위험이 있어 주의해야 한다. 협심증 등 허혈성 심장질환이 있으면 질산염제제를 투여해야 한다. ▶ 협심증·심근경색 참조

＊심부전 환자에서 혈전색전증의 연간 발생빈도는 1.6~3.2%에 달한다. 항혈소판제인 아스피린은 혈액흐름이 빠른 동맥계 혈관에서 혈소판이 엉키지 않게 하여 혈액을 묽게 만들고, 항응고제인 와파린은 혈액 흐름이 느린 심장부위에서 혈전이 굳어지는 것을 방지하는 약으로 각기 역할 차이가 있다.

아스피린(aspirin 바이엘헬스케어 아스피린프로텍트 장용피정, 보령제약 아스트릭스 장용피캡셀)을 심혈관계 질환 예방용으로 사용할 경우 사망률이 그렇지 않은 경우에 비해 8분의 1 수준으로 감소하는 것으로 연구

돼 있다. 따라서 고지혈증, 흡연, 고혈압 등으로 혈전 생성 위험이 높은 사람은 아스피린 사용이 권장된다.

그러나 부정맥이 없는 심부전환자(동성 빈맥·서맥 포함)에서 항혈소 판제의 사용은 혈전색전증을 예방하지 못하고 오히려 합병증만 증가한 다.

와파린(warfarin 제일제약 쿠마딘정)은 구혈량(심장수축지표)이 정맥 또는 심장내 혈전으로 인해 유발된 폐색전증에 의해 감소되거나, 울혈 성 심부전이 심방세동을 동반하였거나, 뇌경색 등 색전증 발병경험이 있거나, 심장판막수술을 받았거나, 심장초음파검사 결과 심실내 혈전이 있는 경우에 투여한다. 적절한 용량 조절이 매우 중요하다. 항응고제 역 시 부정맥이 없는 심부전 환자에게 혈전색전증을 예방하는 효과가 없 다. ▶ 혈전색전증 참조

＊이밖에 울혈성 심부전의 보조치료제로는 우비데카레논(ubidecarenone 한일약품 데카키논캅셀), 아데노신트리포스페이트(adenosine triphosphate:ATP 제일약품 에이티피장용정), 칼슘도베실레이트(calcium dobesilate 일성신약 독시움정) 등이 있다. 이들 약은 경증 또는 중등도의 울 혈성 심부전에 쓴다.

우비데카레논은 세포 안에서 합성되는 지용성 퀴논으로서 미토콘드리 아 내 전자가 이동할 때 운반체로서, ATP합성에 작용하는 보조효소로 서 중요한 역할을 한다. 울혈성 심부전에서는 우비데카레논이 결핍되기 쉬운데 이를 보충하면 유해활성산소를 포획하여 심장에 부담을 덜 주고 세포막을 직접적으로 안정화시킨다.

아데노신트리포스페이트는 자체가 신체 에너지원으로서 심혈관을 확 장하여 혈압을 떨어뜨리는 효과가 있다. 심근에 에너지를 공급해주고 인체 전반에 신진대사를 촉진하므로 심근대사 정체를 개선해주는 효과

가 기대된다. 심부전뿐만 아니라 두부외상 후유증, 대사조절 이상·과로·간염에 의한 피로에 보조적으로 쓸 수 있다. 위산에 의한 파괴를 최소화하기 위해 장용정(腸溶錠)으로 만든다.

칼슘도베실레이트는 모세혈관의 투과성 증가와 취약성(파열 위험)을 개선하는 혈관강화제다. 당뇨병 합병증으로 인한 혈관 및 망막 이상에 많이 투여하는 약이다. 혈액의 점도, 혈소판 응집 및 혈전증 경향을 낮추는 효과가 있으므로 울혈성 심부전에 응용할 수 있다.

종합적으로 정리하면 울혈성 심부전에 사용되는 약물 가운데 사망률 감소가 인정된 약은 ACEI제제, 베타차단제, 알도스테론 길항성 이뇨제를 들 수 있다. 사망률 감소가 기대되는 약은 ARB제제를 꼽을 수 있다. 증상의 호전을 위해서는 이뇨제, 디기탈리스 강심배당체를 사용할 수 있다.

확장기 심부전의 약물치료

확장기 심부전의 약물치료에 대한 연구는 상대적으로 미흡하다. 혈압을 적절하게 조절하며 심방세동 등 부작용이 있으면 심장율동을 정상화하고 빈맥을 예방한다. 우심실이나 심낭 등에 외부 압박이 미치지 않도록 완화하고 심근 허혈을 예방해야 한다. 좌심실의 수축기능이 호전되면 이완기능도 향상될 수 있으므로 수축기능 개선에 노력해야 한다. 가장 핵심은 심장박출량을 유지하면서 좌심방에서 좌심실로 혈액이 밀려 들어갈 때의 충만압을 감소시켜 증상을 완화시키는 것이다.

첫째, 이뇨제 또는 혈관확장제(질산염 제제)를 투여하여 좌심실의 충만압을 감소시킨다. 소량으로 시작해 조심스럽게 증량할 필요가 있다. 지나치게 충만압을 낮추면 심장박출량이 감소할 수 있으므로 주의한다.

둘째, 베라파밀(verapamil 일성신약 이숲틴 서방정, 영진약품 베라파밀정), 딜티아젬(diltiazem 한일약품 헤르벤서방정, 근화제약 딜테란 서방캡슐) 등 비(非)디하드로피리딘(dihydropyridine)계열의 칼슘길항제는 심장이완기능장애와 비후성 심근증에 유효하게 사용할 수 있다.

셋째, 베타차단제로 심박수를 감소시켜 확장기를 연장하여 좌심실로의 혈류 유입을 증가시키고 심근의 산소 소모량을 감소시켜 심근 허혈을 방지하고 혈압을 낮춘다.

넷째, ACEI제제나 ARB제제를 투여한다. 안지오텐신Ⅱ는 심근의 비후 및 콜라겐 합성을 촉진시켜 심근의 확장기능을 저해하므로 안지오텐신Ⅱ를 억제하면 심근 이완효과를 볼 수 있을 것으로 기대된다. 그러나 베타차단제, ACEI제제, ARB제제 등의 심근이완장애에 대한 치료효과는 충분히 입증되지 않았다.

다섯째 심근의 수축기능장애가 동반되지 않았다면 단기간 강력하게 작용하는 심근수축촉진제인 도부타민(dobutamine 한국릴리 도부트렉스주), 강력한 혈관확장제인 하이드라라진(hydralazine 삼진제약 히드랄라진정), 교감신경을 차단해 혈압을 떨어뜨리는 알파차단제인 프라조신(prazocin 한국화이자 미니프레스정) 등의 사용은 자제해야 한다.

혈전색전증(항혈소판제 · 항응고제 · 혈전용해제)

혈전색전증은 뇌졸중, 심장병, 폐색전증, 심부정맥혈전증 등과 깊은 관계가 있다. 혈액은 출혈 후 신속하게 응고돼야 손상된 혈관에서 추가로 혈액이 유실되는 것을 막아야 생명을 보전할 수 있다. 출혈이 일어나면 혈전(血栓 thrombus)이 생겨 피를 멎게 해야 하고 그 다음에는 응고된 혈액이 다시 녹아 일정한 유동성을 유지해야 한다. 혈전생성과 용해반응이 서로 균형을 이뤄야 인체의 항상성이 확보되며 한쪽이 지나치면 큰 병이 된다.

혈전은 혈액 중 섬유소원(fibrinogen)과 백혈구, 적혈구, 혈소판 등의 혈구가 비정상적으로 얽혀 피가 끈끈해질 때 생긴다. 혈류를 감소시키거나 혈류를 막음으로써 조직이나 장기에 허혈성 손상(혈액공급부족으로 해당 세포가 손상됨)을 일으킨다. 혈관 벽에 부착돼 있던 혈전이 떨어져 나와 혈류를 타고 다른 부위로 이동해 혈관을 막는 덩어리가 되면 색전(塞栓 embolus)이라고 한다. 혈전증은 혈전이 비정상적으로 많이 생겨 혈액응고가 잘 되는 상태를 말하며 색전증은 혈전이 크게 뭉쳐져 이동하면서 좁아진 혈관이나 병목현상을 보이는 혈관을 막아 장기나 조직으로 혈액이 공급되지 않도록 하는 질환이다. 혈전색전증(thrombo-embolism)은 혈전증과 색전증을 합친 말이다.

혈전은 형성된 부위에 따라 정맥성, 동맥성으로 분류된다.

＊정맥혈전은 정맥혈의 울혈(혈류정체)로 부종, 염증, 통증 등이 동반

하는 것으로 주로 장딴지 정맥에서 비롯되며 골반, 무릎 상부의 심부정 맥에서도 발생한다. 다리에서 시작하는 심부정맥혈전증(deep vein thrombosis: DVT)으로 발생한 혈전은 폐동맥을 막아 호흡곤란을 유발하는 폐색전증(pulmonary embolism: PE)을 일으킬 수 있으며 만성적 정맥부전을 초래한다. 폐색전증은 주요한 사망원인의 하나다. 심부정맥 혈전증은 또 정맥 내 판막의 손상과 정맥혈류의 역류를 초래하여 후정 맥염증후군(postphlebitic syndrome)을 발병시키는데 하지에 부종, 정 맥정체, 색소침착, 피부궤양이 나타난다. 정맥에는 여덟 '八'자 모양의 판 막이 있어 피가 역류하지 못하게 하는 역할을 한다.

정맥혈전은 혈류의 정체, 혈관내피세포의 손상, 혈액 과(過)응고로 인 해 발생한다. 이는 구체적으로 정맥혈류정체(venous stasis)나 정맥폐 색, 외과수술(주로 복부, 골반, 하지), 여성호르몬인 에스트로겐 호르몬 복용, 고령, 울혈성 심부전, 외상, 뇌졸중, 심근경색증, 임신, 비만, 장기 간 보행불능 및 운동부족, 종양(주로 위, 폐, 유방) 등에 의해 촉발된다.

정맥혈전은 선천적으로 C단백질 및 S단백질(protein C, protein S: 혈 액응고 Va, Ⅷa인자를 불활성화시켜 혈액응고를 억제하는 단백질)의 결핍, 안티트롬빈Ⅲ(antithrombin Ⅲ: 혈액응고에 관여하는 트롬빈에 맞서는 물 질) 결핍, 겸상적혈구빈혈증(sickle cell anemia 적혈구내 혈색소 (hemoglobin) 분자가 축합(縮合)돼 산소포화능력이 저하되고 적혈구가 낫 모양처럼 변하면서 혈전이 잘 생기고 빈혈이 유발됨), 피브리노겐부전증 (dysfibrinogenemia 혈액응고에 관여하는 피브리노겐 기능이 불완전), 적 혈구증가증(polycythemia 적혈구가 암처럼 과잉 증식하는 것으로 두통, 어 지럼증, 뇌혈전, 간정맥 폐쇄로 인한 황달 및 복수를 유발), 항인지질항체증 후군(antiphospholipid antibody syndrome 세포막 등을 구성하는 인지질 에 항체가 생겨 혈관내피세포, 혈소판, 혈액응고인자 등에 관여해 혈전증,

유산, 혈소판감소증 등을 야기하는 병) 등에 의해 유발될 수 있다.

＊동맥혈전은 동맥에서 형성된 혈전이 말초혈관을 막아 혈전이 생긴 부위 아래의 조직이나 장기에 혈류장애를 일으킨다. 급성심근경색이 동맥혈전을 초래하는 흔한 원인으로서 뇌나 다리의 혈관에 미쳐 뇌졸중, 하지혈액순환장애 등을 2차적으로 유발할 수 있다.

동맥혈전은 동맥의 혈류속도가 빨라 혈소판응집(혈전생성)을 억제하는 게 예방 및 치료의 관건이다. 따라서 아스피린, 티클로피딘과 같은 항혈소판제(혈소판응집억제제)가 효과적이다. 반면 정맥혈전은 정맥의 혈류속도가 느리고 심장 및 뇌와 직결되는 혈관이 아니므로 혈전생성을 억제하는 것보다는 이미 생긴 혈전이 커지지 않도록 막는 게 더 중요하다. 따라서 헤파린, 와파린과 같은 항응혈제(항응고제)가 보다 효과적이다.

혈관이 혈전색전증에 의해 막히면 혈액이 제대로 공급되지 않은 조직은 허혈성 괴사(ischemic necrosis)에 빠지게 된다. 이를 경색(梗塞 infarction)이라고 하는데 뇌, 심장, 폐, 신장 등 주요 장기에 생기면 치명적 상태나 심각한 후유증에 빠질 수 있다.

◎ 치료

뇌졸중, 심장병, 심부정맥혈전증, 폐색전증 등 색전혈전증 관련 치료제는 △예방하는 약물 △응급시 대처하는 약물 △발병 후 후유증 및 합병증을 줄이며 추가 악화를 막는 약물로 나눌 수 있다.

예방하는 약물로는 혈전을 만드는 혈소판의 형성 및 농도증가를 억제하는 항혈소판 제제, 이미 형성된 혈전이 커지는 것을 막는 항응고제가 있다. 이들 약은 뇌졸중, 심장병, 폐색전증, 심부정맥혈전증, 당뇨합병증 등으로 인한 혈액응고 및 혈액순환장애에 쓰인다.

응급시 대처하는 약물로는 혈전용해제가 있다. 이미 생겨버려 위급한 상황을 초래하고 있는 혈전이나 색전을 신속히 녹인다.

혈전색전증 발병 후 합병증 및 후유증을 개선하는 약물은 앞 장에서 이미 설명했다. ▶뇌졸중 참고

항혈소판제(혈소판응집억제제)

혈전은 흡연, 고혈압, 고콜레스테롤혈증, 당뇨병, 비만, 운동부족, 스트레스 등 7대 요인에 의해 생성된다. 항혈소판제는 혈소판이 응집하는 것을 억제해 혈전형성을 예방하는 약이다.

대표적인 제품으로는 아스피린(관용명은 aspirin, 화학명은 acetyl salicylic acid: ASA) 을 들 수 있다. 아스피린을 해열 · 진통 · 소염 목적으로 쓰면 하루 1000~3000mg(2~3회로 나눠 복용)을 복용한다. 그러나 이 용량의 10분의 1수준인 100~300mg을 매일 복용할 경우에는 뇌졸중, 심장병을 예방할 수 있다. 아스피린은 대략 25%, 최대 50%까지 각종 혈전색전증 관련 질환의 발병 위험을 낮출 수 있다. 다만 아스피린을 뇌졸중에 쓸 경우에는 뇌출혈에 의한 것이 아님을 사전에 확인해야 한다.

아스피린은 혈관내피세포에서 혈소판응집을 막는 혈관활성물질인 프로스타사이클린(prostacycline:PGI_2)의 합성에 거의 영향을 미치지 않는다. 반면 사이클로옥시저나제(cyclooxygenase: COX)라는 효소를 가역적으로 아세틸화시켜 억제함으로써 이 효소에 의해 혈소판응집을 촉진하는 트롬복산(thromboxaneA_2:TXA_2)이 생성되는 것을 막는다.

TXA_2는 혈소판응집을 촉진하면서 동시에 혈관벽의 근육에 직접 작용해 혈관을 강력하게 수축시키는 물질이다. 아스피린은 TXA_2억제를 통해 혈소판응집을 지연시키고 혈관단면적을 넓히며 출혈시간(응혈억제

시간)이 연장되는 효과를 발휘한다. 아스피린에 의해 혈소판응집이 억제되면 7~10일간 혈전이 뭉치지 않게 된다. 혈소판은 출혈이 일어났을 때 피가 멎게 하는 필수적인 물질이지만 지나치게 잘 응집하는 경향을 띠면 특히 뇌졸중, 심장병 환자에게 매우 치명적인 결과를 초래하므로 이들에게는 혈소판응집을 저지하는 게 매우 중요하다.

많은 연구논문에 따르면 아스피린 복용으로 TXA$_2$의 수가 감소하면 뇌졸중과 심장마비의 위험이 최대 50%까지 줄어든다고 한다. 또 최근 연구결과는 아스피린이 혈액을 응고시키는 피브린(fibrin 섬유소)의 전 단계 물질 '피브리노겐(fibrinogen 섬유소원)'을 아세틸화시킴으로써 피브린 생성을 막는 효과도 있는 것으로 밝혀지고 있다.

아스피린은 해열·진통·소염 효과를 위해 보통 용량을 쓰면 속쓰림, 구역, 구토, 위장출혈 등의 장애를 일으킨다. 따라서 혈전생성 예방을 위해 장기간 쓸 때는 저용량을 써야 하고 이런 부작용을 예방하기 위해 약물이 장에서만 녹을 수 있도록 장용피(腸溶皮)를 입힌 제품이 바람직하다. 이러한 대표적인 제품으로는 바이엘헬스케어의 '아스피린 프로텍트 장용피정', 보령제약의 '아스트릭스 장용피캅셀' 등이 있다. 위에서는 녹지 않고 장에서 용해되는 제품이기 때문에 각종 아스피린 부작용을 최소화할 수 있다.

아스피린은 허혈성 심장병 및 뇌졸중과 각종 혈전색전증 예방에 효과적이지만 기관지천식, 위·십이지궤양을 악화시킬 수 있고 출혈경향(혈우병·모세혈관위약증·소화관궤양·요로출혈·객혈·안구초자체출혈 등을 유발 또는 악화)을 띠며 혈관이 약한 환자에게는 치명적인 위험을 초래할 수 있으므로 주의해야 한다. 아스피린에 알레르기를 보이는 사람, 활동성 간질환을 앓고 있는 사람, 수술을 앞두고 있는 사람은 아스피린 복용을 금지해야 한다.

☞ 아스피린의 역사와 약효의 진보

아스피린은 페니실린, 스테로이드와 함께 인류가 발명한 3대 명약으로 꼽힌다. 고대 그리스의 히포크라테스가 버드나무 껍질이 해열작용을 나타냄을 발견한 이래 1763년에는 영국 왕립학회가 이를 확인했다. 1820년에는 야생 조팝나무에서 살리실 알데히드(salicyl aldehyde)를 추출하는데 성공했고 이를 산화시켜 살리실산(salicylic acid)을 얻었다. 그러나 살리실산은 맛이 너무 고약한데다 위에 큰 부담을 줬다. 독일의 바이엘 염료공장에서 일하던 펠릭스 호프만은 류마티스로 고생하고 있지만 살리실산 복용을 무척 싫어하는 아버지를 위해 살리실산에 아세틸기(基)를 붙여 오늘날의 아스피린을 탄생시켰다. 아스피린의 A는 'acetyl', SPIR은 조팝나무의 학명인 'Spiraea ulmaria'에서, IN은 바이엘이 자사 제품명에 공통적으로 붙인 어미에서 따왔다.

오늘날 아스피린은 단순한 해열진통소염제에 그치지 않고 심장병 · 뇌졸중 · 고혈압의 예방, 임신 부작용 완화, 식도암 · 대장암 · 직장암 · 백내장을 예방 또는 치료하는데 두루 쓰이고 있다. 그러나 아스피린이 만병통치약은 아니라는 경고도 나오고 있다. 미국에서 2일에 100mg을 건강한 사람에게 장기 투여한 결과 45세 중년여성에서는 심장관상동맥 질환을 예방할 수 없으며 고위험군에게만 선택적으로 투여하는 것이 바람직하다는 결론이 나왔다. 또 18년 이상 장기 복용한 여성에서 췌장암 발생 위험이 커질 수 있다는 연구결과도 나왔다.

아스피린만으로는 충분한 효과를 얻지 못하는 환자들에게는 2차 치료제로서 치에노피리딘(thienopyridine) 계열의 티클로피딘(ticlopidine 사노피아벤티스코리아 티클로돈정, 유유 크리드정), 클로피도그렐(clopidogrel 사노피아벤티스코리아 플라빅스정) 등이 뇌졸중, 협심증, 심근경색 예방약으로 주로 쓰인다. 혈소판 세포막에 직접 작용하며 혈소판응집을 억제한다. 아울러 혈소판이 피브리노겐과 상호 작용하여 혈액응고를 촉진시키는 것을 억제한다.

티클로피딘은 혈소판내 c-AMP(cyclic adenosine monophosphate)의 농도를 높임으로써 ADP(adenosine diphosphate), 콜라겐(collagen), 에피네프린(epinephrine)에 의한 혈소판 응집 및 점착을 막는다. ADP는 혈액을 순환하는 혈소판 표면의 형상을 변화시켜서 응집을 촉진시키는 역할을 하는 반면 c-AMP는 혈소판의 안정화(응집 억제)에 기여한다. 티클로피딘은 또 적혈구막을 유연하게 하여 적혈구가 세포내 통로(micropore)를 쉽게 통과하게 함으로써 혈액점도를 낮추는 효과도 있다.

티클로피딘은 뇌혈전 및 뇌색전(뇌가 아닌 심장 등 다른 곳에서 생긴 혈전이 이동해와서 막는 것)에 의한 혈류장애, 심장관상동맥의 혈류장애, 이들 혈류장애로 유발된 각 조직의 궤양·통증·냉감 등을 개선하는데 효과적이다. 그러나 부작용 때문에 출혈, 중증 간장애에는 사용하지 않아야 한다. 생리중이거나 수술 직전 환자, 항응고제를 복용하는 환자는 주의해야 한다. 장기간 복용할 경우 백혈구를 감소시키는 무과립구증 등의 부작용이 일어날 수 있으므로 처음 3개월 동안 주기적인 혈액검사를 실시해 예방해야 한다.

클로피도그렐은 가격 기준으로 국내서 가장 많이 팔리는 혈소판응집억제제다. 뇌졸중, 심근경색, 말초동맥성질환, 급성관상동맥증후군(불안정성 협심증, 비Q파 심근경색증) 환자에서 죽상동맥경화의 진행을 억제한다. ADP가 혈소판 표면의 ADP수용체에 결합하는 것을 방해함으로써 ADP에 의해 혈소판 응집과정이 증폭·촉진되는 것을 선택적으로 억제한다. ADP는 주로 혈소판의 과밀(dense)과립에서 방출되며 혈소판의 표면형상을 변화시켜 혈소판의 점착과 응집을 자극한다. 혈소판은 과밀과립과 α과립을 갖고 있으며 이곳에서 혈소판응집 촉진물질들이 분비된다.

종합하면 클로피도그렐은 TXA_2에 의해 유도되는 혈소판응집을 억제하는 아스피린보다 더 광범위하고 근본적으로 혈소판응집을 억제할 수 있다. 클로피도그렐은 혈소판응집 억제효과가 아스피린보다 높고 티클로피리딘과 동등하며 위장장애 등의 부작용은 이들 의약품보다 적은 장점을 갖고 있다. 심장발작, 뇌졸중, 말초동맥경색 등 중증의 혈전색전증을 경험한 환자의 재발을 예방할 목적으로 쓴다.

디피리다몰(dipyridamole 한국베링거인겔하임 페르산친정)은 심장근육에 존재하는 관상동맥을 확장하여 혈액과 산소 공급을 늘린다. 혈소판의 점착성과 응집성을 억제해 동맥경화와 심근경색을 일으키는 혈전형성을 저지한다. 주로 협심증, 심근경색, 울혈성 심부전, 혈전색전증 등의 예방 및 치료에 쓰며 뇌졸중만 있는 경우에는 잘 사용하지 않는다. 저혈압 환자는 주의해야 한다.

아스피린과 디피리다몰을 복합한 약은 뇌졸중 예방과 심근경색의 위험을 줄이는 약으로 많이 쓰인다. 대표적인 약이 한국베링거인겔하임의 '아사산친캅셀'(아스피린+페르산친 생산중단)이다. 두 성분의 약리기전이 각기 다르지만 같이 존재하면 세포내 아데노신의 소모를 억제하고 혈중 아데노신 농도를 장기간 높게 유지해 혈액응고를 막는다. 또 혈소판내 c-AMP의 농도를 높게 유지해 혈소판의 안정화에 기여한다. 혈관내피세포에서 혈소판응집을 막는 혈관활성물질인 프로스타사이클린(prostacycline: PGI_2)이 생성되도록 돕는 작용도 있다. 소화성 궤양환자나 출혈 경향이 있는 환자에게는 써서 안 되며 중증 간장애나 신장장애 및 심부전 환자에게는 신중하게 투여돼야 한다.

트리플루살(triflusal 명인제약 디스그렌캅셀)은 아스피린과 마찬가지로 사이클로옥시저나제(COX)를 선택적으로 억제하여 강력한 혈소판응집 및 혈관수축물질인 트롬복산(TXA$_2$)의 생성을 저해함으로써 혈소판응집 억제효과를 나타낸다. 이 약은 또 혈관평활근의 포스포디에스테라제(phosphodiestrase:c-AMP를 분해하여 고갈시키는 효소)의 활성 및 적혈구막의 아데노신 흡수를 억제해 혈중 아데노신 및 c-AMP의 농도를 높게 유지함으로써 혈소판응집 억제, 혈전형성 억제, 혈관확장 등의 작용을 나타낸다. 혈전색전증 및 관련 합병증의 예방과 치료, 뇌혈관장애의 예방과 증상 개선, 동맥경화성 기능장애의 예방 등에 매우 효과적이다. 그러나 임산부, 소화성궤양 환자, 아스피린 과민성 환자는 사용할 수 없으며 항응고제 및 경구용 혈당강하제를 병용할 경우에는 주의해야 한다.

펜톡시필린(pentoxyfyllin 한독약품 트렌탈정)은 적혈구의 손상된 변형능(탄력성)을 증가시키고 혈소판응집을 억제하며 혈액의 점도를 감소시켜 뇌혈관 동맥 및 정맥의 혈액흐름을 개선시킨다. 조직에 영양을 공급하는 미소순환(microcirculation)을 개선하여 뇌 관류를 증가시키고 뇌 기능을 향상시킨다. 이런 효과 때문에 펜톡시필린은 뇌 순환장애(허혈성 뇌졸중 및 뇌졸중 후 증상, 어지럼증, 두통, 건망증, 뇌동맥경화 등)를 비롯해 안구순환장애(녹내장), 말초동맥 및 정·동맥순환장애(당뇨병성 혈관병, 하지정맥류, 버거씨병, 간헐성 파행, 다리저림, 소화성궤양, 간경변) 등에 널리 쓰인다. 그러나 출혈, 저혈압이 있거나 혈압강하제를 복용하는 환자는 주의해야 한다. 버거씨병(Buerger's disease)은 폐색성혈전혈관염, 간헐성 파행은 신경 및 혈관에 합병증이 생겨 '갈 之'자 걸음으로 걷는 것을 말한다.

실로스타졸(cilostzol 한국오츠카제약 프레탈정)은 ADP, 콜라겐, 아라키돈산(arachidonic acid: TXA$_2$의 원료물질), 에피네프린 등에 의한 혈소판응집 및 점착을 막는다. 혈관평활근의 포스포디에스테라제 활성을 억제해 c-AMP의 농도를 높게 유지함으로써 혈소판응집을 억제한다. 혈관확장 작용도 있기 때문에 동맥경화가 심화되는 것을 억제할 수 있다. 특히 하지혈관으로 혈류가 늘어나는 작용이 뛰어나 손발저림, 수족냉증 등의 허혈성 말초혈관질환에 효과가 좋고 만성동맥폐쇄증, 당뇨병 합병증에 의한 궤양·통증·냉감 등을 개선하고 뇌경색의 재발을 예방하는 효과가 있다. 부작용은 트리플루살과 유사하다.

베라프로스트(berapost 한국아스텔라스 베라실정)은 세계 최초의 먹는 프로스타사이클린(prostacycline: PGI$_2$)유도체이다. PGI$_2$는 혈소판응집을 매개하는 트롬복산(TXA$_2$)과 맞서는 물질로서 혈소판응집 및 점착을 억제해 혈전형성을 막으며 혈류를 증가시키고 혈액점도를 낮춘다. 동맥경화에서 혈관 내막이 두터워지는 것을 막는 효과도 있다. 따라서 버거씨병, 당뇨병, 폐색성 동맥경화에 의한 만성동맥폐색증에 의한 궤양·통증·냉감을 개선하는 효과가 뚜렷하다.

사르포그릴레이트(sarpogrealate 유한양행 안플라그정)는 혈소판 및 혈관평활근의 5-HT$_2$(HT는 hydroxy tryptamine의 약자로 serotonin과 동일 물질)수용체에 대해 특이적인 길항작용을 나타내 혈소판응집과 혈관수축을 억제하는 약이다. 만성동맥폐색환자에서 세로토닌, 콜라겐에 의한 혈소판 응집을 억제하기도 한다. 용도는 베라프로스트와 같다.

항혈액응고 및 혈관확장작용이 있는 프레탈, 베라실, 안플라그 등은 생리중이거나, 출혈 경향이 있거나, 항응고제를 복용하는 환자라면 피해야 한다.

황 함유 점막다당체(sulfomucopolysaccharide 근화제약 아테로이드연질캅셀)는 돼지의 십이지장에서 추출한 천연 글리코스아미노글리칸(glycosaminoglycan)의 일종으로 뇌동맥 내벽에 존재하는 물질이다. 이것이 노령으로 부족해지면 뇌 혈액순환장애, 치매 등 뇌기능저하가 초래되므로 아테로이드를 보충하면 뇌 혈액순환이 촉진되면서 뇌졸중 예방 및 개선효과를 기대할 수 있다. 만성 노인성 뇌혈관질환과 뇌 동맥경화로 인한 뇌기능 부전에 쓴다.

비슷한 제품으로 설로덱사이드(sulodexide 아주약품 베셀듀에프연질캅셀), 소 췌장추출물(pancreatic sulfomucopolysaccharide 현대약품 리파로이드정) 등이 있다. 뇌졸중, 동맥경화, 고지혈증 등의 보조치료제를 겸한다.

설로덱사이드는 돼지의 십이지장 점막에서 얻는 천연 글리코스아미노글리칸을 표준화된 추출 및 정제방법으로 만든 것으로 헤파린 유사물질(heparinoid)이라 할 수 있다. 다양한 저분자 헤파린(low molecular weight heparin: LMWH)과 더마탄(dermatan sulfate)이라는 물질이 8대 2로 혼합돼 있으며 경구 복용이 가능하다. 설로덱사이드는 분자량이 5000~6000달튼(달튼은 고분자물질의 질량표시 단위로 dalton이나 Da로 표기)이지만 진정한 저분자 헤파린이라고는 볼 수 없다. 효소나 약물로 가수분해하여 얻은 게 아니라 비중차를 이용해 상대적으로 비중이 가벼운 것을 침강·분획하여 얻은 것이기 때문에 혈전형성억제효과가 저분자량 헤파린보다 매우 약하다. 따라서 다른 혈소판응집 억제제에 비해 수술시 출혈위험이 높지 않으며 간 독성, 백혈구 수치 감소, 과민반응 등의 부작용이 적고 그래서 먹는 약으로 복용할 수 있다. 저용량의 베셀듀연질캅셀(150 LSU)는 고지혈증치료제나 동맥경화 및 혈전색전증의 치료보조제로, 고용량의 베셀듀에프연질캅셀(250 LSU)는 동맥경화 및 혈전색전증 치료제로 쓰인다.

설로덱사이드는 혈액응고과정의 첫 단계라 할 수 있는 혈액응고 10인자(Factor Xa:트롬보플라스틴 thromboplastin)의 활성화를 선택적으로 억제함으로써 강력한 혈전형성 억제효과를 나타낸다. 또 동맥벽에서 지단백분해효소(lipoprotein lipase)가 분비되도록 유도해 혈중 중성지방과 콜레스테롤을 낮춘다. 특히 혈액의 점도를 높이는(끈적거리게 하는) 저밀도지단백(VLDL)결합 콜레스테롤을 분해한다. 이에 그치지 않고 혈관내피세포에서 조직플라스미노겐활성화인자(tissue-plasminogen activator:tPA)의 분비를 증가시켜 플라스민(plasmin)을 활성화하여 피브리노겐(fibrinogen)을 낮추고 혈관 내피에 붙어있는 피브린(fibrin)이 용해되도록 유도한다. 이에 따라 혈액점도는 떨어지고 혈전응집은 차단돼 동맥경화에 효과적이다. 이밖에 혈관평활근의 세포증식을 억제해 동맥벽이 두꺼워지지 않게 하는 효과가 있다.

설로덱사이드는 소혈관과 대혈관의 합병증에 관련된 고지혈증, 동맥경화증, 말초동맥경화질환, 혈전색전증, 당뇨병성 신증 등의 치료보조제다. 아스피린이나 플라빅스 다음으로 쓸 수 있는 보완적 약물로 복합처방에 '조연' 격으로 자주 애용되고 있다. 특히 당뇨병성 신증에 사용하면 위약(僞藥)과 비교하여 단백뇨 수치가 74% 더 떨어지는 효과를 얻을 수 있다.

리파로이드는 소 췌장에서 추출한 저분자형 황 함유 점막다당체로서 혈액내의 콜레스테롤 및 중성지방을 정상화하고 혈전 및 혈관벽 염증성 병변의 용해를 촉진해 역시 동맥경화에 효과적이다.

이밖에 덱스트란(dextran)은 혈액대용제로서 혈액점도를 낮추기 때문에 혈전증의 예방이나 치료에 쓴다.

결론지으면 심장병, 뇌졸중 등으로 혈전생성이 우려될 때에는 아스피린이나 티클로피딘과 같은 항혈소판제제를 사전에 복용해 심장관상동맥과 경동맥(頸動脈 뇌로 올라가는 목 부위의 굵은 동맥)에서 혈액이 굳지 않도록 해야 한다. 아울러 혈중 콜레스테롤 및 중성지방이 높은 사람은 스타틴(statin) 계열의 혈중지질강하제를 복용한다.

항응고제(항응혈제)

항응고제는 이미 형성된 혈전이 커지는 것을 억제하는 약으로서 쿠마린(coumarin)계 먹는 약인 와파린(wafarin 제일약품 쿠마딘정, 대화제약 와르파린나트륨정) 및 디쿠마롤(dicumarol) 등과 주로 주사제로 쓰이는 저분자 헤파린(low molecular weight heparin: LMWH)이 있다.

항응고제의 효과는 프로트롬빈 시간(prothrombin time: PT)과 국제응고시간비교계수(international normalized ratio: INR)로 평가한다. PT는 환자의 혈장에 트롬보플라스틴(thromboplastin)과 염화칼슘을 넣은 후 혈액이 응고되는 시간을 측정한 것으로 제품의 종류(트롬보플라스틴의 기원)에 따라 반응 민감도가 다르므로 정상적인 PT수치가 달라질 수 있다. INR은 '환자 검체의 PT를 표준 검체의 PT로 나눈 것'에 ISI를 제곱한 것을 의미한다. ISI는 세계보건기구의 표준제품과 비교해 얻은 값으로 각 시약설명서에 표기돼 있다. INR이 높을수록 출혈경향이 큰 것을 의미한다. INR은 정상값이 1로서 각종 심장질환으로 혈액응고경향이 높아진 사람은 2~3을 유지하도록 노력해야 한다. INR이 2에 미달하면 와파린 같은 약의 복용량을 늘리고 3을 초과하면 복용량을 줄여야 한다.

■ INR과 식품과의 관계

INR을 높이는 식품(혈액출혈경향 높임)	INR을 낮추는 식품(혈액응고경향 높임)
비타민E다량 함유 식품, 토코페롤, 글루코사민, 콘드로이틴, 홍삼 및 인삼류(반대로 낮춘다는 연구도 많음), 양파, 마늘, 오메가-3 지방산, 은행잎 추출물, 은행, 대추, 당귀, 자몽주스	비타민K다량 함유 식품, 클로렐라, 콩류식품(콩비지, 콩국수국물), 청국장, 낫토, 녹즙, 녹차, 브로콜리, 아스파라거스, 아보카도, 코울슬로, 양배추, 피스타치오너트, 올리브기름, 콩기름, 간(肝)류

＊쿠마린계 약물은 비타민K와 유사한 구조를 갖고 있다. 비타민K가 혈액응고2인자 [Factor II thrombin], 혈액응고7인자 [Factor VII prothrombin proconvertin: 프로트롬빈(prothrombin)이 트롬빈(thrombin)으로 변화하는 것을 간접적으로 촉진하는 인자), 혈액응고9인자(FactorⅨ Christmas Factor: 트롬보플라스틴(thromboplastin) 형성을 간접적 촉진), 혈액응고10인자(Factor Xa: 본격적인 혈액응고의 첫 단계인 트롬보플라스틴으로서 트롬빈 형성을 직접 촉진) 등의 형성에 기여해 혈액응고를 유도하는 과정을 차단한다. 비타민K는 산화된 후 다시 환원되는 과정을 거듭하면서 혈액응고에 관여하는데 쿠마린계 약물은 비타민K의 환원 과정을 방해함으로써 혈액응고를 억제한다.

■ PT를 늘리거나 단축시키는 약품

PT를 늘리는 약품(혈액응고시간 연장)	PT를 단축시키는 약품(혈액응고시간 단축)
남성호르몬류, 갑상선호르몬, 알로푸리놀(통풍약), 아미오다론(부정맥치료제), 클로르프로파미드(당뇨병약), 시메티딘(위산분비억제제), 시프로플록사신(퀴놀론계 항균제), 코트리목사졸(항균제), 디설피람(알코올중독치료제), 메틸페니데이트(중추신경흥분제 및 각성제), 플루코나졸 및 메트로니다졸(항진균제), 헤파린(혈액응고억제제), 급성 알코올중독	비타민K, 바비튜레이트 계열 진정제 겸 수면제, 카르바마제핀(간질치료제), 리팜핀(항결핵제), 만성 알코올중독, 콜레스티라민(고지혈증치료제), 기타 여성호르몬류(피임약이나 폐경기증후군 치료제)의 장기과량 복용이나 임신으로 혈액응고경향이 높아짐. 에스트로겐+프로게스테론이 복합된 경구피임약 복용하면 뇌졸중 위험3배, 흡연하면 더 위험

와파린은 고전적인 약으로 비타민K가 혈액응고인자를 합성하는 것을 억제해 혈전이 굳어가는 것을 효과적으로 막기 때문에 심부정맥혈전증, 폐동맥색전증, 수술 후 혈전성정맥염, 관상동맥혈전증, 심방세동, 심장판막협착증 등의 치료에 널리 사용된다. 위험요인이 없는 활동적 환자에게는 2개월 동안 투여하지만 중증 질환에는 보통 3~6개월 처방하고 지속적으로 재발할 경우에는 장기 복용할 필요가 있다.

와파린은 부작용으로 각종 출혈을 유발한다. 비강, 결막, 잇몸 등에 출혈을 일으키고 혈뇨나 혈변, 흑변이 나오게 한다. 드물게 피부의 괴사와 발진, 백발 등이 초래될 수 있다. 또 간의 약물대사효소를 억제하고 혈장단백질과의 결합력이 높으므로 다른 약물과 같이 쓸 경우 상호작용에 유의해야 한다. 아울러 와파린과 디쿠마롤은 쉽게 멍이 들게 하거나, 코피·내출혈 등 다양한 부작용을 일으키며, 임산부가 복용하면 기형아를 출산할 수 있으므로 유의해야 한다.

와파린 복용중에는 비타민K 함유 식품을 일부러 늘리거나 줄여 먹을 필요 없이 평상시처럼 복용한다. 치과치료 등 피가 나는 치료를 하거나 설사가 심할 때에는 출혈이 멎지 않아 몸에 피해를 줄 수 있으므로 복용량을 줄이는 게 바람직하다. 상습 음주자는 와파린의 약효가 감소하거나 출혈 위험이 커지므로 술을 삼가야 한다. 와파린의 약효가 지나친 경우에는 신선동결혈장(fresh frozen plasma: FFP)을 투여하거나 비타민K를 경구복용 또는 정맥주사로 투여하여 출혈 위험을 낮춰야 한다.

와파린은 보통 생체이용률이 95%, 혈중단백질과의 결합률이 99%에 달하므로 체중이 50kg 이하이거나, 간과 신장에 만성질환이 있거나, 저알부민혈증으로 혈중 단백질이 적은 환자는 매우 적은 용량을 써야 한다.

와파린은 투여했다 하더라도 이미 몸을 순환중인 혈액응고인자들이 소멸되는데 오랜 시간이 걸리기 때문에 약효가 발현되기까지는 36~72시간이 소요된다.

＊이런 단점 탓에 혈전을 신속히 조절하기 위해서는 주사제인 헤파린을 사용한다. 이 약은 안티트롬빈Ⅲ(antithrombinⅢ)을 자극해 트롬빈(thrombin 혈액응고2인자)의 기능을 억제한다. 트롬빈이 불활성화되면 피브리노겐(fibrinogen 피브린 전단계 물질)이 피브린(fibrin 혈액응고 섬유소)으로 전환하는 혈액응고 과정이 차단되므로 혈전생성 및 혈액응고를 막을 수 있다.

헤파린은 점막다당류의 일종으로 포유동물의 간, 폐, 소장, 췌장, 심장 등 모세혈관이 많은 곳에 집중분포하며 의약품 제조용으로 쓰이는 것은 주로 장점막과 췌장에서 추출한다. 헤파린 가운데 미(未)분획된 고분자량(22,000달튼 이상) 제품으로 헤파린나트륨(heparin-Na 녹십자 헤파린나트륨주, 중외제약 헤파린나트륨주) 등이 있다. 효소분해(분획)된 저분자량(8000~10,000달튼) 제품으로는 달테파린(dalteparin 한국화이자 프라그민주), 에녹사파린(enoxaparin 사노피아벤티스코리아 크렉산주) 등이 있다. 어떤 헤파린이든 분자량이 커서 주사제로 밖에 사용할 수 없다.

미분획 헤파린은 주로 돼지 장점막이나 소의 폐에서 추출해 만드는데 광우병 우려로 돼지 장점막을 원료로 많이 쓴다.

저분자헤파린은 분자량이 일반 헤파린(미분획 고분자량)의 2분의 1~3분의 1 수준으로 분자량이 작아서 혈액 중 단백질과의 결합률이 낮고 생체이용률이 훨씬 크다. 저분자헤파린이나 와파린은 생체이용률이 90% 이상인 반면 일반헤파린은 24%에 불과하다. 반감기는 길어져 약효 지속시간이 늘어난다. 혈액응고10인자(트롬보플라스틴 thrombo-plastin)와 선택적으로 결합함으로써 과잉출혈 경향을 낮추고 헤파린에 의해 유도되는 혈소판감소증(heparin induced thrombocytopenia)을 줄일 수 있다. 과잉출혈에 대한 염려가 줄고 약효지속시간이 늘어나게 되므로 항(抗)응고효과가 일정하기 유지되는지 알아보기 위해 의료진이 24시간 모니터링할 필요가 없다. 또 저분자헤파린은 주로 피하주사로 투여하기 때문에 정맥주사하는 일반 헤파린보다 사용이 편리하며 효과의 개인차가 일반 헤파린에 비해 적게 나타난다.

저분자헤파린은 주로 돼지의 장점막에서 추출하며 효소나 알칼리 용액을 이용해 저분자량으로 쪼개는 과정을 거친다. 가격은 일반헤파린의 3배에 육박한다.

크렉산은 국내서 가장 많이 처방되는 저분자헤파린으로서 수술, 급성 심부정맥혈전증, 허혈성 심장질환에 의한 혈전증의 치료 또는 예방약으로 쓴다. 돼지 장점막에서 얻은 헤파린을 알칼리 용액을 이용해 '베타(β)결합'한 폴리머를 끊어냄으로써 제조한다. 혈액응고인자 가운데 혈액응고 10인자(thromboplastin :thrombin 형성 직접 촉진)에 대한 억제 효과가 혈액응고2인자(thrombin)에 대한 억제효과보다 커서 항응고효과가 큰 대신 출혈위험은 더 적다. 트롬빈(thrombin)은 피브리노겐을 피브린으로 변화시켜 혈병(血餠 피떡 fibrin clot)이 생기게 함으로써 지혈을 유도한다.

프라그민은 혈액응고10인자의 활성을 선택적으로 억제하여 혈액응고를 억제한다. 돼지 장 점막에서 추출한 헤파린을 효소로 분해한 다음 크로마토그램(chromatogram 다양한 색소혼합물을 흡착제를 사용해 별도 성분으로 분리하는 방법)으로 정제하여 만든다. 용도는 크렉산과 거의 같다.

미국 의사처방참고서(physician's desk references: PDR)에 따르면 크렉산의 평균분자량과 생체이용률은 각각 4500달튼, 95%로 프라그민의 5000달튼, 87%보다 우수하다. 이 때문에 크렉산은 혈액응고10인자 및 혈액응고2인자에 대한 억제효과가 프라그민보다 강해서 항응고효과가 더 뛰어나다. 어쨌든 크렉산과 프라그민 등 저분자헤파린은 일반 헤파린에 비해 심근경색 사망률 위험을 8% 이상 낮출 수 있다.

선천적으로 안티트롬빈이 결핍돼 생기는 혈전색전증 합병증에는 녹십자 '안티트롬빈Ⅲ 주사제'가 쓰인다.

항응고제는 항혈소판제와는 달리 과량으로 투여할 경우 장기간 출혈을 일으킬 수 있으므로 투여량 조절에 각별히 신경써야 한다.

최근에는 출혈 위험을 줄인 경구용 항트롬빈제가 개발되고 있으나 아직까지는 간 독성 등 부작용이 심한 것으로 알려져 있다.

정맥혈전이 하지에 생겼을 경우에는 부종, 궤양, 통증, 색소침착 등의 불편감을 해소하고 이로 인해 치명적 폐색전증이 발병하는 것을 예방하는데 중점을 둬야 한다. 다리를 심장보다 높게 유지하여 정맥혈류를 개선하고 가급적 안정을 취하고 아스피린 이외의 다른 진통제를 써서 통증을 완화시킨다. 저분자량 또는 일반 헤파린을 적어도 5일 정도 정맥주사하고 3~12개월 동안 와파린을 투여해 INR을 2~3으로 유지한다. 와파린으로 해결되지 않으면 클로피도그렐을 사용한다. 자꾸 재발하거나 선천성 정맥혈전일 경우에는 위험요인이 지속되는 한 평생치료가 필요하다.

환자의 출혈경향 때문에 항응고제를 사용하는 것이 위험한 경우에는 하대정맥필터삽입술(inferior vena cava(IVC) filter insertion)을 시행한다. 심장과 연결된 하대정맥에 필터를 설치해 심장과 폐로 올라가는 정맥혈전을 걸러내는 방법이다. 심부정맥혈전증(deep vein thrombosis: DVT) 환자에 추가로 폐색전증(pulmonary embolism: PE)이 발병하는 것을 예방, 치료하는 것이 목적이다. 우측 대퇴부정맥이나 우측 내경정맥에 카테터(도관)를 넣어서 신정맥 입구 직하부에 필터가 위치하도록 삽입한다.

중증의 폐색전증이나 혈류역학(hemodynamics)이 불안한 경우에는 다음에 설명할 혈전용해제를 카테터를 이용해 해당 부위에 국소적으로 투여하는 치료를 한다. 치료 기간에는 잠자는 시간을 제외하고 고탄력 하지스타킹을 항시 착용한다.

☞ 하지심부정맥 환자의 생활요법

1. 앉을 때 다리를 꼬지 않는다.
2. 규칙적으로 걷기 운동을 한다.
3. 장시간 서 있지 않고 부득이 한 경우에는 번갈아 한쪽 다리에만 체중이 몰리도록 한다.
4. 짜게 먹지 않는다.
5. 다리를 베개 등으로 받혀 심장보다 20~30도 높인다.
6. 장기간 앉아있는 경우 40분마다 일어나서 간단한 동작을 한다.
7. 뜨거운 목욕, 사우나, 일광욕 등을 피한다.

8. 샤워 후 차가운 물로 다리를 헹군다.

9. 발목과 다리를 자주 스트레칭한다.

10. 신발 굽을 3~4cm 이하로 유지하며 하이힐을 삼간다.

혈전용해제

혈전을 녹이는 제제로 대표적인 게 조직플라스미노겐활성화인자 (tissue plasminogen activator: tPA) 제품이다. 국내서는 알테플라제 (alteplase 한국베링거인겔하임 액티라제주), 테넥테플라제(tenecteplase 한국베링거인겔하임 메탈라제주)가 많이 사용된다.

이와 함께 유로키나제(urokinase:uro plasminogen activator:uPA 녹십 자 유로키나제주), 스트렙토키나제(streptokinase 경동제약 케이나제주) 등 이 쓰인다. 이들 제제는 인체 단백질 성분을 분해하는 효소로서 단백질의 일종인 혈전도 녹이는 것이다. 뇌졸중, 급성심근경색, 급성폐동맥색전, 인공심장판막혈전, 허혈성뇌졸중 등의 질환에 주로 사용된다.

tPA제제는 tPA생산 유전자를 재조합하여 양이나 염소에 이식하여 이 들 동물이 짜낸 젖에서 추출해 만든다. 따라서 매우 고가다. 알테플라제 도 이같은 방식으로 생산한 tPA이다. 테넥테플라제는 알테플라제의 분 자구조 가운데 3곳을 치환시켜 사용의 편리성을 높인 제품이다. 알테플라 제는 90분 동안 3회에 나눠 주사하지만 테넥테플라제는 한번만 주사하면 되므로 간편하다. 알테플라제는 2세대, 테넥테플라제는 3세대 tPA로 분 류한다. 세대가 높다는 것은 피브린을 선택적으로 용해시키는 능력, 투여 후 혈관 개통률, 투여방법의 간편성이 우수하다는 것을 의미한다.

tPA는 혈액응고로 생긴 혈병(血餠 피떡 fibrin clot)을 용해 (fibrinolysis)한다. 개량된 tPA는 섬유소원(fibrinogen)을 파괴하지 않고 섬유소(fibrin)와 결합한 플라스미노겐(plasminogen)만 선택적으로 플라스민(plasmin)으로 활성화시켜 혈전발생 부위의 섬유소만 선택적으로 용해한다. 플라스민은 섬유소원, 혈액응고5인자(factor V), 혈액응고 8인자(factor Ⅷ) 등을 분해하여 응고된 혈액을 용해한다.

tPA는 뇌혈전증, 뇌경색, 말초동·정맥폐색증, 급성심근경색, 폐색전증에 주로 사용한다. 하지만 테넥테플라제는 현재 급성심근경색 치료제로만 사용되고 있다. 테넥테플라제는 에녹사파린과 같은 저분자헤파린을 보조치료제로 사용할 경우 치료의 유효성과 안전성이 상승하는 것으로 나타나고 있다.

뇌졸중, 심근경색 등 급성 증상이 발생한 뒤 3시간 이내에 tPA를 정맥주사하면 환자들이 치명적 상황을 모면할 수 있으며 주사 후 1시간 이내에 혈전이 녹아 뇌의 정상적 혈액순환이 가능해진다. 혈관조영술을 하지 않고 이른 시간 안에 뇌졸중 환자에게 투여할 수 있다. tPA는 스트렙토키나제보다 신속하게 약효를 내며 고혈압약 겸 부정맥치료제인 베타차단제나 아스피린과 함께 투여하면 혈전용해효과가 증가된다. 그러나 뇌출혈의 부작용은 여전하며 효과를 100% 믿기에는 미진한 점이 적잖다.

혈액은 응고와 용해가 균형을 이룸으로써 인체를 유지하는데 형성된 피떡이 며칠 안에 되녹는 과정에는 플라스미노겐활성화인자(plasminogen activator)가 필요하다.이런 물질로는 tPA, 유로키나제, 스트렙토키나제, 스타필로키나제(staphylokinase) 등을 꼽을 수 있다. 이들 활성화인자에 의해 플라스미노겐(plasminogen)은 플라스민(plasmin)이 되어 응고된 혈액을 용해한다.

유로키나제는 신장에서 합성되므로 건강한 남자의 신선한 소변에서 추출한 것을 약으로 만든다. 혈전증, 뇌경색의 증상이 나타난 지 5일 이내에 컴퓨터단층촬영(CT)을 실시하여 출혈이 나타나지 않은 것으로 확인됐을 때 쓴다. 이미 출혈이 있었던 사람에게 이 약을 쓰면 위험하다.

혈전용해제 역시 항응고제와 마찬가지로 장기출혈을 일으킬 수 있으므로 숙련된 의사에게 치료를 받는 것이 좋다. 유로키나제는 정맥주사할 경우 혈전용해효과가 적고 뇌출혈의 위험이 높아 요즘에는 거의 하지 않는다. 대신 동맥투여를 하는데 혈관조영술로 뇌혈관이나 심장관상동맥의 막힌 부위를 찾아낸 다음 동맥 안쪽으로 가느다란 튜브를 막힌 부위까지 접근시켜 혈전 부위에 유로키나제를 집중 투여한다. 용해효과가 크고 부작용도 적어 정맥주사보다 나은 치료다. 급성 증상이 생긴 뒤 늦어도 6시간 이내에 유로키나제를 투여해야 하며 환자의 60% 이상에서 혈전용해 및 증상호전의 효과를 볼 수 있다. 하지만 10~15명 중 1명의 비율로 뇌출혈의 부작용이 생겨 증상이 더 악화되는 경우도 있다.

유로키나제 동맥투여와 tPA 정맥주사 가운데 어느 것이 더 효과적인지는 딱 부러지게 말할 수 없다. 다만 분명한 것은 치료가 빠를수록 결과도 좋다는 것이다. tPA는 가격이 워낙 고가라 스트렙토키나제로 효과를 못 봤을 경우에 사용하는 경우가 많다.

스트렙토키나제는 β-용혈성 연쇄상구균(β-hemolytic steptococci)이 생성하는 분자량이 비교적 큰 단백질 분해효소로서 플라스미노겐이 플라스민으로 활성화하는 과정을 촉진한다. 경구 투여는 안 되고 정맥으로 한 방울씩 점적 주사하게 돼 있다. 출혈 경향이 있으며 심하면 알레르기 및 아나필락시스(anaphylaxis 과거의 알레르기 경험이 되살아나 증폭되는 알레르기 반응)이 나타날 수 있다.

한편 스트렙토키나제+스트렙토도나제(streptodornase)의 복합제로는 동신제약 '바리다제정', 한미약품 '뮤코라제정' 등이 있다. 먹는 약으로서 수술 및 외상으로 우려되는 염증, 혈전정맥염, 부비동염, 호흡기 질환으로 야기되는 가래배출곤란 등에 사용하는 소염효소제다. 혈전색전증 치료와는 이렇다 할 연관이 없다고 볼 수 있다.

협심증 · 심근경색

심장은 하루에 8640ℓ, 1년에 315만ℓ 의 혈액을 운반한다. 심장을 감싸는 심장근육은 잠시도 쉬지 않고 혈액을 펌프질하는데 심장근육에 산소와 영양을 공급하는 굵은 혈관을 관상동맥(冠狀動脈)이라고 한다. 혈관모양이 면류관 모양처럼 3가닥으로 돼 있어 이런 이름이 붙여졌다. 관상동맥에 조영제를 주입하고 막힌 부위와 정도를 측정하는 것이 관상동맥조영술로서 심장 관련 혈관의 막힌 정도를 파악할 수 있다.

허혈성 관상동맥질환은 관상동맥이 좁아져 심장근육으로 혈액공급이 제대로 되지 않는 상태다. 심근에 산소가 충분하게 공급되지 않기 때문에 가슴에 심한 통증이 생기고 생명이 위태롭게 된다. 콜레스테롤이나 혈전이 혈관 내벽에 쌓이는 게 가장 주요한 요인이다.

허혈성 관상동맥질환을 이해하려면 동맥경화의 과정과 이와 관련된 몇 가지 용어를 이해할 필요가 있다. 혈관은 안쪽부터 혈관내피세포(혈관내막), 중막, 외막으로 이뤄져 있다. 혈관내피세포는 상피(上皮)세포이자 평활근으로서 탄력성 섬유로 구성돼 있다. 혈관중막은 고리모양의 민무늬 평활근으로 탄력이 좀 더 약하다. 동맥혈관은 정맥혈관에 비해 중막이 발달돼 있다. 혈관외막은 결합조직과 연결돼 있으며 탄성은 없으나 더 두껍고 튼튼하다.

혈관내피층은 만성적 고혈압, 흡연, 지방질 식사, 미생물 침투에 의해 손상을 받으며 이 때 플라크(plaque 죽상동맥경화반)라는 침전물이 손상된 내피세포 자리에 생기기 시작하고 점차 부피가 커지고 증식하다가 인접한 혈관 평활근세포와 엉기게 된다. 이어 플라크는 콜레스테롤 등에 의해 지질화(脂質化)되며 칼슘이 눌러붙는다. 콜레스테롤과 칼슘 덩어리를 잡아먹는 대식세포(大食細胞 macrophage)는 증식하여 거품을 만들므로 이를 포말세포(泡沫細胞 foaming cell)라고 한다. 포말세포의 거품이 꺼지면서 사체가 눌러붙으면 죽상동맥경화반은 더 끈적거리고 다소 딱딱해지면서 섬유화된다.

혈전(血栓 thrombus)은 혈액 중 섬유소원(fibrinogen), 혈소판, 백혈구, 적혈구 등이 엉겨 플라크에 달라붙을 때 생긴다. 이에 따라 동맥혈관은 좁아지고 혈류는 감소되며 조직이나 장기에 허혈성 손상(혈액공급 부족으로 해당 세포가 손상됨)을 일으킨다. 플라크는 혈관내피세포에 생기고 혈전은 플라크 위에 쌓인다는 점에서 차이가 난다.

조직이나 장기의 혈관 벽에 부착돼 있던 혈전이 떨어져 나와 혈류를 타고 다른 부위로 이동해 혈관을 막는 덩어리가 되면 색전(塞栓 embolus)이라고 한다. 혈전증은 혈전이 비정상적으로 많이 생긴 것을 의미하며 색전증은 커진 혈전이 마구잡이로 이동하는 현상이다.

혈전증과 색전증을 통틀어 혈전색전증(thromboembolism)이라고 하는데 뇌졸중, 심장병, 폐색전증, 심부정맥혈전증 등을 유발하는 단초가 된다.

허혈성 심장관상동맥질환은 크게 협심증, 급성심근경색, 심부전증으로 나뉜다.

＊협심증은 관상동맥이 50% 이상 좁아져 있는 경우로 이로 인한 가슴통증은 대개 3~5분 정도 지속된다. 반면 심근경색은 관상동맥 혈류가 완전히 차단되어 심장근육의 일부가 죽는 것이다. 통증은 더 심하고 30분 이상 지속된다.

협심증은 기본적으로 고지혈증, 고혈압, 당뇨병, 흡연, 가족력, 비만,

과도한 음주 등에 의해 발병한다. 여기에 운동부하, 스트레스, 과식, 기온저하, 성적 흥분, 오한 및 고열, 갑상선기능항진, 빈맥, 저혈당 등으로 촉진 또는 발생한다. 40대 이후의 남성과 폐경기 이후의 여성에서 급격히 증가한다. 특히 겨울철 이른 아침에 협심증에 의한 심장발작 사고가 많이 발생하므로 평소 이런 위험요인을 안고 있는 사람은 매우 조심해야 한다. 협심증의 초기 증세는 속이 메슥거리고 토하며 미열이 나고 숨이 가쁘며 불안해지기 시작하면서 통증이 왼쪽가슴에서 발생하여 어깨 및 턱으로 퍼진다.

협심증은 크게 3가지로 나뉜다. 안정형 협심증(stable angina)은 관상동맥에 죽상경화반이 협착돼 발생하여 초래되는 경우가 대부분이다. 격렬한 운동이나 심한 정신 스트레스 등으로 심장과 혈관의 교감신경말단에서 노르에피네프린[norepinephrine: 부신수질에서 분비되는 교감신경 흥분물질로 노르아드레날린(noradrenaline)이라고도 함. 부신수질분비호르몬의 75%가 에피네프린(아드레날린)이며 나머지 25%가 노르에피네프린]의 분비량이 증가한다. 이에 따라 심근의 산소요구량이 늘어나면 이미 진행된 관상동맥경화나 협착이 더 이상 이런 상황을 감당하지 못함으로써 심근허혈과 이로 인한 흉통을 유발한다. 보통 2~3분간 가슴이 답답한 특유의 증상을 보였다가 10여분 이내에 사라지는 양상을 보인다. 이 책에서 설명할 협심증의 약물치료는 대부분 안정형 협심증에 관한 것이다.

불안정형 협심증(unstable angina)은 안정형 협심증과 급성심근경색의 중간 정도라고 보면 이해하기 쉽다. 유의할 만한 폐쇄성 심장관상동맥 죽상경화반이 형성되고 죽상동맥경화반의 파열과 균열이 생기면 혈소판이 풍부한 혈전이 곳곳에 생겨 아주 위험한 상태가 된다. 안정형 협심증이 예측 가능한 협심증이라면 불안정형 협심증은 어느 날 갑자기 예고 없이 또는 수면 중에도 증상이 나타날 수 있는 위험성을 안고 있다.

이형 또는 변이형 협심증(variant angina)은 관상동맥의 협착이나 혈전생성, 기질적 변화 등에 의해 생긴 협심증이 아니라 심장관상동맥을 둘러싼 근육섬유의 갑작스러운 경련과 수축으로 일어나 심장근육으로 공급되는 혈액이 감소됨으로써 유발된다. 서양인보다 동양인에게 많이 발생하는데 한국의 경우 전체 협심증의 10%를 차지한다.

이형 협심증은 주로 이른 아침 시간, 휴식 시간에 증상이 발생하고 경련은 이미 좁아진 동맥경화증뿐 아니라 정상적인 관상동맥에서도 생길 수 있다.

＊협심증이 좀 더 심해져 관상동맥이 완전히 막히면 심근경색증이라 하며 환자마다 증상이 다양하게 나타나지만 심한 흉통, 심인성 쇼크, 돌연사에 이를 수 있다. 급성심근경색증의 90%는 죽상경화반의 파열과 관상동맥 내 악성 혈전에 의한 것이다. 급성심근경색과 안정형 협심증으로 사망한 환자의 죽상동맥경화반을 비교 분석해보면 급성심근경색으로 사망한 환자는 대식세포와 플라크내 조직인자(plaque tissue factor)의 함유량이 훨씬 많아 더 오랫동안 혈관이 세포기질적으로 변성됐음을 알 수 있다.

＊심부전증은 심장이 신체가 요구하는 만큼의 혈액을 공급할 수 없게 된 상태로 심장펌프 기능이 쇠약해진 상태다. 폐에서 들어오는 피를 모두 방출하지 못해 심장에 피가 정체돼 있는 상태를 '울혈성'이라 하며 전체의 절반을 차지한다. 이로 인해 폐에 피가 고이는 것을 폐부종이라고 한다. 더욱 심해지면 하지부종과 복수가 나타난다.

◎ 협심증 및 심근경색의 약물치료

협심증 치료제는 예방용 약물과 발작용 약물로 나뉜다. 예방약은 △

혈전 및 죽상동맥경화 등을 없애는 약물(항혈소판제, 혈중지질강하제) △ 관상동맥을 이완하여 혈액의 흐름을 증가시켜 산소를 많이 공급하는 약물(질산염류 약물, 칼슘길항제) △심장운동을 억제하여 관상동맥이 산소를 덜 필요하게 하는 약물(베타차단제) 등 3가지로 분류된다.

발작용 약물은 혈전을 직접 녹이거나, 신속하게 혈관을 이완시키거나, 통증을 없애는 약물 등 3가지가 있다.

심근경색이 발생해 약물치료로 되지 않는 경우에는 관상동맥확장술[좁아진 관상동맥에 풍선을 불어넣거나 스텐트(stent 금속탄성그물망)를 삽입해 확장: PTCA]이나 관상동맥우회수술[하지의 정맥혈관을 떼어다 막히기 직전의 관상동맥혈관에 이어붙여 우회혈관을 만드는 수술: CABG]을 한다.

예방약

혈전 및 죽상동맥경화를 예방하는 약물

＊혈전 및 죽상동맥경화를 예방하는 약물로는 항혈소판제(혈소판응집억제제)가 우선적, 필수적으로 쓰인다. 협심증, 뇌졸중, 각종 혈전색전증에서 혈액을 묽게 해 피가 굳지 않도록 함으로써 심장이 원활하게 작동하도록 유지하는 약이다.

주로 쓰이는 아스피린(aspirin 바이엘헬스케어 아스피린프로텍트 장용피정, 보령제약 아스트릭스 장용피캅셀)은 위장장애, 티클로피딘(ticlopidine 사노피아벤티스코리아 티클로돈정, 유유 크리드정)은 백혈구감소증(무과립구증)이 각각 우려된다. 이 때문에 가격이 비싸지만 이런 문제점을 해결한 클로피도그렐(clopidogrel 사노피아벤티스코리아 플라빅스정)의 사용량이 점차 늘고 있다.

혈전색전증에 쓰이는 실로스타졸(cilostazol 한국오츠카제약 프레탈정),

트리플루살(triflusal 명인제약 디스그렌캅셀)은 협심증에 대한 치료효과가 검증되지 않았지만 순한 약효를 기대하거나 아스피린 알레르기가 있을 때 종종 처방된다.

디피리다몰(dipyridamole 한국베링거인겔하임 페르산친정)은 아스피린과 질산염류 약물의 기능을 겸비하고 있다고 볼 수 있다. 이 약은 심장근육에 존재하는 관상동맥을 확장하여 혈액과 산소 공급을 늘린다. 아울러 혈소판의 점착성과 응집성을 억제해 동맥경화와 심근경색을 일으키는 혈전형성을 저지한다. 주로 협심증, 심근경색, 울혈성 심부전, 혈전색전증 등의 치료 및 예방에 쓴다. ▶혈전색전증 참고

＊스타틴(statin) 계열 약물은 허혈성 심장관상동맥질환에서 높아진 혈중 콜레스테롤치를 낮출 뿐만 아니라 혈관상태를 다양하게 개선하는 작용이 있어 애용된다. 혈압을 10% 내리면서 혈중 총콜레스테롤 수치를 10% 감소시킬 경우 심혈관질환 발병위험은 45% 낮아진다.

여러 종류의 혈중지질강하제 가운데 협심증 치료에는 주로 스타틴 계열 약물을 쓴다. 몸에 해로운 저밀도지단백(LDL)-콜레스테롤이 매우 높아 스타틴계 약물만으로 효과를 보지 못하는 경우에는 콜레스티라민(cholestiramine 보령제약 퀘스트란 현탁용산)과 같은 담즙산 결합제를 같이 투여한다. 콜레스티라민과 같은 담즙산 결합제와 겜피브로질(gemfibrozil 제일약품 로피드캅셀)과 같은 피브레이트 계열 약물을 같이 처방하면 LDL-콜레스테롤을 30~40%까지 낮출 수 있으나 피브레이트 계열 약물은 심장근육용해, 신장 및 간독성을 유발하므로 피한다.

스타틴계 약물은 산화질소(NO)가 혈관내피세포(endothelium)를 통해 매개하는 혈관확장 및 탄력성 유지 메커니즘을 개선한다. 산화질소는 혈관을 이완하고 확장해 혈액이 효율적으로 심장에 영양분을 공급할 수 있게 한다. 또 뇌졸중과 심장발작을 유발하는 혈관 내 플라크의 축적을

억제하는 데 핵심적인 역할을 한다. 이에 따라 혈전생성과 혈압상승이 억제된다.

스타틴계 약물은 단핵구가 혈관 내피세포를 파고 들어가 들러붙는 것을 차단함으로써 항염증 효과를 내는 것으로 추정된다. 단핵구(單核球 monocyte)는 식균(食菌)작용을 하는 백혈구의 일종으로 혈관내피세포 안으로 들어가 대식세포(大食細胞 macrophage)로 분화돼 플라크 형성과 염증물질 생성을 촉진한다. 스타틴계 약물은 이런 원리에 따라 혈관 내 염증세포의 수와 기능을 감소시키고 궁극적으로 동맥경화를 예방할 수 있다. 또 혈관은 혈관평활근세포의 증식과 대식세포의 증식 및 혈관 침착으로 안지름이 좁아지는데 스타틴계 약물은 이를 억제해 혈관이 좁아지고 염증이 생기는 것을 누르는 효과도 있다.

스타틴계 약물은 또 플라크 안에 있는 각종 염증 관련 사이토카인(cytokine 면역조절물질의 일종)의 기능을 억제함으로써 항염증효과를 발휘한다. 연구결과 스타틴계 약물은 급성심근경색, 심부전에서 증가하는 염증지표인 'C-반응성 단백질'(C-reactive protein: CRP)을 낮추는 것으로 나타났다. 위약(僞藥 placebo)을 복용한 심장관상동맥환자는 사람은 5년간 CRP가 4.2% 상승한 반면 스타틴계 약물인 프라바스타틴(pravastatin 한일약품 메바로친정)을 복용한 사람은 17.4% 감소했다.

혈관에 염증이 일어나면 대식세포, 혈관내피세포, 혈관평활근세포가 활성화되어 인터루킨-6(interleukin-6: IL-6) 및 IL-1, 종양괴사인자(tumor necrosis factor: TNF) 같은 사이토카인이 간세포를 자극, 간에서 CRP가 많이 생성되도록 유도한다. CRP는 몸에 염증이 있을 때 각종 사이토카인으로부터 자극을 받아 6시간 후에 생성량이 급증하는 물질로 심각한 세균감염의 경우에는 순식간에 10㎖에서 1000㎖로 급상승한다.

스타틴계 약물은 혈전용해저해인자(plasminogen activator inhibitor-1: PAI-1)를 감소시키고 조직플라스미노겐활성인자(tissue plasminogen activator :tPA)를 증가시키는 등 혈소판응집 경향을 억제하며 혈관수축제인 트롬복산(thromboxane)의 형성을 감소시킨다.

스타틴계 약물이 직접적으로 항산화효과를 발휘해 몸에 해로운 저밀도지단백(LDL)의 과산화를 저지, 콜레스테롤의 엉겨 붙음을 막고 혈액의 미소순환(microcirculation)을 상당히 개선한다는 학문적 주장도 나오고 있다.

이같은 견해들을 모으면 스타틴계 약물은 혈관 동맥경화억제에 이바지한다고 볼 수 있다. 특히 아토르바스타틴(atorvastatin 한국화이자 리피토정)과 로수바스타틴(losuvastatin 한국아스트라제네카 크레스토정)은 심장관상동맥경화 환자에서 플라크를 감소시키는 효과가 6~9%에 달하는 것으로 나타나 동맥경화 진행을 완화시키는 것으로 평가되고 있다. ▶고지혈증 참고

고혈압이 있으면 혈류장애로 인해 혈관 내벽 탄성층이 손상되고 LDL-콜레스테롤이 잘 축적되며 산화스트레스가 가중된다. 그러므로 혈압과 콜레스테롤 조절을 조절하는 게 심장관상동맥질환의 발병위험을 줄이는 기본이다. 그래서 스타틴계 약물과 고혈압 약물의 병용이 필요한데 아토르바스타틴과 칼슘길항제 계열의 고혈압약인 암로디핀(amlodipine 한국화이자 노바스크정)이 복합된 한국화이자의 '카듀엣정'이 추천된다. 카듀엣은 반감기(약물 유효지속시간)가 길어서 아침에 다른 약들과 함께 복용해도 무난하며 환자의 복용 순응도가 높은 게 가장 큰 강점이다.

칼슘길항제는 베타차단제 등 다른 약에 비해 혈압강하효과가 다소 높고 심장보호효과가 강하며 뇌졸중 예방효과도 있다. 아토르바스타틴과

암로디핀의 병용으로 심근경색 및 심장관상동맥질환 위험은 53% 정도 감소된다. 아토르바스타틴은 불안정한 죽종(atheroma 콜레스테롤과 이를 섭취한 세포 등이 쌓여 혈관 안쪽으로 돌출한 것)을 안전화시키는 역할을 한다.

한국이나 일본에서는 콜레스테롤이 너무 낮으면 출혈성 뇌졸중이 발생할 것이라고 우려하지만 스타틴계 약물을 투여함으로써 걱정할 만큼 콜레스테롤이 낮아지는 경우는 별로 없다. 혈압도 심부전이 아닌 경우를 제외하고는 낮을수록 좋다. 여러 연구에 따르면 식사요법이나 운동요법만으로 혈압이나 콜레스테롤이 내려가고 심장관상동맥질환의 발병위험이 내려가는 경우는 드물며 역시 약물치료가 필요하다는 결론이다. 모든 심장병 환자는 당뇨병 환자와 마찬가지로 혈당뿐만 아니라 혈압과 콜레스테롤 수치를 유념해 살피고 내리려는 노력이 필요하다.

관상동맥을 이완해 혈류 개선하는 약물

＊ 질산염류(nitrates) 약물은 강력한 혈관평활근 이완제이자 혈관확장제다. 몸 전체의 혈관, 특히 정맥과 심장관상동맥을 확장시킨다. 전신혈관을 확장시키나 정맥 확장효과가 더 강하다. 심지어 죽상동맥경화증이 생긴 혈관도 경화되지 않는 부위의 혈관을 확장시킨다. 반복적 협심증, 울혈성 심부전에 사용하면 응급하게 불편한 증상과 통증을 해소할 수 있다. 그러나 일상적 사용이 이들 질환으로 인한 사망률을 감소시켜준다고 볼 수는 없다.

질산염류 약물은 먹는 약으로 △속효성 제제인 니트로글리세린 (nitroglycerin 명문제약 니트로글리세린 설하정) △지속형 제제인 이소소르바이드-5-모노니트레이트(isosorbide-5-mononitrate 한국아스트라제네카 임듈 지속성, 일양약품 에란탄정·지속정·서방캅셀), 이소소르바이드디니트레이트(isosorbide dinitrate 경풍약품 이소켓서방정·서방캅셀·오랄스프레이, 한림제약 카소딜정·서방캅셀, 코오롱제약 앤지비드 서방정·서방캅셀 설하) 등이 있다. 주사제로는 이소소르바이드디니트레이트(isosorbide dinitrate 하나제약 이소딜주, 경풍약품 이소켓주, 한림제약 카소딜주, 코오롱제약 앤지비드주), 니트로글리세린(nitroglycerin 한국애보트 니트로글리세린주, 하나제약 니트세린주) 등이 있다.

질산염류 약물은 체내에서 산화질소(NO)를 방출하여 혈관의 c-GMP(cyclic-guanosine monophosphate)가 혈관내피세포에 영향을 미쳐 심장관상동맥을 확장하도록 유도한다. 관상동맥의 연축과 경련을 예방 또는 치료함으로써 심근혈류량을 증가시킨다. 또 정맥을 확장시켜 좌심실에 유입되는 혈류량을 줄임으로써 전부하(前負荷 pre-load), 전신 혈관저항, 심근산소소비량을 감소시킨다. 동맥압(수축기 혈압)을 낮춰 심장의 후부하(後負荷 post-load 또는 afterload)를 감소시켜 심근산소요구량을 감소시킨다. 부수적으로 혈소판응집을 억제하는 작용을 갖고 있다. 이같은 작용으로 질산염류 약물은 협심증을 예방 및 치료할 수 있다.

전부하란 확장기말 심근섬유소의 길이로 좌심실이 최대로 확장됐을 때 심장 용적을 반영한다. 후부하는 심장이 최대로 수축했을 때 심실벽에 미치는 장력을 말하며 대체로 수축 초기의 혈압과 비례한다.

질산염류 가운데 약효가 신속하게 나타나는 설하정(舌下錠 혀 밑에 넣어 혀 점막으로 약물을 흡수시킴), 주사제, 오럴스프레이 등은 발작이 일어났을 때 긴급하게 사용한다. 설하정은 입의 내층을 통해 매우 빨리 흡수되며 심장관상동맥을 확장하여 혈관이 좁아진 심장근육 부위로 혈액이 원활하게 흐르도록 유도한다.

약효가 서서히 나타나는 서방정(徐放錠)이나 피부에 부착하는 패취제는 사전 예방용으로 쓴다. 패취제로는 대웅제약 '앤지덤패취', 한국노바티스 '니트로덤TTS' (수입중단)이 대표적 제품이다.

니트로글리세린 설하정은 복용 후 1~2분 이내에 효과가 나타나기 시작하며 10~30분간 지속된다. 약을 복용하고 5분 이상 지났는데도 통증이 가라앉지 않으면 다른 심각한 문제가 생긴 것이다. 5분 이상 간격을 두고 2차례 더 복용 한 뒤에도 가슴통증이 사라지지 않는다면 즉시 응급조치를 받아야 한다. 니트로글리세린 설하정은 차광 유리용기에 밀봉보관하고 병을 개봉하고 6개월 이상 지나면 효력이 감퇴되므로 교체가 필요하다.

이소소르바이드디니트레이트 설하정은 니트로글리세린 설하정보다 발현시간과 약효지속시간이 좀 더 길어 복용 후 5분경부터 효과가 나타나 1~2시간 지속된다. 안정형 협심증 환자에게 흉통 발작이 일어나면 효과가 보다 빠른 니트로글리세린 설하정이나 이소소르바이드디니트레이트 오럴스프레이를 사용한다. 흉통발작이 아니어도 운동이나 협심증을 악화시킬 일을 하기 전에는 예방목적으로 니트로글리세린을 사용토록 한다.

협심증 발작빈도가 1주에 1회 이하로 낮은 경우에는 지속형 질산염류를 사용하고 베타차단제와 칼슘길항제의 추가 사용을 고려한다. 그러나 속효성 질산염류와 이들 고혈압약을 같이 쓰는 것은 지나친 혈관확장과 혈압강하가 우려되므로 금해야 한다.

협심증 치료시 지속형 질산염류 약물과 혈압강하제(베타차단제나 칼슘길항제)를 같이 쓸 경우에는 취침 전에 복용하는 게 좋다. 새벽 2~3시경이나 이른 아침에 심장발작이 많이 일어나기 때문이다. 다만 이럴 경우 수면 도중 혈압이 너무 떨어질 수 있으므로 고혈압약의 투여량과 투여시간 배분에 숙고할 필요가 있다.

이소소르바이드디니트레이트 일반 경구제(5~10mg씩을 1일 3~4회 투여)는 복용 후 30분경부터 효과가 나타나 4~6시간 지속된다. 이소소르바이드디니트레이트 서방정(40mg을 1일 1회 투여하되 20mg씩 2회 투여도 가능. 증상이 심하면 40mg씩을 1일 2회 투여)은 일반경구제보다 용량이 3~4배 많은 대신 지속시간이 6~12시간이나 되므로 하루 1~2번 투여하면 된다. 이소소르바이드디니트레이트 서방캅셀은 용량이 120mg이나 되어 1일 1회 아침 식후에 투여하면 된다.

이소소르바이드디니트레이트 서방정이나 서방캅셀은 협심증, 심근경색, 만성 허혈성 심장질환, 동맥경화증 심장질환, 울혈성 심부전 등의 보조요법제로 주로 쓰인다.

이소소르바이드모노니트레이트는 이소소르바이드디니트레이트의 활성형 대사산물이다. 이소소르바이드모노니트레이트 일반 경구제(20mg 씩을 1일 2~3회 투여)는 복용 후 45~60분경부터 약효가 나타나 4~8시간 약효가 지속된다. 지속성(60mg을 하루 한번 아침에 투여)은 보다 진화된 서방정으로서 일반 경구제보다 용량이 3배가 되며 약효지속시간이 길어져 하루 한번 복용하면 충분하다. 서방캅셀은 지속정보다 약물을 지속 전달하는 효율이 높아 하루에 한번 40~50mg을 아침에 복용한다.

질산염류 약물은 몸 전체의 혈관을 확장시키므로 저혈압, 어지럼증, 두통 등의 부작용을 일으킬 수 있다. 이 때문에 얼굴이 화끈화끈 달아오르고 가슴이 두근두근 뛰며 일어날 때 몸과 다리가 휘청거리고 맥박이 빨라지며 정신이 혼란해지며 무기력해지는 증상이 나타난다. 처음부터 질산염을 상용하면 두통 때문에 아예 약물치료를 포기하는 환자들이 많으므로 그때 그때 필요할 때마다 설하정을 복용하는 게 바람직하다. 두통은 뇌혈관이 확장해서 일어나는데 두통이 심할 경우 머금었던 설하정을 뱉어내면 1~2분 이내에 증상이 곧 사라진다. 두통은 사용 초기 7~10일경에 문제가 되므로 처음에는 저용량을 쓰고 점차 증량하는 게 필요하며 아스피린이나 아세트아미노펜(acetaminophen 한국얀센 타이레놀정·서방정·현탁액)과 같은 진통제로 증상을 일시 완화시키면 된다. 저혈압이 발생하면 즉시 앉거나 누워 다리를 심장보다 올리고 필요하면 생리식염수를 정맥주사해 혈액량을 늘려 혈압을 정상화시킨다. 따라서 빈혈, 심한 저혈압, 두부외상, 뇌출혈을 앓고 있는 환자, 혈액량이 부족한 저혈량증(hypovolemia)환자 등은 질산염류 약물 복용을 삼가야 한다.

아울러 알코올, 고혈압약(지속형 질산염류와 효과의 시너지를 올리기 위해 병용 투여하는 경우는 제외), 정신분열증치료제, 먹는 발기부전치료제[실데나필(sildenafil 한국화이자 비아그라정), 바르데나필(vardenafil 바이엘헬스케어 레비트라정), 타달라필(tadalafil 한국릴리 시알리스정), 유데나필(udenafil 동아제약 자이데나정) 등]처럼 혈관을 이완시키는 약물을 질산염류 약물과 함께 복용하면 혈관이 확장되고 혈압이 심하게 떨어져 기립성(起立性)저혈압에 빠지거나 혈액공급 부족으로 쇼크를 당할 수 있기 때문에 병용 투여하는 것은 절대금기다.

질산염류 약물은 급성순환기부전, 수축기혈압이 90mmHg 미만인 중증 저혈압, 녹내장, 질산염류 약물에 대한 과민증, 비후성폐쇄성심근염, 심근장애, 좌심방에서 좌심실로 혈액이 밀려들어오는 충만압이 낮은 급성심근경색이나 좌심실 기능손상, 충분히 높은 좌심실 종말 확장기압이 내대동맥 맥박수나 강심제 투여로 보상되지 않는 경우에는 절대 투여해서는 안 된다.

질산염류 약물은 내성이 잘 생기는 게 단점이다. 자주 투여하면 혈관 평활근의 c-GMP 활성이 감소하기 때문이다. 니트로글리세린은 8시간, 이소소르바이드 계열은 12시간의 휴식기간(투약간격)이 필요하다. 따라서 대략 하루 10시간(저녁9시~다음날 오전7시)동안은 투여를 피하고 오전8시-오후5시에 나눠 두 번, 또는 오전8시-오후 1시-오후5시에 나눠 3번 투여하는 게 권고된다. 질산염류 약물은 효과도 좋지만 돌발적인 부작용도 적잖으므로 어떨 때 복용해야 하는지 의사에게 제대로 배워 사용해야 한다.

＊ 칼슘채널차단제(칼슘길항제)는 협심증 치료에서 질산염류, 베타차단제에 이어 3번째로 중요한 약물이다. 고혈압 및 협심증의 예방 및 치료제로 겸용되며 관상동맥경련에 의한 이형성 협심증 치료에도 유용하다.

칼슘길항제는 주로 소동맥 혈관의 평활근 세포막 안으로 칼슘이 들어가는 것을 차단함으로써 심장관상동맥과 말초동맥을 확장시켜 혈압을 내리고 말초혈관 저항을 줄이는 약물이다. 부수적으로 심장의 흥분도를 낮춰 심장의 수축력을 억제하고 박동수를 감소시키는 작용도 있다. 이렇게 되면 심근으로 혈류공급이 증가하고 심근의 산소요구량이 줄어들어 협심증 개선효과가 나타난다. 동맥경화 예방효과도 보인다. 그러나 일부 칼슘길항제는 맥박을 늦추게 하고 심근수축력을 감소시키므로 좌심실기능이 떨어진 심부전 환자나 심근경색 환자에게 부정적인 영향을 미칠 수 있다.　　　　　　　　　　　　　　　　　　숲

주로 쓰이는 칼슘길항제는 베라파밀(verapamil 일성신약 이　틴서방정, 영진약품 베라파밀정), 딜티아젬(diltiazem 근화제약 딜테란 서방캡셀, 한일약품　헤르벤서방정), 니페디핀(nifedipine 바이엘코리아 아달라트오로스서방정·연질캅셀), 암로디핀(amlodipine 한국화이자 노바스크정), 펠로디핀(felodipine 한국아스트라제네카 스프렌딜지속정) 등이 있다.

칼슘길항제는 베타차단제와 같이 쓸 수 있으며 만성폐질환, 천식, 말초혈관질환 등으로 베타차단제를 사용하기 곤란한 경우에 대신 사용된다. 칼슘길항제는 베타차단제에 비해 사용 도중 갑자기 중단해도 금단

증상이 거의 없는 것이 장점이다.

모든 칼슘길항제는 협심증의 빈도를 감소시키고 환자의 관상동맥혈류를 직접적으로 증가시켜 운동능력을 높이며 니트로글리세린 설하정의 사용량을 줄여주는 역할을 한다. 부작용으로 부종(특히 하지의 정강이뼈 앞부분), 안면홍조, 심계항진, 뇌혈관확장에 의한 두통 및 섬광, 변비등이 일어나기 쉽다. 하루 24시간 지속형 제제로 이같은 부작용을 줄일수 있으며 복용 후 2주가 지나면 부작용을 느끼는 정도가 점차 수그러든다.

칼슘길항제는 계열이 다르면 칼슘채널을 차단하는 물리화학적 특성이 차이가 나므로 약리학적 성질이 다르게 나타난다. 베라파밀은 심근수축력 감소와 전기전도 억제가 주된 효과인 반면 니페디핀은 혈관선택성이 강해 주로 혈관을 확장시키나 심장에 미치는 영향은 미미하다. 딜티아젬은 베라파밀과 니페디핀의 중간 정도로 심근수축력을 저하시키고 혈관도 확장시킨다.

안정형 협심증에서 칼슘길항제를 단독 사용하는 경우에는 베라파밀이나 딜티아젬을 우선적으로 고려해야 한다. 대체로 노인층에서 고혈압및 협심증 치료제로 칼슘길항제가 선호되며 비후성 심근병과 협심증이동반된 경우에는 심근수축력을 저하시키는 베라파밀이 추천된다. 그러나 베라파밀과 딜티아젬은 서맥(徐脈)이나 방실전도장애를 유발할 수있고 특히 베타차단제와 함께 사용하면 그 위험이 증가한다.

칼슘길항제(초기에 개발된 제품일수록)는 좌심실의 수축력을 감소시키므로 좌심실기능이 감소된 심부전 환자나 급성 심근경색시 폐울혈을 보인 사람에서는 오히려 사망률을 올리므로 신중하게 투여한다. 좌심실의수축기능을 나타내는 지표인 좌심실구혈률(嘔血律 left ventricular ejection fraction: LVEF 또는 EF 정상치는 55% 이상)이 40% 미만인 환자는 사용시 주의해야 한다. 좌심실 구혈률은 확장기에 심장에 유입된 혈액 중 수축기말에 분출되는 혈액의 비율로 좌심실 수축기능의 대표적인 지표다.

니페디핀은 속효성이라서 혈관확장에 의한 반사적 빈맥이 일어나 오히려 사망률을 증가시키고 심근경색 발생위험을 높인다는 연구보고가 있어 점차 사용량이 줄고 있다. 그래서 지속형 서방정 형태의 니페디핀과 나중에 개발된 2세대 이상 디하이드로피리딘(dihydropyridine: DHP) 계열의 칼슘길항제가 니페디핀을 대체해나가고 있다.

3세대 칼슘길항제인 라시디핀(lacidipine 글락소스미스클라인 박사르정), 암로디핀(amlodipine 한국화이자 노바스크정, 한미약품 아모디핀정, 종근당 애니디핀정), 펠로디핀(felodipine 한국아스트라제네카 스프렌딜지속정) 등은 반감기(약효지속시간)가 더 길고 혈관특이성이 우수하며 심장관상동맥의 이완효과가 말초동맥의 이완효과보다 크고 1세대 칼슘길항제(베라파밀, 딜티아젬, 니페디핀 등)에 비해 심장수축력을 덜 감소시킨다. 말초동맥 등 일반 혈관의 확장작용이 지나치게 크면 관상동맥에 혈액공급이 부족해져 협심증이 악화될 수 있다. 항산화효과와 소변을 통한 나트륨 배출작용도 우수한 것으로 평가받고 있다.

특히 라시디핀은 관상동맥 협착 부위를 이완시켜 관상동맥 병변 부위 직경을 43.7% 확장시키고 심장도플러검사를 해보면 심장관상동맥의 혈류량을 의미있게 증가시키는 대신 확장기 및 수축기의 혈류속도를 17.3% 감소시키는 것으로 나타났다. 이는 라시디핀이 심장 소동맥을 이완하는 효과가 우수하여 심장관상동맥질환 치료에 유리함을 뒷받침한다.
▶고혈압 부정맥 참고

심장운동을 억제하여 관상동맥이 산소를 덜 쓰게 만드는 약물

심근수축 및 심장박동을 억제하여 관상동맥의 산소요구량을 줄여주는 약물은 주로 베타차단제이다. 심장에 있는 베타수용체(주로 β_1수용체)에서 노르에피네프린(노르아드레날린)의 작용을 선택적으로 차단함으로써 심장의 수축력 및 박동수와 혈액의 박출량을 줄이고 혈압상승을 억제한다.

  관상동맥에 대한 혈액공급(관류)에 필요한 확장기 충만시간(diastolic filling time: 심실이 확장하면서 혈액을 채우는데 걸리는 시간)을 연장하여 그만큼 혈액공급이 부족한 허혈상태의 심근에 더 많은 혈류가 공급되도록 유도한다. 카테콜아민(cathecholamine 아드레날린, 노르아드레날린 등 교감신경흥분물질)에 의한 부정맥 발생을 예방하고 심근대사 증가를 막아 심근을 보호한다. 급성심근경색 초기부터 지속적으로 사용하면 심근경색 발생부위를 좁힐 수 있고 재발을 방지하는 효과를 볼 수 있다. 이에 따라 심근경색 사망률을 장기적으로 20%가량 낮출 수 있다.

  베타차단제는 고혈압과 안정형 및 이형 협심증이 동반된 경우에 사용한다. 비교적 심박수가 빠르고 빈맥과 심계항진을 보이는 환자에게 효과가 높고 장기적인 치료전망도 좋다.

  베타차단제로는 아테놀롤(atenolol 현대약품 테놀민정), 비소프로롤(bisoprolol 머크주식회사 콩코르정), 메토프로롤(metoprolol 한국아스트라제네카 베타록정), 아세부토롤(acebutolol 한독아벤티스 쎅트랄정), 프로프라노롤(propranolol 대웅제약 인데랄에이캅셀), 베탁소롤(betaxolol 부광약품 켈론정), 에스모롤(esmolol 제일약품 브레비블록주), 베반토롤(bevantolol LG생명과학 칼반정) 등이 있다. 심근경색 위험이 높은 환자에게는 정맥주사를 하며 이후 안정되면 경구 투여한다. 프로프라노롤, 메토프로롤, 아테놀롤 등은 정맥주사로 쓸 수 있다. 처음에는 단시간형 약제를 선택하는 게 바람직하다. 지용성 베타차단제는 중추신경계 부작용을 일으키므로 가급적 피한다.

베타차단제 가운데 내재적 교감신경 자극 흥분작용(intrinsic sympathomimetic activity: ISA)이 있는 셀리프로롤(celiprolol 한독약품 셀렉톨정) 등은 휴식기에 심박수를 감소시키지 못하며, 심박수가 낮은 협심증 환자에서 심박수를 증가시켜 오히려 협심증을 악화시키므로 사용하면 안 된다. 이에 따라 ISA작용이 없고 심장선택성이 높은 아테놀롤, 에스모롤, 비소프로롤 등이 선호된다. 심장선택성이 없는 나도롤(nadolol 한국BMS제약 코가드정 생산중단), 프라프라노롤 등도 협심증 및 심근경색 치료에 쓰이며 크게 보면 심장선택성의 유무가 치료에 이렇다할 영향을 미치는 것은 아니다.

베타차단제의 부작용은 대부분 심장과 다른 장기가 베타수용체 차단의 영향을 받아 생긴다. 서맥, 방실전도장애, 심근수축력 저하에 의한 심부전, 기관지수축, 말초혈관수축 등이다. 중추신경계 계통으로는 우울감, 피로감, 졸음증, 무력감, 성기능장애, 레이노병(Raynaud's disease) 등에 의한 수족냉증, 악몽, 발기부전 등의 부작용이 올 수 있다. 레이노병은 교감신경흥분과 교원섬유의 변질로 인해 손발로 흐르는 동맥이 좁아지고 부분 괴사돼 손발이 차가워지는 질환이다. 따라서 만성기관지염, 천식, 서맥 등을 앓는 환자들은 투여를 제한해야 한다. 심근 수축력이 저하된 중증 심부전(좌심실 기능부전·급성 심부전 등), 서맥성 부정맥, 심한 기관지수축이나 기관지경련성폐질환이 있을 때에는 가급적 쓰지 않는 게 좋다.

베타차단제는 심장선택성과 비심장선택성이 있는데 천식, 폐질환이 있을 때에는 심장선택성 약물만 사용하는 것이 좋다. 특히 비심장선택성 베타차단제는 혈당상승, 혈중 중성지방 상승, 몸에 이로운 고밀도지단백(HDL)-콜레스테롤 감소 등이 유발하는 경향이 더 크므로 당뇨병을 악화시킬 소지가 다분하다. 단 혈중 총콜레스테롤이나 몸에 해로운 LDL-콜레스테롤은 크게 증가하지 않는다. 그러나 협심증에는 베타차단제의 심장(심근)보호효과라는 유익성이 당뇨병 유발 우려를 능가하고도 남으므로 별 문제가 되지 않는다.

베타차단제로 혈압강하 및 협심증 치료효과를 보지 못한 경우 칼슘길항제를 병용할 수 있다. 단 베타차단제를 베라파밀과 같은 칼슘길항제와 같이 사용하면 서맥이나 방실차단과 같은 부작용이 오므로 주의해야 한다. 지속형 질산염류와 베타차단제를 같이 쓰면 질산염류는 반사적 빈맥을, 베타차단제는 관상동맥저항 증가를 상호 억제하므로 협심증 개선에 시너지를 올릴 수 있다. ▶고혈압 부정맥 심부전 참고

기타 약물

안지오텐신전환효소억제제제(angiotensin converting enzyme inhibitor: ACEI)는 혈관을 수축시키고 몸에 수분과 염류를 많이 머금게 해 부종을 일으키는 안지오텐신(angiotensin)을 덜 생기게 하는 약이다. 고혈압 치료는 물론 협심증에 의한 심장발작과 심부전을 막는데 중요한 약이다.

급성심근경색 후 초기치료를 했어도 좌심실구혈률이 40% 이하로 떨어진 심부전 환자에게 ACEI를 쓰면 사망률을 낮출 수 있다. 불안정형 협심증과 심근경색으로 인한 위험을 사전에 감소시킬 수 있다. 울혈성 심부전, 좌심실 기능저하, 좌심실벽 운동장애, 좌심실 형태변화(확장), 심근허혈증의 개선과 재발방지를 위해 금기가 없는 한 장기사용이 권장된다.

많이 쓰이는 약으로는 캅토프릴(captopril 보령제약 카프릴정), 실라자프릴(cilazapril 제일약품 인히베이스정), 에날라프릴(enalapril 중외제약

레니프릴정, 종근당 에나프린정), 라미프릴(ramipril 한독약품 트리테이스정, 한국아스트라제네카 라메이스정), 포시노프릴(fosinopril 한국BMS제약 모노프릴정), 페린도프릴(perindopril 한국세르비에 아서틸정), 트란도라프릴(trandolapril 한독약품 오드릭캡셀 생산중단), 테모카프릴(temocapril LG생명과학 에이스콜정), 리시노프릴(lisinopril 현대약품 제스티릴정, 한국산도스 리시노프릴정), 퀴나프릴(quinapril 유유 아큐프릴정) 등이 있다. 부작용으로는 마른 잔기침이 지속적으로 일어나고 어지럼증을 종종 호소한다.

이밖에 협심증 예방에 사용하는 약물로는 트리메타지딘(trimetazidine 한국세르비에 바스티난정), 딜라젭(dilazep 부광약품 코멜리안정), 니코란딜(nicorandil 중외제약 시그마트정), 몰시도민(molsidomine 경풍약품 몰시톤정), 트라피딜(trapidil 대정제약 트라피딜정), 에스트로겐(conjugated equine estrogen 한국와이어스 프레마린정) 등이 있다.

트리메타지딘은 만성 안정형 협심증에 사용하며 관상동맥혈관을 국소적으로 확장한다. 항산화작용을 하고 세포의 기초에너지원인 ATP를 진작시켜 세포에 혈액공급이 부족해지는 것(허혈)을 전반적으로 개선하며 허혈로 인한 세포성 산증을 감소시키는 효과가 있다.

딜라젭은 뇌혈류량 증가, 혈소판응집 억제, 적혈구기능 정상화, 대사기능 부활 등의 작용을 한다.

니코란딜은 혈관세포의 칼륨투과성을 높여 혈관평활근을 이완시키고 관상동맥혈관을 확장시키며 수축기 및 이완기혈압을 내린다. 몰시도민은 혈관평활근 세포에 산화질소를 공급, 혈관을 확장시킴으로써 협심증을 예방 및 유지한다. 니코란딜과 몰시도민은 질산염류 약물과 비슷한 작용을 한다고 보면 된다.

트라피딜은 혈관확장, 혈소판응집 억제, 혈관수축 억제, 염증을 유발하는 히스타민(histamine) 분비 억제, 평활근 이완 등의 작용을 갖고 있어 협심증 개선제, 뇌출혈 및 뇌경색 후유증 치료제로 쓰인다.

여성호르몬인 에스트로겐은 폐경기 여성의 관상동맥질환 위험과 사망률을 감소시키는 것으로 입증돼 있다.

발작용 약물

혈전을 녹이는 약물로는 알테플라제(alteplase 한국베링거인겔하임 액티라제주), 유로키나제(urokinase 녹십자 유로키나제주) 등이 있다.

알테플라제는 혈전의 섬유소(fibrin)에 작용해 국소적인 혈전용해를 유도하고 혈전생성을 억제하는 플라스민(plasmin)의 농도를 높인다.

유로키나제는 건강한 남자의 신선한 소변에서 추출한 것으로 심장병이나 뇌졸중 등으로 혈관 막힌 것이 확인된 경우에 쓴다. 이 약을 쓸 경우 혈관이 약하거나 중증 순환기계 지병이 있던 사람은 출혈 위험이 높으므로 주의해야 한다. ▶혈전색전증 참고

심장관상동맥 혈관을 신속하게 이완시켜 통증을 억제하는 역시 속효성 질산염류 약물이다. 니트로글리세린(nitroglycerin)성분의 속효성 제제로는 명문제약 '니트로글리세린 설하정'이나 하나제약 '니트세린 주사제' 등이 있다.

서방형 니트로글리세린은 혈압의 별다른 변화없이 심장의 전부하(前負荷)를 줄여주므로 심근허혈을 감소시키기 위해 초기에 투여해야 한다. 특히 혈압이 흉통에 의해 2차적으로 상승할 경우 흉통에 수반된 교감신경자극을 없앨 수 있으므로 혈압을 효과적으로 낮출 수 있다.

심근경색에 의한 통증을 완화시키기 위해서는 펜타조신(pentazocine 대원제약 펜탈정)과 모르핀(morphine)과 같은 마약류를 쓴다. 이밖에 디

아제팜(diazepam 명인제약 디아제팜), 아미트립틸린(amitriptyline 환인 제약 에나폰정)과 같은 진정제가 심근경색에 의한 불안, 긴장, 우울함을 경감시켜주기 위해 투여된다.

◎ 응급 심폐소생술

심장박동과 호흡이 정지하면 최초 4분 이내에 어떻게 응급대처를 하느냐에 따라 환자의 목숨이 달려있다. 심장기능이 5~10초 정지하면 뇌로 가는 산소공급이 정지되어 기절하게 된다. 10분 이상 정지하면 뇌는 돌이킬 수 없는 손상을 받게 되어 사망하게 된다.

따라서 응급상황에서 심폐소생술(cardiopulmonary resuscitation: CPR)을 빠르고 정확하게 시행하는 게 생사를 가른다. 위기상황에 빠진 환자가 8세 이상, 체중 25kg 이상이면 성인에 준한 심폐소생술을 시행할 수 있다.

우선 의식이 있는지 확인한 다음 기도 유지를 위해 머리를 뒤로 제치고 턱을 들어주면 이완된 혀의 근육이 당겨져 기도가 열리게 된다. 그 다음에는 눈으로 흉곽이 움직이는지 관찰하고 귀로는 호흡음을 들으며 뺨의 촉감으로 환자의 호흡 유무를 확인한다. 목 밑의 성대뼈 옆과 턱뼈 아래에 있는 경동맥을 찾아 맥박의 유무를 확인한 다음 맥박이 없으면 곧 심폐소생술을 해야 한다.

환자를 하늘을 보고 바로 눕게 해 구강내 이물을 제거한 다음에는 2~5회의 인공호흡을 실시하여 이물질에 의한 기도폐쇄가 있는지 확인한다. 이물질이 없는 것으로 확인되면 재차 인공호흡을 실시한다. 코를 막아 입으로 공기를 불어넣어준다. 2초에 걸쳐 체중 1kg당 10㎖의 공기를 흉곽이 부풀어 오를 때까지 주입한다.

흉부압박(심장마사지)은 명치끝에서 손가락 세 개 굵기의 위쪽 지점에 손바닥을 대고 1분에 80~100회의 속도로, 3~5cm 깊이로 직각 상하 방향으로 압박한다. 흉골은 갈비뼈와 연골로 연결돼 있어 탄력성, 유연성이 좋기 때문에 적절한 방법과 강도로 누른다면 부러지는 일은 거의 없다. 인공호흡 2번에 흉부압박 15번의 비율로 심폐소생술을 한다.

심장수축이 없고 맥박이 뛰지 않고 심장박동의 전기적 신호가 발생하지 않는 경우에는 심폐소생술을 하지만 심실세동이나 무맥성(無脈性) 심실빈맥의 경우에는 신속하게 심장에 전류를 가해주는 제세동(除細動)을 해야 한다. 병원 밖이라면 5분 이내에, 병원 안이라면 3분 이내에 제세동이 이뤄져야 한다. 제세동에는 200주울(Joule), 200~300주울, 360주울 등으로 세 번에 걸쳐 점차 전기에너지를 높여 전류를 가하되 이후에도 효과가 없으면 약물치료에 들어간다.

흔히 투여하는 약물은 에피네프린(epinephrine 대한약품 에피네프린주), 바소프레신(vasopressin 한림제약 바소프레신주), 아트로핀(atropine 대한약품 황산아트로핀주), 아미오다론(amiodarone 사노피아벤티스코리아 코다론정 · 주), 중탄산나트륨(sodium bicarbonate 대한약품 탄산수소나트륨주) 등이다.

에피네프린과 바소프레신은 α교감신경계를 흥분시켜 심장박동을 촉진하고, 아트로핀은 부교감신경계를 억제하여 결과적으로 교감신경계를 흥분하는 것과 같은 효과를 얻는 약제다. 아미오다론은 대표적인 부정맥 치료제다. 중탄산나트륨은 대사성 산증을 중성화시키기 위하여 투여하는 약제다.

에피네프린은 기관(氣管) 안에 삽입관을 넣은 다음 정맥을 통해 가장 우선적으로 투여돼야 하는 약물이다. 모든 심장정지 환자는 물론 심실세동이나 심실빈맥이 지속되는 환자에게도 3~5분간 간격으로 체중 1kg

당 0.01mg(하루에 총0.2~1mg)의 에피네프린을 투여한다. 에피네프린을 투여한 후 30~60초가 경과하면 심전도 감시하에 심장박동 리듬을 분석하고 심실세동이 지속되면 360주울로 제세동을 시도한다.

아트로핀은 심장정지 환자의 심전도상 박동이 느린 무맥박성, 무수축이 관찰되는 경우에 투여하며 1mg을 정맥 투여하고 심장정지가 지속되면 3~5분 간격으로 반복 투여할 수 있다. 최대 투여량은 체중 1kg당 0.04mg이다.

바소프레신은 무맥박성 심실빈맥과 심실세동에 의한 심장정지 환자에 한해 에피네프린에 반응하지 않으면 투여한다. 바소프레신의 반감기는 10~20분으로 에피네프린의 3~5분보다 길기 때문에 심폐소생술중 40유닛(unit)을 1회만 정맥주사한다. 심장정지가 지속되면 다시 에피네프린을 투여한다.

아미오다론은 무맥박성 심실빈백과 심실세동에 의한 심장정지 환자에게 투여한다. 성인의 경우 아미오다론 300mg(체중 1kg당 5mg)을 생리식염수 혹은 5% 포도당용액 250mℓ에 혼합하여 20~120분에 걸쳐 정맥주사한다. 그후에도 부정맥이 지속되면 아미오다론을 1분당 1mg씩 6시간 동안(총360mg) 정맥주사하고 이후에는 분당 0.5mg씩 투여한다. 하루평균 600~800mg, 하루 최대 1200mg 투여한다.

중탄산나트륨은 대사성 산증을 중화시키지만 과량 투여시 거꾸로 알칼리혈증을 유발하고 심장박동을 촉진하는 카테콜아민(catecholamine)계 약물을 불활성화시키며 일부 약제와 결합해 결정을 형성하고 체내 이산화탄소 축적을 유발한다. 그러므로 중탄산나트륨의 투여에 대해서는 논란이 많으나 심폐소생술 중에 실시하는 경우가 적잖다. 성인은 1회에 1~5g(12~60mEq)를 정맥주사한다.

호흡기 질환

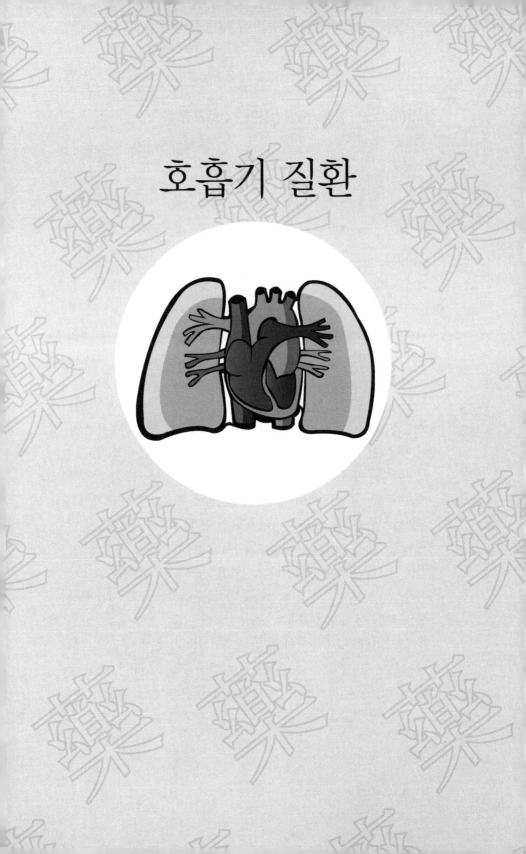

감기(항히스타민제 · 해열진통제 · 진해거담제)

감기와 독감은 바이러스에 감염돼 일어나는 급성 호흡기 전염병이다.

감기는 라이노바이러스(rhinovirus 주로 콧물감기, 급성 비인두염 유발), 코로나바이러스(coronavirus 폐렴 유사증상 유발), 파라인플루엔자바이러스(parainfluenzavirus), 아데노바이러스(adenovirus 주로 목이 따가워지는 감기를 유발하며 증상이 심한 편), RES바이러스(respiratory syncytial virus), 엔테로바이러스(enterovirus), 콕사키바이러스(coxsackie virus 주로 몸살과 고열 유발), 로타바이러스(rotavirus 위장관에 염증과 설사 유발) 등 200여종의 바이러스가 코를 통해 기도에 상륙하여 일어나는 질환으로 건강한 사람도 1년에 2~3번 걸릴 수 있다.

성인에서는 라이노바이러스가 전체 감기의 30~40% 정도를 차지하는 원인이 된다. 라이노바이러스는 그 혈청형에 따라 다시 100여가지로 세분되며 콧물과 콧물을 만진 손에 의해 잘 전파된다. 최근 밀폐된 실내에서 생활하는 공간과 시간이 확대되면서 공기 속의 라이노바이러스가 일정한 실내를 뱅뱅 돌며 유발하는 감기의 비중이 부쩍 커졌다. 코로나바이러스는 전체 감기의 10% 안팎을 차지하는 바이러스로 폐렴 유사증상을 유발하는 것으로 알려져 있다.

감기는 실내의 밀폐된 탁한 공기, 오염된 식기와 음식, 여러 사람이 함께 쓰는 수건 · 전화기 · 문손잡이 등을 통해 주로 전염된다. 흔히 감기나 독감이 기침, 재치기로 전염된다고 생각하지만 손에 묻은 바이러스가 호흡기를 통해 들어오는 경우가 더 많다. 따라서 '손 씻기'가 매우 중요하다. 따뜻한 물과 비누로 손을 자주 씻고, 손으로 눈이나 코를 비비지 말아야 한다. 비누나 전용 세정제를 사용해야 바이러스 및 잡균을 제거할 수 있다. 최소 20초는 씻어주되 손바닥과 손등만 씻지 말고 양 손가락 사이사이, 손톱 밑까지 세밀히 닦아준다. 헹굴 때는 물줄기 아래에 손가락을 늘어뜨려 놓고 손가락 끝으로 물이 흐르도록 한다. 호흡기 청결을 위해 양치질을 자주 하고, 식염수로 코 속을 세척해 주는 것도 좋다.

감기를 의학적으로 정의하면 비강, 인두, 후두, 기관, 기관지, 폐와 같은 호흡기에 일어나는 급성 카타르성 염증[catarrh 조직을 파괴하지 않되 삼출액(滲出液)이 과다하게 늘어나 염증을 일으키며 일과성으로서 낫기 쉬움]이다. 원인 바이러스가 무엇이든 궁극적으로 콧물, 재채기, 인후통증, 헛기침, 기침, 목쉼, 두통, 권태 등의 증상이 나타나며 체온은 38.4도를 넘지 않는다.

반면 독감은 인플루엔자 바이러스 A나 B에 의해 생기는데 38.4도 이상의 고열이 나며 전신근육통, 오한, 두통, 심한 피로감 등이 동반된다. 독감은 이름 그대로 '독한 감기'라고 생각하기 쉽지만 차원이 완전히 다르다. 평소 건강한 사람이 독감에 걸린 경우 3~4일 푹 쉬며 치료하면 차츰 열이 떨어지고 회복된다. 그러나 65세 이상의 고령자나 만성병환자가 독감에 걸리면 폐렴과 같이 생명을 위협하는 합병증에 걸리게 된다.

감기나 독감은 원인이 분명치 않지만 피로, 수면부족, 영양결핍, 추위, 편식 등에 의해 면역력이 떨어졌을 때 걸리기 쉽다. 따라서 이들 질환에 걸리면 충분한 휴식이 필요하다. 바이러스가 저온건조한 곳에서 번창하므로 실내온도를 높이고 가습기를 틀며 하루 8잔 이상의 물을 마실 필요가 있다.

◎ 감기 약물치료

감기는 발병 시기에 따라 초기 감기, 진행된 감기로 나뉘기도 하고 증상이 심한 부위에 따라 코감기, 목감기, 기침감기 등으로 부르기도 한다. 대략 초기에는 코감기로 시작했다가 기침감기, 목감기로 진행되지만 감기는 호흡기를 통해 나타나는 전신적인 질환이기 때문에 이런 분류는 실제 치료에 있어 큰 의미가 없다. 따라서 치료는 환자가 호소하는 주된 증상에 초점을 맞춰 그 불편한 증상을 완화하는 방식으로 약을 투여한다. 의학이 발달해서 모든 질환을 현미경처럼 들여다보는 것 같아도 실은 감기 같은 작은 질병조차 확률이 낮은 재래식 무기로 공격하는 게 의학의 현실이다.

해열진통제

감기로 인해 열이 나고 붓고 두통을 느낀다면 고전적인 해열소염진통제(이하 해열진통제)를 쓴다. 아스피린(aspirin 바이엘헬스케어 아스피린정), 아세트아미노펜(acetaminophen 한국얀센 타이레놀정 · ER서방정 · 현탁액), 이부프로펜(ibuprofen 삼일제약 부루펜정 · 시럽 · 좌제, 한미약품 스피드펜 나노연질캅셀), 메페나민산(mefenamic acid 유한양행 폰탈정 · 캅셀) 등이 널리 알려진 제품으로 감기로 인한 발열 및 통증과 두통, 치통, 생리통, 인후통, 신경통, 요통, 관절통, 근육통 등 일반적으로 가벼운 통증에 복용한다.

＊ 일반적으로 아스피린은 하루에 1000~1500mg을 쓰면 해열, 진통, 소염, 요산배출 효과를 고루 얻을 수 있다. 하루에 100mg씩 저용량을 복용하면 혈전생성을 억제해 심장병, 뇌졸중 등의 순환기질환을 예방 · 호

전시킬 수 있고 통풍, 치매, 백내장을 예방하는 효과도 기대할 수 있다. 그러나 위장관에 염증과 출혈을 일으키고 혈액응고를 억제하며 출혈경향을 높이므로 출혈경향이 높은 노인 만성질환자나 혈우병 환자 등은 사용을 금해야 한다.

아스피린을 비롯한 대부분의 해열진통제는 장기간 먹으면 위장장해, 정신과민, 혈액증상(혈액구성이 비정상적으로 되거나 혈구 등이 기형이 되는 것) 등을 일으킬 수 있으므로 5일 이상 연용하는 것은 자제하는 게 좋다. 위장장애가 나타나는 것은 해열진통제가 통증, 열, 염증을 유발하는 프로스타글란딘(prostaglandin)을 만들어지지 않게 하지만 그 반대급부로 위점막보호 역할을 하는 프로스타글란딘의 방어력이 손상돼 위 · 십이지장염 및 궤양 등이 초래되기 때문이다. 특히 아스피린은 소화기궤양, 위장장애, 소화불량, 천식, 저혈당, 출혈 등의 부작용이 더욱 심하다. 아스피린을 복용해 부작용을 겪은 사람은 타이레놀로 바꿔 복용하는 게 바람직하다.

소아(14세 이하)가 수두나 독감 같은 바이러스질환에 감염돼 고열이 날 경우 아스피린을 복용하면 뇌수막염과 비슷한 라이증후군(Rey syndrome)을 일으켜 치명적인 상태에 빠질 수 있다. 아이가 38℃ 이상의 고열을 보이면 해열제를 투여하게 되는데 이럴 경우에는 아스피린을 삼가고 타이레놀이나 부루펜을 투여하는 게 권장된다.

아기는 36.5~37.5℃가 정상 체온이다. 겨드랑이 체온 기준으로 38.5℃ 이상, 직장이나 고막 체온 기준으로 39℃ 이상일 때 고열로 정의한다. 39℃ 이하면 아이는 별 불편을 느끼지 못하므로 평소 아이 체온을 주의 깊게 살펴야 한다. 38℃ 이하의 미열인 경우에는 미지근한 물로 찜질해주면 말초혈관이 확장되면서 열이 발산된다. 그러나 성인과 달리 고열을 보이는 어린아이에게 얼음찜질이나 알코올찜질을 하면 오히려 말초혈관이 수축하면서 중심체온이 올라가 아이는 열 쇼크를 받게 돼 고문이 될 수 있다. 해열제 주사도 아이에게는 적잖은 쇼크가 될 수 있으므로 신중히 사용하는 게 바람직하다. 임산부에게 아스피린은 분만지연(유산방지)을 유도할 수 있으나 임신 말기에는 산모와 태아에게 출혈이상을 나타낼 수 있다.

＊부루펜은 해열, 진통효과가 보다 강하며 소염효과는 상대적으로 조금 약하다. 아스피린보다 위장장애와 같은 부작용이 적고 소아나 노인도 편하게 사용할 수 있다. 그러나 고혈압 환자는 주의해 복용해야 한다. 일동제약 '캐롤에프정·시럽', 한미약품 '스피드펜정' 등은 부루펜에 아르기닌(arginine)을 첨가해 부루펜의 최고혈중농도를 2배 가량 높이고 복용 후 15분만에 최고혈중농도에 도달하는 속효성 개량약이다. 아르기닌은 위장관을 보호하는 역할도 겸한다.

＊폰탈은 아스피린이나 부루펜이 갖고 있는 해열효과는 없고 진통작용이 상대적으로 강하며 소염효과는 미약하다. 특히 생리통에 효과가 좋다. 그러나 면역시스템을 억제하며 위장출혈, 불면, 설사를 자주 유발하므로 최근엔 사용량이 현저하게 줄었다.

이들 아스피린, 부루펜, 폰탈은 열을 생성하고 통증과 염증을 유발하는 프로스타글란딘을 억제하는 약이다.

＊타이레놀은 열의 생성과 발산의 균형을 맞추는 약이다. 뇌내 시상하부의 열 중추에 작용해 땀을 배출하게 만들고 혈관을 이완시켜 과도하게 열이 오르는 것을 막는다. 중추신경계의 프로스타글란딘의 합성을 방해하므로 진통효과를 발휘하지만 말초세포에서는 미미한 영향을 미치기 때문에 소염효과와 요산배출작용이 없다. 타이레놀은 아스피린, 부루펜, 폰탈에 비해 해열효과가 가장 뛰어나고 진통효과도 상당하지만 소염효과는 없다. 따라서 염증을 동반한 통증에는 쓰지 않는다. 위장장

애가 없으므로 빈속에 먹어도 괜찮다.

타이레놀은 아스피린처럼 위장관장애를 일으키지 않지만 비교적 적은 용량으로도 간 독성을 일으키므로 주의하여야 한다. 장기간 또는 과량 복용할 경우 신장 독성, 용혈성 빈혈 등 각종 혈구이상, 두드러기, 홍반이 나타날 수 있다. 타이레놀은 아스피린, 폰탈, 부루펜 등에 비해 상대적으로 임산부에게 안전한 약물이다.

간 독성은 아세트아미노펜이 수산화반응(hydroxylation)해 일어난 중간대사물질에 의해 유발된다. 2006년 2월 미국 시민단체 '퍼블릭시티즌'은 1998년부터 6년간 발생한 급성 간부전 총 662건 가운데 아세트아미노펜에 의한 게 42%를 차지했다고 분석했다. 결핵환자, 과음자, 공업용 유기용매를 많이 흡입하는 작업자, 두 끼 이상 굶은 환자가 아세트아미노펜을 장기 복용하면 간뿐만 아니라 신장에도 손상을 끼치는 것으로 나타났다. 또 아세트아미노펜은 2006년 7월 미국의학협회(AMA)저널에 따르면 타이레놀 복용자의 40%는 간염증지수가 정상보다 높게 나왔고, 20%는 간염증지수가 5배 높았다. 단 약을 끊으면 2주 안에 대부분 정상으로 돌아왔다. 간과 신장 독성이 우려되므로 장기간 사용하는 사람은 정기적으로 간기능 · 신장기능 검사를 하고 혈뇨가 나오는지 주의한다.

＊ 아세트아미노펜(타이레놀)에 무수카페인(caffeine anhydrous), 이소프로필안티피린(isopropylantipyrine), 디메틸아미노에탄올비타트레이트(dimethylaminoethanol bitartrate) 등 몇 가지 진통성분을 더한 제품으로는 종근당의 '펜잘정'. 삼진제약의 '게보린정', 바이엘헬스케어의 '사리돈 − A정' 등이 있다.

아세트아미노펜에 합성마약 계열의 강력 진통제인 옥시코돈(oxycodone)을 복합한 제품으로는 한국얀센 '옥시타이레놀정'이 있다.

아세트아미노펜에 월경전증후군(월경을 앞두고 긴장과다, 신경과민, 경련, 부종, 요통, 두통이 심해지는 질환)에 효과가 좋은 파마브롬(pamabrom)을 첨가한 제품으로는 한국얀센 '우먼스타이레놀정', 영진약품 '이브랑정' 등이 있다.

대웅제약 '쿠울펜에스정'은 아세트아미노펜에 간독성을 줄여주는 메치오닌(methionine)이 첨가된 약이다.

아세트아미노펜은 최고약물유효농도에 도달하는 시간이 복용 후 30~120분, 반감기가 45~180분에 달할 정도로 약효가 신속한 대신 짧게 나타나고 소멸된다는 단점이 있다. 이 때문에 4시간마다 약물을 복용해야 해열, 진통효과가 유지된다. 그래서 복용횟수를 하루 4회에서 2~3회로 줄이고 약물유효농도를 일정하게 유지하기 위해 나온 제품이 한국얀센 '타이레놀ER서방정'이다. ER(extended release)서방정은 약물이 빨리 녹아나오는 속방층과 약물이 천천히 지속적으로 오랫동안 나오는 서방층이 절반씩 합쳐져 있다. 삼키기 전에 씹거나 부수거나 물에 녹여 먹으면 원하는 약효가 나올 수 없으므로 그냥 물로 삼키어 복용한다.

＊아스피린, 타이레놀, 부루펜의 진통효과는 대등소이한 것으로 여겨진다. 이같은 해열진통제는 진통효과를 공통으로 하고 해열효과도 겸비한 반면 소염효과는 미약하다. 이와 달리 퇴행성 및 류머티스 관절염과 같은 통증과 염증이 동반한 질환에 주로 쓰이며 진통효과와 함께 소염효과도 강력한 약을 '진통소염제'로 따로 분류한다. 이 두 부류를 합쳐 비(非)스테로이드성 소염진통제(NSAIDs: nonsteroidal antiinflammatory drug)라고 통칭하는데 약리작용이 확연히 다르므로 주된 약효 및 치료 범위도 차이가 남을 알아야 한다. 진정한 NSAIDs는 해열진통제가 아닌 진통소염제 약물로 국한할 수 있다. ▶추후 발간될 근골격계 질환의 '관절염' 부분 참고

진통소염제로는 셀레콕시브(celecoxib 한국화이자 쎄레브렉스캡셀), 멜록시캄(meloxicam 한국베링거인겔하임 모빅캡셀), 인도메타신(indomethacin 한국MSD 인도신주, 신일제약 엑소탑플라스타, 현재 먹는 약은 생산중단되고 주사제와 바르거나 붙이는 약만 있음), 디클로페낙(diclofenac 한국노바티스 볼타렌정·서방정·겔, 현재 바르는 에멀전겔만 있음), 나프록센(naproxen 종근당 낙센에프정·CR서방정), 나프록센나트륨(naproxen sodium 종근당 아나프록스정), 아세클로페낙(aceclofenac 대웅제약 에어탈정), 티아프로펜산(tiaprofenic acid 사노피아벤티스코리아 썰감정), 테녹시캄(tenoxicam 동아제약 테노캄정), 피록시캄(piroxicam 한국화이자 펠덴정·근육주사제, SK제약 트라스트패취), 나부메톤(nabumetone 한독약품 렐라펜정) 등이 대표적인 약이다.

진통소염제는 먹는 약 외에도 플라스타(plasta 약물을 반창고에 붙인 경고제), 카타플라스마(cataplasma 플라스타보다 습기가 맡은 형태의 습포제), 패취(patch 약물저장고에서 약물이 피부로 지속적으로 침투하는 제형) 등 붙이는 약으로도 많이 개발되고 있다.

항히스타민제

콧물감기, 코막힘, 알레르기성 비염 및 천식, 피부 두드러기, 아토피성 피부염 등에 '약방의 감초'처럼 들어가는 성분이 '항(抗)히스타민제'다. 환절기를 맞아 이런 질환에 걸려 약국을 들르게 된다면 한번쯤 이 성분의 약을 접하게 된다.

히스타민(histamine)은 장기, 조직, 점막 등의 비만세포에 존재하다가 이들 질환에 걸리면 비만세포가 터지면서 분비되는 염증유발물질이다. 점액분비를 촉진해 비강을 막히게 하고 기관지를 좁히며 모세혈관을 팽

창시킨다. 항히스타민제는 이같은 작용을 하는 히스타민을 억제하므로 감기로 인해 콧물이 줄줄 흐르고 코가 막히고 전신에 염증과 부기가 오를 때 필수적으로 처방한다. 항히스타민제는 스테로이드(steroid)제제, 류코트리엔(leukotrien)수용체길항제 등과 함께 알레르기질환에 많이 사용되는데 부작용이 가장 적고 약효가 신속하고 경제적이기 때문에 콧물감기 및 알레르기질환 처방의 중심을 이룬다.

그러나 항히스타민제는 가래를 달라붙게 하고 가래를 배출하는 기관지 섬모운동을 저해하는 경향이 있으므로 가래와 기침이 고질화된 감기에는 적합하지 않다. 그러나 콧물이나 재채기를 동반한 감기에는 상대적으로 매우 효과적이라 할 수 있다.

항히스타민제는 부작용으로 졸림, 목마름, 안압상승, 현기증, 변비, 구갈, 녹내장, 시야몽롱, 전립선비대증의 부작용을 일으키므로 특히 녹내장 및 전립선비대증 환자가 조심해야 한다. 졸림, 시야몽롱 등의 부작용 때문에 운전, 기계조작 등 세밀하고 정신을 집중시켜 일을 해야 하는 사람은 주의해 복용해야 하며 술을 같이 복용하면 매우 위험하다. 항히스타민제는 졸림이 가장 흔한 특징이지만 소아나 민감한 사람의 경우 도리어 불면을 일으키기도 한다.

먹는 항히스타민제로 치료가 안 되면 콧물이 진해지고 막히면서 2차 세균감염이 일어날 수 있으므로 스프레이 형태의 항히스타민제로 바꿀 필요가 있다.

항히스타민제는 부작용이 줄어들며 발달해왔는데 대략 다음과 같이 3세대로 나눈다.

＊1세대 항히스타민제로는 클로르페니라민(chlorpheniramine 현대약품 시노카에이캡셀, 국제약품 고프레티엘캡셀 등의 주성분), 브로모페니라민(bromopheniramine), 피프린하이드리네이트(piprinhydrinate 영진약

품 푸라콩정 · 주), 메퀴타진(mequitazine 부광약품 프리마란정 · 시럽), 클레마스틴(clemastine 태극약품 마스질정) 등이 대표적이며 주로 복합제의 한 성분으로 첨가된다. 값이 저렴하고 알레르기 및 코점막(비강) 충혈을 억제하는 효과가 우수하나 지용성이라서 혈액뇌관문(blood brain barrier:BBB 뇌에 이물질이 쉽게 통과하지 못하도록 방어해주는 관문)을 쉽게 통과해 중추신경을 억제함으로써 졸림증을 유발한다. 또 자율신경계 부교감신경을 억제하고 소화기 및 심장에 영향을 미쳐 심한 입마름, 배뇨곤란, 시야장애, 소화장애 등을 유발하므로 지금은 많이 쓰이지 않고 있다.

＊2세대 항히스타민제로는 터페나딘(terfenadine 심장부정맥 부작용 유발로 생산금지), 로라타딘(loratadine 유한양행 클라리틴정 · 시럽), 아스테미졸(astemizole 한국얀센 히스마날정. 다형성 심실빈맥 유발로 생산 중단), 세티리진(cetirizine 삼일제약 지르텍정 · 액) 등이 있다.

옥사토마이드(oxatomide 한국얀센 틴세트정), 트라닐라스트(tranilast 중외제약 리자벤캅셀), 케토티펜(ketotifen 한국노바티스 자디텐정 · 시럽), 아젤라스틴(azelastine 부광약품 아젭틴정 · 비강액), 페미로라스트(pemirolast 현대약품 알레기살정 · 건조시럽) 등은 비만세포를 안정화시키는 2세대 항히스타민제로서 콧물감기, 알레르기성비염 치료에 쓰이지만 알레르기성 천식 치료에 더 많이 사용된다. 이들 비만세포안정화제는 졸음, 무력증 등의 부작용이 뒤따른다.

＊2세대이지만 이들보다 조금 진보된 약제로는 펙소페나딘(fexofenadine 한독아벤티스 알레그라정), 올로파타딘(olopatadine 대웅제약 알레락정), 베포타스틴(bepotastine 동아제약 타리온정), 에바스틴(ebastine 보령제약 에바스텔정) 등이 있으며 시장을 리드하고 있다.

나머지 2세대 제품으로 비교적 많이 팔리는 제품으로는 미졸라스틴

(mizolastine 부광약품 미졸렌정), 레보세티리진(levocetirizine 한국UCB 제약 씨잘정), 에피나스틴(epinastine 한국베링거인겔하임 알레지온정), 에메다스틴(emedastine 코오롱제약 레미코트 서방캅셀), 아젤라스틴(azelastine 부광약품 아젭틴정 · 비강액), 레보카바스틴(levocabastine 리보스틴 비강분무제) 등이 있다. 2세대 약품 중 진보된 것을 3세대로 분류하기도 하나 큰 의미는 없다.

1세대 항히스타민제는 졸림, 현기증 등 각종 부작용 때문에 운전자 등 기계를 조작하는 사람이나 수험생에게 투여하기 곤란했고 임산부에게도 투여 금기로 분류됐다. 그러나 2세대는 이런 부작용을 크게 줄여 콧물, 코막힘, 알레르기증상만을 선택적으로 억제할 뿐만 아니라 임산부에 비교적 안심하고 쓸 수 있다. 2세대 약물 중 상대적으로 최근에 개발된 약들은 부는 하루 한번 복용으로 충분할 정도로 약효 지속시간(반감기)도 크게 늘어났다.

2세대를 개별적으로 살펴보면 지르텍은 중추신경계 진정작용이 거의 없고 약물이 뇌에 도달하지 않으며 말초성 히스타민(H,)수용체에만 작용하므로 졸음, 입마름, 배뇨곤란 등의 부작용을 나타내지 않는다. 약효가 1시간 이내에 신속하게 발현된다. 코감기, 계절성 및 다년성 알레르기성비염, 알레르기성결막염, 아토피성피부염, 두드러기, 피부가려움증에 효과적이다.

알레그라D는 항히스타민제 '펙소페나딘' 과 코충혈제거제 '슈도에페드린'(pseudoephedrine)이 복합된 약으로 알레르기성 비염에 콧물감기 및 코점막 충혈이 겹쳤을 때 보다 나은 효과를 발휘한다. 효과는 지르텍과 비슷하고 졸음 부작용이 조금 덜한 게 장점이다. 유한양행 '스니코캅셀' 은 항히스타민제 '로라타딘' 과 코충혈제거제 '슈도에페드린' 이 복합된 약으로 제법 팔린다.

알레락은 항히스타민 작용뿐만 아니라 '서브스탄스-P'(substance-P)라는 가려움증을 일으키는 물질을 강력 차단한다. 따라서 알레르기성 비염에도 잘 듣지만 습진, 피부염, 양진(痒疹), 피부소양증, 심상성(尋常性 비특이성의 일반적 증세) 건선 등에 따른 가려움증과 두드러기에 특효다.

타리온은 복용 후 15분 이내에 항히스타민제중 가장 신속한 약효를 발휘하며 부정맥 유발 부작용이 거의 없다. 염증을 유발하는 인터루킨-5(interleukin-5: IL-5) 생성을 억제해 코막힘에 좋은 효과를 보이고 간에서 대사되지 않아 다른 약물과의 상호작용을 우려할 필요가 없다.

에바스텔은 항히스타민 작용 외에 프로스타글란딘, 류코트리엔 등 2차적 통증유발물질의 분비를 막는다. 알레르기 발병 후반에 나타나 염증을 일으키는 면역조절물질인 인터루킨-8(IL-8), 백혈구증식인자(granulocyte-macrophage colony-stimulating factor: GM-CSF), 종양괴사인자(tumor necrosis factor: TNF-α) 등을 억제하는 효과도 있다. 말초성 히스타민(H₁)수용체만 선택적으로 저해하므로 졸음 같은 부작용을 유발하지 않는다. 하루 한번 1정 복용으로 충분하고 아무 때나 먹어도 음식으로 인해 흡수가 저해되는 법이 없으며 심혈관질환, 간질환에 환자에도 부작용 없이 쓸 수 있다.

레미코트는 히스타민을 분비하는 비만세포를 안정화시키고 동시에 강력한 항히스타민 작용을 낸다. 콧물, 재채기, 코막힘에 효과적이다.

항히스타민제는 대체적으로 졸음, 현기증 같은 부작용이 적을수록 콧물, 코감기, 알레르기증상을 억제하는 고유의 효과가 떨어지는 경향을 띤다.

비강충혈제거제

항히스타민제로 콧물, 코막힘 증상이 완화되지 않으면 비강충혈제거제(혈관수축제)를 쓴다. 혈관수축제는 비점막 혈관에 풍부하게 분포하고 있는 자율신경계 α교감신경 수용체를 자극, 혈관을 수축시키고 혈류량을 감소시킨다. 즉 부어있는 혈관을 행주 짜듯이 수축시켜 콧물이 마르게 하고 막힌 코가 뻥 뚫리게 한다.

＊먹는 약으로는 슈도에페드린(pseudoephedrine), 페닐프로판올아민(phenylpropanolamine), 페닐에프린(phenylephrine), 에페드린(ephedrine), 메틸에페드린(methyl ephedrine) 등이 있다.

대표적 제약으로 삼일제약 '액티피드정·시럽'은 슈도에페드린에 항히스타민제인 트리프롤리딘(triprolidine)을 더한 약이다. 페닐프로판올아민은 일명 'PPA'로 유명한 성분으로 뇌출혈 유발 위험이 알려지면서 생산중단됐다. 과거 유명브랜드였던 유한양행 '콘택600'과 대웅제약 '지미코'의 주성분이었다.

페닐에프린은 코감기약에 단골로 들어가는 복합성분의 하나다. 영진약품의 '콜민에이정·시럽'은 페닐에프린에 항히스타민제인 클로르페니라민을 섞은 약이다.

먹는 약은 분무약을 뿌리기 어려운 축농증 환자나 중이염이 동반된 알레르기성 비염 환자에 유용하다. 그러나 중추신경계 및 교감신경계를 흥분시키므로 불면, 두통, 불안, 초조뿐만 아니라 협심증, 빈맥, 고혈압, 배뇨장애를 유발할 수 있다. 따라서 고혈압, 심장관상동맥질환, 갑상선기능항진, 녹내장, 당뇨병을 앓고 있는 환자에게 사용할 때에는 주의를 요한다.

특히 에페드린은 교감신경을 흥분시켜 기관지확장, 기침억제, 비강충혈제거 등의 효과를 나타내지만 신경을 날카롭게 하여 불면을 일으키고, 심장을 빨리 뛰게 하고, 소화불량을 일으키고, 혈당치를 증가시키는 작용을 한다. 고혈압, 당뇨병 환자라면 이 성분이 들어있는 약을 조심해 복용해야 하고 임산부와 수유부는 복용을 금해야 한다.

  ＊코점막에 뿌리는 비충혈제거제는 약효가 신속히 나타나고 전신적인 부작용이 적다. 그러나 3~7일 이상 쓰면 반동작용에 의해 비충혈이 오히려 악화될 수 있으며 더 오래 사용하면 약물로 인한 비염이 유발될 수 있다. 옥시메타졸린(oxymetazoline 동호상사 레스피벤액), 자일로메타졸린(xylometazoline 한국노바티스 오트리빈 비강분무제), 나파졸린(naphazoline 삼천당 나리스타에스 점비액) 등이 있다. 나파졸린 점비액은 고혈압, 심장병, 당뇨병, 갑상선기능항진 환자에게 위험하므로 주의해야 한다. 나파졸린은 사용하다 갑자기 중단하면 증상이 오히려 심해지는 반동작용이 일어나므로 약물을 2주간 사용하여 효과가 없으면 서서히 중단해야 한다.

  항히스타민제나 비충혈제거제는 감기로 인한 코막힘, 비충혈 외에도 피부발적형 두드러기(담마진)나 꽃가루 알레르기에도 효과가 있다. 졸리거나 목이 마르는 부작용이 있으므로 운전, 기계조작 등 위험한 작업을 하는 사람과 악성 천식환자는 주의해 사용해야 한다. 감기 초기에 제대로 치료하지 못해 콧물이 진해지고 막히는 증세가 나타나면 2차 세균감염이 일어났음을 의미한다. 이때 항히스타민제를 복용하면 콧물이 더 진해지므로 중단하고 항생제를 복용하거나 생리식염수를 코에 넣는 등 다른 방도를 찾아봐야 한다.

진해거담제

숨쉬기 답답하고 기침과 가래가 끓는 목감기에는 진해제와 거담제가 처방된다. 가래가 나오지 않는 마른기침(건성기침)인지 가래가 나오는 습성기침인지에 따라 치료처방이 달라진다.

기침은 호흡기 기도에 가래나 이물질이 끼어 기도가 과민하게 대응해서 일어나는 생리반응이다. 원인은 아직도 명확하지 않으며 기침은 감기 증상에서 가장 잘 다스려지지 않는 부분의 하나이기도 하다.

가래는 전해질(무기물), 탄수화물, 단백질 등을 함유한 점액성 물질로 세포 파편과 기도분비물로 이뤄진다. 각종 자극에 반응하여 점막상피에 있는 배상세포(杯狀細胞 goblet cell)가 주위의 포도당과 아미노산을 받아들여 점액성 단백질을 만들거나, 부교감신경계 미주신경의 지배를 받는 기관지선(氣管支腺)이 점액성 물질을 분비함으로써 가래가 형성된다.

기침은 기관지점막에 생긴 가래나 이물질을 배출하는 자연스런 생리기능이다. 따라서 기침할 때 무조건 진해제를 사용하면 가래배출이 어려워지므로 현명한 방법이 아니다. 건성기침에 국한해 기침을 못 견딜 경우에 진해제를 쓰는 게 바람직하다. 습성기침에는 진해제 대신에 가래의 배출을 원활하게 하는 거담제와 기도를 넓혀주는 기관지확장제를 쓰는 게 원칙이다.

가래를 동반한 기침은 우선적으로 가래를 제거한 뒤 기침 증상을 다스리는 게 좋다. 일반적으로 기침은 유·소아 뿐만 아니라 성인에게도 시럽제를 우선 사용하는 게 권장된다. 시럽은 설탕이나 꿀물이 주원료이기 때문에 기도가 수분을 보전해 건조해지지 않도록 하고 위장장애가 생기지 않도록 돕는다. 시럽제는 약이 엉키거나 약효가 감소되지 않도록 단일 약효성분으로 이뤄진 것이 바람직하다. 기침이 심할 때에는 종합감기약을 피하고 기침감기에만 효과가 있는 단일 또는 복합 성분의 시럽제 약품을 선택하는 게 이상적이다. 약국에서 항생제를 갈아 시럽에 섞는 일이 많은데 제약회사에서 항생제를 시럽에 녹여 만든 제품을 쓰는 게 약효유지를 위해 더 나은 방법이다

▶ 거담제

황화수소기(-SH基)를 갖고 있는 치올(thiol)계와 그렇지 않은 비(非)치올계로 나뉜다. 치올계는 객담을 분해하고 점도를 낮춰 묽게 하는 게 주된 작용이다. 기도 및 기관지까지 확산된 가래 제거에 쓰인다. 비치올계는 기도에서의 액체분비를 활발하게 해 객담배출을 용이하게 만든다.

가래는 황(S)끼리 결합한 끈적끈적한 물질로 정상적인 상태에서는 생산량의 90%가 분비된 점막으로 재흡수되고 10%만이 침을 통해 배출되거나 위액에 의해 녹는다. 그렇지만 기도가 감염되는 등 문제가 있으면 가래분비세포가 과잉 증식해 기도를 막게 된다.

＊ 치올계인 아세틸시스테인(N-acetylcysteine 수도약품 아세틸시스테인캡셀·과립), 카르복시메틸시스테인(S-carboxymethylcysteine 현대약품 리나치올캅셀·시럽), 에르도스테인(erdosteine 대웅제약 엘도스캅셀·시럽), 후도스테인(fudosteine 한올제약 스페리아정)은 화학구조식으로 볼 때 설파하이드릴(-SH: 일명 thiol)기를 갖고 있어 끈끈해진 객담의 디설파이드(-S-S-) 결합을 파괴시킨다. 이에 따라 객담의 점도가 낮아지고 가래배출이 용이해진다. 감기와 기관지염에 많이 처방된다. 치올계는 대부분 항생제와 같이 쓰면 분해돼 약효가 없어지므로 적어도 2시간 가량의 간격을 두고 복용해야 한다.

아세틸시스테인은 객담 점도를 낮춰 묽게 만드는 효과가 아주 좋으나

이로 인해 입냄새가 나빠져 구역질을 할 수 있다. 과민반응으로 기관지경련(특히 천식환자)을 초래할 수 있으며, 지나치게 많은 점액이 쏟아져 나옴으로써 기관지섬모가 가래를 배출하는데 오히려 지장을 받는 경우가 있다. 이런 경우에는 가래흡인기를 사용할 필요가 있다. 또 아주 오래 사용하면 기관지점막은 물론 위점막, 질점막의 분비작용까지 과다하게 만들어 위염, 질염 등을 초래할 수 있으므로 단기간 사용토록 하고 흡입식으로 바꿔 쓰는 것도 검토해봐야 한다.

카르복시메틸시스테인은 아세틸시스테인과 비슷한 역할을 하는 약으로 아세틸시스테인과 에르도스테인의 중간 단계를 차지하는 약이다.

에르도스테인은 끈끈한 점액을 신속히 분해하여 가래를 맑게 하고 섬모운동을 촉진해 객담배출을 쉽게 하여 거담효과를 발휘한다. 기관지폐포를 보호하는 안티트립신($\alpha1$-antitrypsin)이 파괴되는 것을 막아 기관지염, 폐기종, 폐렴, 기관지확장증 등 급·만성 호흡기질환을 개선하는 게 특징이다. 아세틸시스테인보다 5배, 카르복시메틸시스테인보다 50% 가량 우수한 거담·진해효과를 나타낸다는 게 해당제약사의 설명이다.

가장 최근에 나와 진보된 약효를 갖는 것으로 꼽히는 후도스테인은 화학구조상 치올계이지만 작용은 상당히 다르다. 배상세포의 지나친 형성을 억제해 기도점액이 과잉분비되는 것을 억제하고, 기침으로 손상된 점막을 복구하며, 염증을 누르고, 장액성(漿液性) 기도 분비물의 생성을 촉진시켜 기도가 촉촉이 적셔져 있도록 유도한다.

＊ 비치올계인 브롬헥신(bromhexine 한국베링거인겔하임 비졸본정)은 기도의 액량분비를 늘리고 산성 점액성 다당류 섬유를 분해하여 객담의 점도를 묽게 함으로써 기침할 때 가래가 쉽게 배출되도록 유도한다. 인도 생약에서 유래한 성분을 개량한 합성약이다.

암브록솔(ambroxol 한국베링거인겔하임 뮤코펙트정·주, 한미약품 암브로콜정·시럽은 ambroxol+clenbuterol)은 기관지 표면활성물질(surfactant)의 합성 및 분비를 촉진해 객담의 점도를 낮추고 배출을 용이하게 하며 섬모운동을 활성화시킨다. 암브록솔은 브롬헥신의 대사물로 가래를 삭이는 성분이며 부비동염(축농증)에도 사용된다.

브롬헥신과 암브록솔은 목구멍에서 조금 깊어진 가래와 아직 기관지까지 도달하지 못한 기침에 효과적이다.

클렌부테롤(clenbuterol) 성분은 기관지평활근의 β_2교감신경에 선택적으로 촉진해 기관지를 확장시킨다. 부수적으로 기관지 섬모운동을 촉진시켜 가래배출을 돕는다. 진해·거담작용을 겸비하고 있다.

페노테롤(fenoterol 한국베링거인겔하임 베로텍 경구제·에어로솔·흡입액)은 기관지평활근에 있는 β_2수용체에 선택적으로 촉진해 기관지를 이완시켜 호흡을 편하게 한다. 기관지 섬모운동을 촉진해 가래배출을 돕는다. 천식 및 만성폐쇄성폐질환 치료제이지만 감기에 응용할 수 있다. 클렌부테롤과 페노테롤은 기관지이완제 겸 진해제로서 주로 객담을 묽게 하는 치올계 거담제와 함께 쓴다.

'암브로콜'은 암브록솔과 클렌부테롤을 더한 것으로 가래배출이 용이하지 않은 아주 심한 기침과 기관지천식이 우려되는 환자에게 효과적인 약물이다. 그러나 심장박동이 증가되는 경우가 발생하면 약물 투여를 일단 중단해야 한다.

소브레롤(sobrerol 신일제약 소브레롤캅셀, 진양제약 소부날캅셀)은 담을 묽게 하여 배출되도록 유도한다.

옥소메마진(oxomemazine 기침감기약의 단골 성분)은 기관지선 분비에 관여하는 부교감신경계 무스카린(muscarine :M_1) 수용체를 억제해 가래분비를 줄이는 항히스타민제의 일종이다.

구아이페네신(guaifenesin 종합감기약의 단골 성분)은 점액분비를 촉진하여 가래가 매끄럽게 배출되도록 유도하는 약이다.

고전적인 성분이지만 가래의 점성을 줄이고 기관지 분비물의 배출을 용이하게 만들어 자주 사용되는 성분으로는 염화암모늄(NH_4Cl), 요오드화칼륨(KI), 이페칵시럽(ipecac syrup 吐根추출물) 등이 있다.

종합하면 가래가 덩어리로 배출되거나 냄새가 날 때 항생제와 카르복시메틸시스테인 등을 같이 투여하고 졸림이 오는 항히스타민제나 중추신경억제성 진해제인 덱스트로메토르판(dextromethrophan 바이엘헬스케어 러미라정)은 가래를 더 마르게 하므로 주의하여 투여해야 한다. 초기감기(콧물감기)에 사용하는 약물을 가래가 나오는 기침에 사용하면 치료하기가 힘들어진다.

이같은 객담 분해성 거담제는 중증 기침감기나 만성기관지염, 폐질환에 쓰인다. 경증인 감기에는 생약성분의 진해거담제가 상당히 많이 쓰인다. 생약성분의 진해제는 기관지를 촉촉이 적셔주면서 기관지의 예민함과 과민성을 약화시켜 가래가 자연스럽게 배출되도록 유도한다. 안국약품 '푸로스판시럽'(담쟁이잎 추출물로 주성분은 hederacosid-C)이 요즘 유행하는 대표적인 생약제다. 진해 · 거담 효과 외에 기관지경련 억제작용이 있어 기침감기, 급만성 기관지 카타르(catarrh 점액성 물질이 비정상적으로 흘러나와 염증을 일으키는 현상), 만성 기관지염에 자주 쓰인다.

▶ 소염효소제

세균이 감염돼 고름을 만드는 화농성 가래가 생성될 경우에는 염증단백질을 분해하는 효소제를 복합적으로 함유한 약을 쓴다. trypsin,

+bromelain(제일약품 기모타부정, 청계약품 키모랄에스정), chymotrypsin
+trypsin+ribonuclease(현대약품 클리아제정), serratiopeptidase(한일
약품 단젠정), streptodornase+streptokinase(유한양행 바리다제정) 등
이 대표적 제품이다.

■ 소염효소제의 분류

구 분	원료출처 및 제법	임상용도 및 작용메커니즘
trypsin	동물의 췌장에서 추출	소화제, 소염제 (폴리펩타이드 중 아르기닌·리신의 카르복시기 부분을 분해)
chymotrypsin	소의 췌장에서 추출	소화제, 소염제(트립신 저해물질의 방해를 받지 않고 작용. 티로신·페닐알라닌 등 방향족아미노산의 'C=O' 펩타이드 결합을 잘 끊는 특이성을 가짐. 또 아미드나 에스테르 결합도 절단)
streptodornase +streptokinase	Streptococcus haemolyticus균을 배양해서 추출	소염제, 혈전용해제, 가래 배출 곤란, 중증 염증, 수술 후 종창 완화, 가루 내어 사용 가능하므로 소아에게 많이 처방
serratiopeptidase	serratio屬 세균을 배양해서 추출	소염제, 소화제, 상기도폐쇄와 만성정맥부전에 많이 처방, 염증단백질을 분해하므로 창상에도 사용, 주로 장용정(腸溶錠)
bromelain	파인애플서 추출	소염제, 소화제
ribonuclease	동물 조직에서 추출	소염제
lysozyme	타액, 조직 등에서 추출	객담 및 비염 분비물 용해시켜 증상 완화, 다당체 결합을 분해하므로 수술 후에도 많이 씀, 사용빈도 감소 추세
pronase B	streptomyses griseus를 배양 추출	수술 후 종창, 객담이나 고름을 용해

▶ 진해제

크게 마약성과 비마약성으로 나뉜다. 또 작용 부위와 약리작용의 차
이에 따라 중추성 억제제와 말초성 억제제로 나뉜다. 마약성이라 함은
모르핀 또는 코데인 핵을 가진 약물로 중추에 작용해 진해효과는 물론

진통, 진정, 호흡억제효과를 강력하게 발휘하는 것으로 감기 증상에는 웬만해서 쓰지 않는다. 비마약성은 말 그대로 마약성을 띠지 않은 것으로 주로 진해효과만 나타내고 약물의 종류에 따라 약간의 기관지 확장 작용을 보인다.

중추성 억제라 함은 뇌(연수)의 기침중추(해소중추)에 작용해 강제로 기침을 억제하거나 기침에 관여하는 호기성 근육의 운동을 억제하는 것을 말한다. 말초성 억제라 함은 기침을 유발하는 자극들이 기관지로 집약되는 것을 억제하고 관련 수용체를 차단하는 것으로 주로 미주신경이나 설인신경을 억제함으로써 기침을 누르는 것을 말한다.

＊ 중추성 마약성 진해제로는 덱스트로메트로판(dextromethrophan 바이엘헬스케어 러미라정), 코데인(codeine 구주제약 인산코데인정, 명문제약 인산코데인정), 디하이드로코데인(dihydrocodeine 유한양행 코데나에스정, 대원제약 코대원정 등의 주성분) 등이 있다. 이들 성분은 대체적으로 진해효과가 뛰어나다. 얼굴이 빨개지면서 토하거나 가래가 나오지 않고 단순히 기침만 나오는 게 전형적인 중추성 기침 증상인데 이런 경우에 쓰면 효과적이다. 끈적거리는 가래가 생기므로 기침이 날 때 쓰면 증상이 더 악화될 수 있다.

이밖에 모르핀(morphine), 헤로인(heroin 모르핀을 바탕으로 만든 마약), 하이드로코돈(hydrocodone 한림제약 자이돈정, 극동제약 하이코돈정 등의 주성분), 옥시코돈(oxycodone 하나제약 오코돈정), 메사돈(methadone), 페치딘(pethidine), 메페리딘(meperidine 대표상품명이 '데메롤'(demerol)) 등이 마약성 진해제에 포함된다.

코데인, 하이드로코돈 등은 수면을 유발한다. 코데인은 진정작용이 있으므로 기침으로 잠을 이루지 못하고 초조한 사람에게 유익한 측면이 있다.

반면 덱스트로메트로판은 환각작용이 있어 신경을 날카롭게 하며 불면을 초래하고 심장을　바삐 뛰게 하고 소화불량을 일으키고 혈당치를 증가시키는 부작용이 있다. 이 때문에 호기심 많은 탈선청소년이나 약물중독자들이 악용하기도 한다. 덱스트로메트로판은 2003년부터 전문의약품에서 향정신성의약품(마약류)로 분류돼 사용이 크게 제약을 받고 있다. 그럼에도 불구하고 이 약은 소아과 의사들이 유·소아의 진해제로 여전히 선호하고 있다. 이 약 대신 저용량의 코데인 및 디하이드로코데인은 한외마약(限外麻藥)으로 분류돼 처방의 제약을 받지 않으므로 최근 더 많이 사용되고 있다.

　메페리딘은 본래 암 환자나 수술 후 통증환자에 주사하여 증상을 완화하는 약이며 호흡억제와 기관지이완을 통해 진해효과를 나타낼 수 있다.

　＊ 중추성 비(非)마약성 진해제로는 구아이페네신(guaifenesin 종합감기약의 단골 성분), 노스카핀(noscapine 종합감기약의 단골 성분) 등이 있다. 기침중추를 억제하는 경로가 마약성 진해제에 비해 간접적이므로 마약성 진해제에 비해 부작용이 매우 적다. 목감기에 이들 성분을 단독으로 또는 보조적으로 항히스타민제와 함께 쓰면 효과적이다.

　구아이페네신은 진해 및 거담효과를 동시에 나타낸다. 기관지근육을 이완하고 중추성 기침을 억제하여 진해효과를 나타낸다. 또 기도에서 점액이 잘 분비되게 하여 가래가 미끄러져 입으로 배출되도록 유도함으로써 기도가 건조해져 가래가 들러붙는 상황을 개선한다.

　노스카핀 역시 기관지평활근 이완과 중추성 진해작용을 동시에 나타낸다. 노스카핀은 수면을 유발하는데도 불구하고 진해효과가 우수해 애용되고 있다.

　＊ 말초적으로 작용하는 진해제로는 클로퍼라스틴(cloperastine 한일약품 투스타졸정·시럽), 옥소라민(oxolamine 삼아약품 페브론시럽), 티

페피딘(tipepidine 영진약품 아스코푸시럽) 등이 있다. 비교적 안전한 약물로 어린이나 노령자에게 투여도 무방하다. 횡경막이 위로 올라가 폐를 압박함으로써 기침이 생기므로 횡경막 이완을 통해 기침을 완화하는 약이다. 대체로 목이 간질간질하고 기침할 때 토하는 경우에 쓰면 효과적이다.

클로퍼라스틴은 진해효과가 인산코데인의 2배가 넘고 모르핀과 맞먹어서 종합감기약을 구성하는 성분으로 처방된다. 약간의 기관지이완 및 항히스타민 작용이 있어 기침을 가라앉히는데 적격이다. 목감기에 보조적으로 항히스타민제를 같이 쓸 수 있다.

옥소라민은 기관지점막의 염증과 부종을 가라앉히는 소염작용, 기관지평활근 확장, 다량의 점액을 분해하고 객담을 묽게 하고 기관지점막의 섬모운동을 증진시키는 작용, 해열진통작용 등이 우수하다. 특히 기도를 촉촉하게 적셔주는 효과가 좋다.

티페피딘은 연수의 기침중추 억제, 기침 잠수성 억제, 기관지액 분비촉진, 기도점막의 섬모운동촉진 등의 작용으로 진해·거담효과를 발휘한다.

＊ 중추와 말초에 모두 작용하는 약물로 벤프로페린(benproperine 한국화이자 코프렐정), 지페프롤(zipeprol 한화약품 레스피렌정·시럽), 부타미레이트(butamirate 동성제약 지노콜시럽), 피파제세이트(pipazethate 부광약품 셀비곤정 생산중단) 등이 있다. 폐나 흉막 등에서 기관지 방향으로 구심적으로 전해오는 기침 지각신경을 말초적으로 차단하는 동시에 연수의 기침중추를 억제한다.

벤프로페린과 지페프롤 등은 중증 기침에 효과적이다. 지페프롤은 기도를 습윤하게 적셔서 건조함을 해소하는 효과가 좋다.

오르시프레날린(orciprenaline 한국베링거인겔하임 아루펜트정·주)은 기관지천식, 기관지염, 폐기종 등에 쓰이는 진해 성분으로서 드물지만 감기에 응용되기도 한다. 오르시프레날린+브롬헥신(객담분해 거담제)+독실아민(진정·최면제) 등의 복합제로 나온 제품으로 한국슈넬제약의 '올시펜정', 신풍제약의 '브론콥정'이 있다. 과거에 유명했던 한국베링거인겔하임 '복합아루펜트정·시럽'은 오르시프레날린+브롬헥신 성분으로 현재 생산 중단됐다.

독실아민(doxylamine 대화제약 유니솜정, 알파제약 아졸정)은 항히스타민제의 일종으로 단시간형 수면을 유도하고 진정작용을 하는 최면·진정제다. 거담제 및 비충혈완화제와 복합 사용하면 초기 감기증상을 완화하는데 아주 효과적이다.

＊ 생약과 양약이 혼합된 진해거담제로는 대웅제약 '지미코프시럽', 한미약품 '브로콜시럽', 일양약품 '아스마에취시럽' 등이 있다. 생약성분은 치무스(thymus 꿀풀과), 프리뮬라(primula 앵초), 질경이, 도라지 등이 주로 애용된다. 양약 성분으로는 가래배출을 촉진하는 염화암모늄(NH_4Cl), 마약성 진해제인 에페드린, 중추성 기침을 억제하는 구아이아콜설폰산칼륨(potassium guaiacolsulfonate) 등이 단골 성분이다.

양약만으로 진해제와 거담제가 복합 처방된 약으로는 대웅제약 '지미콜시럽', 부광약품 '티모코프시럽', 고려제약 '하벤코프시럽' 등이 있다. 주로 상품명에 '코프(cough)'가 들어간 캡셀이나 시럽 제품은 진해·거담효과를 겸비한 복합약이다. 경증의 기침, 가래에 사용할 수 있다.

유아·소아의 기침 치료에는 좌약을 사용한다. 한유유통의 '발소좌약' 좌약이 간판제품이다. 카르베타펜탄(carbetapentane), 유칼립톨(eucalyptol), 테르핀 수화물(terpin hydrate), 테르피네올(terpineol), 구아이페네신(guaifenesin) 등이 들어있다

항생제

　항생제를 감기나 독감에 써야 하느냐 마느냐 문제는 의학계조차도 아직 확고한 입장을 정하지 못한 논란거리다. 감기, 독감은 바이러스 감염에 의한 것이므로 항바이러스 작용이 없는 항생제를 쓰는 게 괜히 몸을 괴롭히는 무익한 일이라는 주장과 직접 도움을 주지 않는다하더라도 폐렴, 결핵 같은 추가 감염(합병증)을 예방함으로써 감기의 심각한 악화를 효과적으로 막아낼 수 있다는 반론이 맞서고 있다. 어쨌든 감기합병증으로 축농증, 중이염, 폐렴 등이 발생했거나 전염성, 난치성, 만성 지병으로 항생제가 필요하다고 인정되면 항균요법이 권장된다.

　페니실린(penicillin)계 또는 세파(cepha)계 광범위 항생제를 복용한다. 일단 복용하면 1~2주일은 계속해야 세균을 제압해 내성이 생기는 것을 억제할 수 있다. 페니실린계 중 암피실린(ampicillin 종근당 앰씰린캅셀, 영진약품 펜브렉스주, 임산부 사용가능이 장점)과 아목시실린(amoxicillin 대웅제약 곰실린캅셀, 영진약품 아모넥스캅셀)은 그람 음성균에 대해서는 내성이 생겨 효과가 없어진지 오래며 그람 양성균에 대해서도 대부분 내성을 보인다.

　그람양성균(Gram陽性菌)은 그람 염색반응에서 짙은 자주색을 보이는 양성반응을 하는 세균으로서 결핵균, 디프테리아균, 방선균, 파상풍균, 폐렴균, 포도상구균 등이 해당되며 위액이나 소화효소에 잘 견디며 페니실린에 민감하게 반응한다. 반면 그람음성균(Gram陰性菌)은 그람 반응으로 염색되지 않는 세균으로 대장균, 이질균, 임질균, 젖산균, 콜레라균, 페스트균 등이 해당되며 위액이나 소화효소에는 약하며 페니실린의 작용을 잘 받지 않는다.

　그래서 주사제인 벤자친페니실린G(benzathine penicillin G)가 일선

병의원에서 자주 처방된다. 페니실린에 벤질기가 붙은 벤질페니실린 (benzyl penicillin)을 '페니실린G'라고 하며 여기에 벤자친이라는 물질을 결합시키면 근육주사시 장기간 약효를 발휘하는 지속성 제제가 된다. 한올제약 '마이신주', 근화제약 '벤자실린정' 같은 제품이 있다.

세파계로는 세파클러(cefaclor), 세팔렉신(cephalexin), 세프라딘(cephradine), 세파드록실(cefadroxil), 세픽심(cefixime), 세프프로질(cefprozil), 세푸록심(cefuroxime) 등의 먹는 약과 세포탁심(cefotaxime), 세프타지딤(ceftazidime) 등의 주사제가 많이 쓰인다. 페니실린계나 세파계로 듣지 않는 경우에는 시프로플록사신(ciprofloxacin 바이엘헬스케어 씨프로바이정, 일동제약 싸이신정)과 같은 퀴놀론계 항생제를 투여하기도 한다.

에리스로마이신(erythromycin 보령제약 에릭캅셀, 수도약품 에리진캅셀)은 단독 또는 다른 항생제와 병행해 단골로 처방된다. 에리스로마이신보다 인후두 감염에 선택적으로 작용하도록 진보한 게 아지스로마이신(azithromycin 한국화이자 지스로맥스정·주·시럽)인데 고가인데 비해 효과가 비례하지 않아 그리 많이 처방되지는 않는다. 이밖에 독시사이클린(doxycycline 국제약품 독시사이클린캅셀)과 린코마이신(lincomycin 유유 린코신캅셀·주)이 기관지염, 인두염, 편도염, 폐렴 등에 종종 쓰이는 항생제다.

아목시실린의 유효성 여부에도 불구하고 소아감기에는 아목시실린과 클라불린산칼륨(clavulanate potassium)의 복합제가 시럽, 현탁액, 정제 형태로 관행적으로 처방되고 있다. 클라불린산칼륨은 페니실린계 항생제에 내성을 보이는 균주가 갖고 있는 베타락타마제(β-lactamase)라는 페니실린 분해효소를 불성화시킴으로써 약효를 높이는 보조성분이다. 일성신약 '오구멘틴정·주·시럽', 건일제약 '아모크라정·주·시럽', 진양제약 '오구맥정·현탁정·시럽', 한미약품 '아목클란정·현탁정·시럽' 등이 대표적 브랜드다.

감기가 항생제를 쓰는 경우는 크게 3가지다. 황색·갈색 또는 피가 섞인 짙은 가래가 나올 경우, 고열이 심한 경우, 감기가 재발하는 경우 등이다. 2일 동안 사용해서 증세가 호전되지 않으면 약물을 변경하고 증세가 없어져도 완전한 치료와 세균의 항생제 내성 획득억제 등을 위해 총1주일 가량 쓰는 게 바람직하다. 특히 65세 이상 고령 환자는 감기 합병증으로 폐렴에 감염되기 쉬운데 가래검사를 통해 폐렴으로 진단되면 병원에 입원해 강도 높은 항생제치료를 받아야 한다.

몸살감기약

몸살감기는 근육과 관절에 경직과 수축이 생겨 통증이 오는 증상이 보통 감기보다 심한 경우를 일컫는데 공식 용어는 아니다. 이런 경우에는 근육을 이완시키고 심신을 안정하게 해주는 약을 처방한다. 근육이완제인 클로르메자논(chlormezanone), 카리소프로돌(carisoprodol 일명 S정), 클로르페네신(chlorphenesine 유유 린락사정) 등이 과거에 몸살감기약으로 처방됐으나 최근에는 부작용이 많아 거의 사용되지 않고 클로르페네신만이 주로 처방되고 있다.

카리소프로돌은 골격근이완의 효과가 있으며 과다복용시 치명적으로 인사불성, 혼수성 쇼크, 호흡저하를 가져오며 결국 사망까지 이를 수 있다. 이 때문에 현재 생산판매가 금지된 상태다. 금단증상으로는 온몸이 뻣뻣해지고 뒤틀리는 증상이 나타난다.

클로르메자논도 중추신경계를 통해 근육을 이완시키므로 두통 등을 초래하고 다량 복용하면 환각이나 호흡곤란이 나타난다. 게다가 다형성 홍반 등을 보이는 '스티븐스존슨증후군'(Stevens johnson syndrome)이나 중독성표피괴사증인 '리엘증후군'(Lyell's syndrome)을 유발해 판매 금지됐다.

과거에는 덱사메타손(dexamethasone), 프레드니솔론(prednisolon)과 같은 스테로이드제가 소염 · 진정 효과가 있다고 해서 몸살에도 썼다. 근육의 경직과 염증이 한 몸통이며 이를 완화시킬 필요가 있다는데서 착안했다. 하지만 이는 잘못된 처방관행으로 스테로이드는 면역력저하, 혈압 및 혈당상승, 피부약화 등 많은 부작용이 있기 때문에 신중히 써야 한다.

또 예전에는 몸살감기에 진통효과가 상대적으로 강한 메페나민산(mefenamic acid 유한양행 폰탈정 · 캅셀)을 관용적으로 써왔으나 위장출혈, 불면증, 설사 등의 부작용이 강한 것으로 밝혀져 최근에는 사용이 크게 줄고 있다. 반면 메페나민산은 생리통, 월경전증후군 등을 앓는 여성들에게 효과가 크다. 그러나 어린이에게는 신중하게 투여해야 하고 1주일 이상 장기 복용하면 좋지 않다.

대신 감기몸살용 해열진통소염제로는 록소프로펜(loxoprofen 동화약품 록소닌정)이나 이부프로펜+아르기닌(일동제약 캐롤에프정, 한미약품 스피드펜정) 등이 많이 처방되는 추세다. 아르기닌(arginine)은 이부프로펜의 흡수율을 높여주고 간과 위장관을 보호하는 아미노산이다.

신경안정제도 제법 쓰이는데 디아제팜(diazepam 한국로슈 바리움정)이 주로 처방되고 과거에 많이 쓰이던 페노바르비탈(phenobarbital)은 거의 사용되지 않고 있다.

종합감기약

초기감기는 대개 몸살, 콧물, 재채기가 주증상이며 기침, 가래, 인후통도 더러 나타난다. 사람마다 주된 증상은 다르게 나타나지만 이를 뭉

뭉그려 완화시킬 수 있는 게 종합감기약으로 실제로 유효하고 경제적이며 편리하다. 특히 바빠서 병원 갈 짬조차 내기 어려운 젊고 건강한 샐러리맨이라면 약국에서 종합감기약을 구입해 복용하는 것만으로도 충분하다.

종합감기약은 앞서 설명한 바와 같이 항생제를 제외한 항히스타민제, 해열진통제, 교감신경을 흥분시켜 기침을 멎게 하는 진해제나 카페인, 콧물을 멎게 하고 코막힘을 완화시키는 비충혈제거제 등이 고루 복합돼 있다. 따라서 콧물만 나는 초기감기에 종합감기약을 먹으면 필요없는 성분도 덤으로 먹는 셈이 된다. 감기에 걸리면 주된 증상에 따라 개별성분을 가감한 처방약을 먹는 게 원칙이겠지만 요즘에는 종합감기약도 코감기, 목감기, 몸살감기 등으로 세분화돼 나와 있으므로 의약분업 실시 이전 약국에서 조제한 것과 큰 차이가 없고 오히려 싼값에 다양한 성분의 약을 한꺼번에 복용할 수 있는 이점이 있다.

종합감기약은 대부분 내복액, 캅셀제, 정제로 나와 있다. 내복액으로는 동아제약 '판피린 에프', 동화약품 '판콜 에스', 종근당 '나이킨'이 대표적이다. 해열진통제, 항히스타민제, 에페드린(기관지확장, 기침억제, 비충혈제거), 카페인이 들어있다. 내복액은 몸살감기에 유효적절한데 일부 시장에서 일하는 사람 등이 두통 완화를 위해 무분별하게 복용하거나 1회 용량을 무시하고 복용하는 경우가 많아 문제다. 내복액은 대체로 1회 복용량이 캅셀제나 정제보다 30% 안팎 많다.

캅셀제로는 중외제약 '화콜-골드', 고려제약 '하벤-플러스', 한일약품 '화이투벤-생', 국제약품 '고프레-티엘' 등이 있다. 대개 앞서 말한 복합성분에 생약추출물과 비타민을 배합한 게 특색이다. 비타민은 감기에 대한 저항력을 높여주고, 생약은 약성이 순하기 때문에 애용되는데 제약사들이 약값을 높여받기 위한 수단으로 활용되는 측면도 있다. 비타민 중 비타민C와 E, 베타카로틴(비타민A의 전단계 물질) 등이 면역력을 높이는 것으로 알려져 있으며 감기 예방에 특히 밀접한 것이 바로 비타민C다. 치료를 위해 먹으려 작정했다면 고단위를 먹는 게 바람직하다.

이밖에 항산화효과가 높은 멜라토닌(melatonin)과 감기에 대한 면역력을 높여주는 것으로 알려져 있는 아연화합물(zinc complex)을 먹으면 감기치료를 앞당길 수 있는 것으로 대체의학 신봉자들은 믿고 있다. 그러나 아직 과학적으로 명확하게 입증된 사실은 아니다.

이와 함께 일반적으로 약국에서는 쌍화탕, 갈근탕, 향갈탕을 주처방으로 삼아 이를 응용·변형한 한약탕제 드링크류를 끼워 파는데 광동제약 '광동쌍화탕'이 대표 제품이다. 갈근, 창출, 소엽, 계피, 대추, 당귀, 천궁, 작약, 향부자, 지황 등이 한방드링크에 주로 들어가는 성분이다. 초기감기로 피곤하고 땀이 절로 흐를 때 좋으며 허약체질을 개선해준다. 약효가 순하지만 함량이 충분하지 않은 게 흠이다. 사상체질별로 보면 소음인은 천궁계지탕·곽향정기산·향소산, 태음인은 마황발표탕·갈근해기탕, 소양인은 형방폐독산 등이 감기치료에 유익하다.

한방차로는 칡차, 생강차, 귤차, 모과차, 계피차, 인삼차 등이 감기에 좋다. 민간요법으로는 생강 3쪽과 파뿌리 3쪽을 물 3홉에 넣고 달여 마시거나, 연뿌리즙과 생강즙을 2대1로 섞어 뜨거운 물에 탄 후 소금을 조금 넣어 마시거나, 배즙이나 무즙에 꿀을 타 마시는 방법이 권장된다. 한방 및 민간요법의 요체는 편안하게 잠자고 사기(邪氣)를 배출하며 혈액순환촉진을 유도하는데 있다. 열이 있는 사람은 꿀이나 인삼을 피하고, 기가 허해 은행·살구씨·도라지 등에 과민반응을 보이면 중단해야 한다.

◎ 유행성 감기(독감)의 예방과 치료

감기약을 먹어도 감기나 독감이 낫지 않는 가장 중요한 이유는 이들 질환을 일으키는 바이러스를 퇴치할 치료제가 개발되지 않았기 때문이다. 더욱이 감기를 일으키는 원인 바이러스는 100여종이 넘는데다 각각 수많은 아형(亞型)을 갖고 있고 주기적으로 변형을 일으켜 변종을 만들기 때문에 감기 잡는 항바이러스제를 개발하기란 실로 어렵다.

감기와 독감은 원인 바이러스와 증상의 양상이 다르다. 독감은 '독한 감기(毒感)'라는 한자 이름처럼 증상이 더 심해 38~40℃ 정도의 고열이 사흘에서 닷새 가량 지속된다. 두통과 마른기침이 심하게 나고 앞머리와 눈 주변이 아프다. 머리 뒤쪽을 따라 통증이 생기는 경우도 흔하다. 회복된 후에도 근육통, 관절통 등이 남아있고 몸이 나른해진다. 문제는 합병증이다. 몸속에 들어온 독감 바이러스(유행성 인플루엔자바이러스)는 복제를 거듭하면서 숙주세포(사람의 호흡기세포)를 파괴한다. 이렇게 망가진 기관(氣管)은 세균에 감염되기 쉽다. 주로 호흡기 쪽으로 침범해 흔히 폐렴 등의 호흡기 합병증을 유발하지만 드물게 뇌염이나 말초신경염 등을 초래하기도 한다.

독감은 전염성 높은 인플루엔자바이러스(epidemic influenza virus)가 상기도에 감염된 것으로 매년 겨울철이면 유행하며 수많은 사상자를 초래하고 있다. 인플루엔자바이러스는 표면 항원인 헤마글루티닌(hemmaglutinin: H)과 뉴라미니다제(neuraminidase: N)가 해마다 변이를 일으키기 때문에 유행하는 바이러스의 종류도 매년 달라진다.

헤마글루티닌은 바이러스가 사람세포로 침입할 때 세포막에 들러붙게 하는 접착제 역할을 한다. 뉴라미니다제는 세포막을 녹이고 들어가게 하는 분해효소다. 바이러스의 유형은 A, B, C로 나뉘는데 사람에게 유행하는 독감은 주로 A와 B형이다. H는 크게 3가지, N은 크게 15가지로 총 135가지 바이러스 유형이 존재할 수 있지만 실제 사람을 공격할 수 있는 것은 H1N1, H1N2, H2N1, H2N2, H3N1, H3N2 등 6가지다. 흔히 언론보도에 홍콩A형이니 방콕B형 따위로 명명되는 독감 이름에서 지명은 독감이 유행한 지역이 아니고 독감바이러스가 최초로 발견된 지역을 말한다. 알파벳은 항원의 유형을 가리킨다. 예컨대 1968년에 대유행한 홍콩A형 독감의 항원은 H3N2형이었다.

예방접종

세계보건기구(WHO)는 해마다 세계 각지에서 인플루엔자바이러스를 채집하고 그해 겨울철에 유행할 바이러스 종류를 예보한다. 이를 바탕으로 백신제조업체는 인플루엔자바이러스(항원)에 맞는 백신(항체)을 생산해 의료기관에 공급한다. 보통 3종의 인플루엔자바이러스가 백신에 들어간다.

독감백신은 매년 맞아야 한다. 인플루엔자 바이러스가 쉽게 유전물질을 변화시켜 해마다 새로운 변이종이 나오기 때문에 백신도 이에 맞춰 함유하는 바이러스(항원)를 교체해야 하기 때문이다. 예방주사 후 생성되는 항체가 평균 6개월 정도의 예방효과를 보이기 때문에 일년에 한번씩 접종하여 늦가을, 겨울, 초봄 사이에 유행하는 독감을 예방하게 된다.

백신의 예방효과는 나이에 따라, 항체생성능력에 따라 다르며 그 해에 유행한 인플루엔자바이러스 종류와 예방접종한 인플루엔자바이러스의 종류가 어느 정도 일치하느냐에 따라 크게 변한다. 보통 예방접종을 통해 독감에 걸리지 않게 되는 예방효과는 70~90%에 이르는 것으로 알려져 있다.

독감예방 주사를 맞는 더욱 중요한 이유는 독감에 의한 입원율 및 사망률을 줄이기 위한 것이다. 독감에 의해 중환자실에 입원하거나 사망할 위험이 높은 사람(위험군)은 65세 이상의 고령자, 당뇨병 · 심장병 · 폐질환 · 신장질환 · 간질환 · 암 등을 앓고 있는 만성질환자, 폐 · 심장 · 신장 등을 장기이식한 면역억제환자 등이 해당한다. 연구에 의하면 독감예방주사를 맞으면 65세 이상 노인이면서 각종 위험질환을 앓는 사람의 경우 독감에 의한 입원율과 사망률이 각각 30~70%, 50~60% 낮아지는 것으로 나타나고 있다.

이밖에 건강한 사람도 독감에 걸려 발생하는 경제적 손실보다 예방접종비가 훨씬 저렴하여 비용 대비 이득이 큰 것으로 알려져 있다. 예컨대 건강한 사람이 예방접종을 받은 경우 독감으로 인해 입원 또는 결근하는 비율이 낮아진다는 연구결과다. 따라서 중요한 업무를 지속해야 하는 사람이나 독감으로 건강이 위협받을 소지가 큰 사람은 예방접종을 하는 것이 효과적이라는 설명이다. 또한 독감예방주사는 위험군 뿐만 아니라 환자와 관련된 사람들 즉, 의사, 간호사, 환자 가족도 접종할 필요가 있다.

그러나 원칙적으로 건강한 성인은 반드시 예방접종할 필요는 없다. 독감예방 백신접종은 65세 이상의 고령자, 면역력이 취약한 생후 6개월 이후의 유 · 소아, 당뇨병 · 심장병 · 폐질환 등을 앓는 만성질환자, 장기이식 등으로 면역억제제를 복용하는 환자 등에게 선별적으로 이뤄져야 한다. 노인과 만성질환 등을 앓는 환자는 독감 뿐만 아니라 폐렴구균에 대한 예방접종도 같이 하는 것이 좋다. 유행하기 최소 2~4주전에 맞아야 효과가 나타나므로 늦어도 11월말 이전까지는 접종을 마치는 게 바람직하다. 예방접종의 효과는 최장 6개월 지속된다.

아스피린을 장기간 복용해야 하는 소아환자는 독감에 걸릴 경우 '라이증후군'에 걸릴 수 있으므로 있으므로 예방접종을 하는 게 좋다. 예방접종에 의한 부작용은 거의 없으나 백신은 부화한 계란에 바이러스를 접종해 배양시켜 만들게 되므로 계란에 알레르기가 있는 사람은 접종하지 않는 것이 좋다. 예방접종 시기를 놓쳤거나 접종받을 수 없는 사람은 항바이러스제를 복용하여 예방할 수 있다.

독감예방주사를 맞으면 부작용으로 오히려 독감을 앓게 되거나 그와 반대로 모든 감기가 예방될 것이라고 잘못 알고 있는 사람이 많다. 독감예방주사는 인플루엔자바이러스 전체를 사용하는 것이 아니라 면역반응(병원체에 대한 항체생성)을 하는 부분만 따로 떼어 정제했기 때문에 독감을 유발하는 부작용은 거의 없다. 또 독감예방주사는 인플루엔자바이러스만 예방하고 다른 바이러스에 의한 감기는 예방하지 못한다.

특히 독감백신은 수많은 인플루엔자바이러스 가운데 특정 바이러스에 초점을 맞춰 개발된 것이므로 예방적중률이 만족할 만한 수준에 이르지는 못한다. 특히 주로 A형에만 효과가 있고 B형이나 신형 변종에는 별 효과가 없다는 게 정설이다. 그럼에도 불구하고 예방접종을 하면 독감의 70~90%가 예방되기 때문에 현재로서는 가장 좋은 예방법이라고 볼 수 있다.

약물치료

독감은 감기와 마찬가지로 대증요법을 한다. 여기에 인플루엔자바이러스를 퇴치하는데 적잖은 도움을 주는 항바이러스제를 추가로 쓴다. 아만타딘(amantadine 한화제약 피케이멜즈정·주, 한불제약 파킨트렐캅셀), 리만타딘(rimantadine 국내제품 없음), 오셀타미비어(oseltamivir 한국로슈 타미플루캅셀), 자나미비어(zanamivir 글락소스미스클라인 리렌자흡입용디스크) 등이 상당한 효과를 대표적 제품이다. 바이러스를 제압하는 것은 불가능하나 감염초기에 사용하면 호흡기 증상의 지속기간을 최대 50%까지 줄일 수 있다는 뜻이다.

오랫동안 쓰여온 아만타딘과 리만타딘은 B형 인플루엔자바이러스에는 효과가 거의 없고 A형 인플루엔자 바이러스에만 영향을 미친다. 하지만 그마저도 지금은 인플루엔자바이러스가 이들 약에 내성을 보이고 있어 효과가 떨어지고 있다. 아만타딘은 원래 파킨슨병 치료제이므로 중추신경계에 일정한 부작용을 끼친다.

2000년 이후 등장한 타미플루와 리렌자는 인플루엔자바이러스의 뉴라미니다제를 억제해 바이러스가 사람세포로 뚫고 들어가는 것을 막는 항바이러스제다. 고가인데다가 효과가 미흡한 한계가 있다. 대략 독감 발생시 복용하면 증상지속기간과 증상의 정도를 30~40% 줄이는 것으로 평가되고 있다.

타미플루의 경우 2005년 촉발된 조류독감(avian influenza: AI)에 유일한 치료제로 인식돼 인기를 끌었으나 감염 후 48시간 이내에 투여해야 효과를 볼 수 있고 실제 감염환자에 투여해보니 효과가 거의 없는 것으로 드러나 실망감을 안겨주고 있다. 조류독감이 만약 창궐한다면 타미플루는 감염 후 3~4시간 이내에, 사람독감을 치료하는 2배 이상 용량을 투여해야 미약하나마 효과를 거둘 수 있을 것으로 예상된다.

대부분의 인플루엔자바이러스는 자연적으로 치유되기 때문에 이같은 항바이러스제는 일반적으로는 노약자에서 사용한다. 치료효과를 보기 위해서는 증상 발생 후 48시간 이내에 투약해야 한다. 인플루엔자바이러스 감염은 건강한 사람에서 대부분 문제없이 치료되지만 노인이나 만성질환을 앓고 있는 환자, 면역력이 저하된 환자 등에서는 합병증을 자주 일으키고 사망을 초래하기도 한다. 합병증으로는 바이러스성 폐렴, 2차적 세균감염, 근육염, 심근염, 중추신경염 등이 있다.

◎ 감기 및 독감과 유사한 질환

감기나 독감이 2주 이상 계속될 때엔 알레르기성비염, 기관지염, 기관지천식, 폐렴, 냉방병, 축농증 등이 아닌지 반드시 짚고 넘어가야 한다. 이들 질환은 감기 및 독감과 유사한 증상을 보여 감기로 혼동하고 감기약만 복용하면 증세가 악화되기 십상이다.

알레르기성비염은 먼지, 집먼지진드기, 화학내장재, 유독성 화학물질 등에 의해 유발된다. 감기가 오래되면 누런 콧물에 탁한 기침을 보이지만 비염은 맑은 콧물에 마른 잔기침을 하며 1년 내내 증상이 좋아졌다 나빠졌다 하는 점에서 차이가 난다. 콧물감기는 또 눈물이 나오지 않거나 적게 나오고 재채기도 그리 심하지 않고 코 가려움증이 약한 반면 알레르기성 비염은 눈물이 많이 나오고 재채기를 돌발적으로 한꺼번에 10~20회 몰아쳐서 하며 코 가려움증이 심하다. 감기약을 먹어도 증세가 호전되지 않으면 비염일 가능성이 크므로 다른 치료법을 모색해야 한다. 알레르기성비염은 콧물감기에 비해 히스타민이 훨씬 대량으로 분비되므로 항히스타민제를 쓰면 콧물감기보다 더 잘 든다.

3주 이상 기침이 지속되면서 밤에 기침이 더 심해진다면 천식, 만성기관지염, 위산식도역류 등을 의심해볼 필요가 있다. 천식은 숨이 차고 쌕쌕거리는 전형적인 증상을 보이므로 감별이 어렵지 않다. 그러나 오랫동안 흡연을 한 사람은 만성기관지염이나 폐기종 등을 동반하고 있어 전형적인 천식 증상이 드러나 보이지 않는 경우도 있다. 알레르기 피부테스트와 폐기능 검사를 하면 결정적으로 기관지천식 여부를 확인해볼 수 있다.

38.3℃의 고열이 지속되고 호흡수가 1분에 25회 이상으로 가빠지며 가슴통증이 느껴진다면 폐렴일 가능성이 있다.

끈적거리는 누런 콧물이 목뒤로 넘어가 기침이 나온다면 축농증에 걸린 것일 수 있다. 아침에 일어난 후 눈곱이 많이 끼고 두통이 심하고 10일 이상 감기를 앓은 뒤 콧물이 진해진다면 축농증을 염두에 둬야 한다.

여름철에 자주 나타나는 냉방병도 감기로 오인하는 경우가 많다. 냉방병은 바이러스가 침입한 것은 아니지만 에어컨을 1시간 이상 가동했을 때 실내외 온도차가 8℃ 이상 벌어지면서 자율신경계의 적응력이 떨어져 나타나는 불편한 증상을 말한다. 찬 공기로 인해 체온이 발산되는 것을 막기 위해 인체가 계속 열을 생산하다보면 손, 발, 얼굴이 붓고 피로, 권태감, 졸음이 찾아들게 된다. 에어컨 트는 시간을 줄이고 1시간마다 환기하고 25℃이하로 실내온도를 낮추지 않는 게 바람직하다. 특히 아기들은 체온을 조절하는 중추신경계가 미숙한 상태여서 에어컨 근처나 차안에서 직접 찬바람을 쐴 경우 감기에 걸리기 더욱 쉽다. 냉방병은 실내 조건만 조정하면 증세가 금세 나아지는 게 감기와 다르다.

감기는 대개 소염진통제, 항히스타민제, 진해거담제 등으로 치료한다. 알레르기성 비염일 경우에는 코점막수축제, 항히스타민제, 스테로이드제제를 복용하거나 코에 분무한다.

천식에는 기관지확장제, 스테로이드제제, 류코트리엔조절제가 주로 분무형으로 처방된다. 천식환자는 약물에 대해 알레르기 반응을 보이는 경우가 많으므로 가급적 아스피린이나 비스테로이드성 소염진통제(NSAIDs)는 삼가는 게 좋다. 아스피린은 천식환자에게 급성호흡발작, 두드러기, 혈관부종 등을 초래할 수 있다.

폐렴에는 항생제와 소염제가, 축농증에는 항생제와 수술치료가 필요하다. 이런 유사질환들은 같은 약이라도 용량, 용도 투여방법이 다르므로 전문의의 지시에 따라야 한다.

■ 예방주사를 맞아야 할 사람과 피해야 할 사람

독감 예방주사 필수 접종대상	독감 예방접종 피해야 할 사람
- 65세 이상의 건강한 성인 - 심장병 등 만성 질환자 - 당뇨병 등 성인병 환자 - 만성 신장질환 환자 - 장기이식 등 면역력저하 환자 - 아스피린 장기 복용 소아 - 기숙사 거주자, 요양기관 등 단체생활자 - 독감 유행지역 여행자 등	- 독감 예방주사 과민반응자 - 달걀 알레르기가 있는 사람 - 6개월 미만의 영아 - 임신초기 여성 - 열이 높은 사람 - 독감 예방접종 후 '길랑–바레증후군'을 앓은 경력이 있는 사람

길랑–바레 증후군(Guillain–barre syndrome):감기, 독감 등을 앓은 후 자기인체를 항원으로 인식해 공격하는 자가면역질환 성향이 강해져 다발성 신경염이 나타나고 심한 경우 하지, 상지, 안면신경, 자율신경, 호흡근육 등이 마비되는 증후군

■ 감기와 독감 비교

구 분	감 기	독 감
원 인	100여종 감기 바이러스	인플루엔자바이러스
증 상	피로감, 콧물, 목 통증, 기침, 미열, 근육통, 눈물	감기 증상 및 두통, 안구통, 관절통, 고열, 오한
잠복기	1~3일	1~5일
전염기	발생 24시간 전부터 발생 후 5일간	발생 24시간 전부터 발생 후 3일간
회복기	3~10일	2~3주

■ 감기 유사 질환 구별법

	기침	재채기	콧물	가래	열	기타
알레르기 비염	갑자기 심하게 나타남	갑자기 심하 게 나타남	맑은 콧물	없음	없음	눈밑이 검어짐
폐렴	있음	없음	없음	있음	고열(38.3 도 이상)	청색증, 호흡곤란, 가슴 통증
축농증	콧물이 코뒤로 넘어가 나타남	없음	누런 콧물	목 뒤로 넘어간 콧물이 가래로 보일 수 있음	없음	눈꼽, 두통, 코주위와 이마의 압박감
천식	수 주 이상 지속되는 기침	없음	없음	목에 이물감이 있음	없음	숨이 가쁘고 쌕쌕 소리가남

기관지염

기관지염은 기관지에 염증이 생겨 기침, 객담(가래), 흉통 등이 나타나는 질환이다. 기관지염은 감기나 알레르기성 호흡기질환이 제대로 치료되지 않아서 합병증으로 생길 수 있으며, 환자가 갖고 있는 알레르기 성향이 조절되지 않아 발병할 수도 있다. 기관지염이 만성화되면 만성폐쇄성폐질환으로 가는 징검다리가 될 수 있고 만성기관지염과 기관지천식과 사촌간이라고 볼 수 있어 기관지염은 영역이 모호한 질환이다.

◎ 개념과 분류

기관지염은 증상의 지속 정도에 따라 급성과 만성으로 나뉜다. 발생부위에 따라 세기관지염(또는 모세기관지염)과 기관지염으로 분류한다. 기도에서 한번 갈라져 나온 호흡조직이 기관지이며 기관지에서 한 번 더 분지돼 기관지와 폐포를 이어주는 기관지를 세기관지(細氣管支)라고 한다. 기관지(큰 기관지)는 연골을 갖고 있어 염증이 기관지 점막에만 국한되나, 세기관지(작은 기관지)는 연골이 없어 염증이 세기관지와 주위조직까지 퍼져 기관지가 섬유화되고 점차유착이 심해진다..

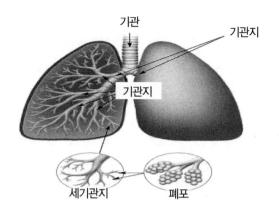

기관

기관지

기관지

세기관지　　폐포

급 · 만성 기관지염

급성기관지염은 감기 후 기침과 가래가 1~2주 이상 장기간 지속될 때 나타난다. 열은 미열이거나 없는 것이 보통이고 호흡음이 거칠며 여러 가지 수포음(水泡音 폐를 청진기로 들을 때 물거품 터지는 소리가 나는 것으로 가래가 있음을 의미)이 들린다. 감기 바이러스에 의한 기관지염은 열이 나고 흉통이 동반되며 기침과 가래가 심하다.

충분한 수분섭취와 가습기 가동이 필요하다. 마른기침에는 진해제가 도움이 되지만 항히스타민제는 기관지 분비물을 마르게 하여 배출을 어렵게 하는 경향이 있으므로 쓰지 않는 것이 좋다.

만성기관지염은 흡연, 반복적인 기도감염(감기), 공기오염, 황사나 꽃가루, 작업 환경에서 접하게 되는 먼지나 자극성 물질, 유전적 소인, 가정의 경제 · 사회적 환경 등이 발병원인이다. 무엇보다 오랫동안 담배를 피거나 간접흡연에 노출된 경우, 어려서부터 감기를 자주 앓았지만 적기에 치료하지 못한 경우가 만성기관지염으로 악화되는 주된 경로다.

만성기관지염은 1년에 최소한 3개월 이상 가래가 나오는 현상이 2년 이상 계속된다. 호흡곤란증이 따르며 만성염증으로 기관지벽이 파괴될 경우에는 일부 기관지는 오히려 늘어나서 기관지확장증으로 진행되기도 한다. 대개 노령일수록, 여자보다는 남성이, 농촌보다는 도시에서, 쾌적한 기후보다는 안개가 끼거나 춥고 습한 기후에서 더 많이 발생한다.

세분하면 흰색 또는 무색의 객담이 배출되고 호흡곤란이 따르지 않는 단순 만성기관지염, 기도가 좁아졌다 넓어지길 반복하며 천식과 같은 호흡곤란 양상을 나타내는 천식성 만성기관지염, 기관지에 병원체(주로 세균)가 감염돼 가래의 색깔이 누렇고 탁한 화농성 만성기관지염, 호흡곤란이 극심한 만성폐쇄성기관지염 등이 있다. 만성폐쇄성기관지염은 천식발작을 보이는 경우가 많고 호흡시 기도저항이 증가해 산소-이산화탄소 간 가스교환 시 환기장애가 나타나며 이로 인해 탄산가스 분압은 증가하고 산소분압은 감소한다.

감기가 아닌데도 기침이 3주 이상 지속되는 경우에는 만성기관지염, 폐렴, 폐암, 기관지천식 등을 의심해볼 수 있다.

유 · 소아의 모세기관지염

기침 감기로 열흘 이상 고생하는 아이를 데리고 소아과를 찾아간 엄마가 의사로부터 듣는 병명이 모세기관지염이다. 생후 수개월 때부터 감기를 앓더니 아무리 감기약을 먹어도 떨어지지 않고 주로 환절기에 증상이 재발하거나 심해지는 특징을 갖는다.

감기약을 써도 잘 듣지 않는 것은 감기약의 진해 · 거담 성분이 기도의 윗부분에 효과가 있을 뿐 기도의 아랫부분인 모세기관지에는 잘 듣지 않기 때문이다. 모세기관지염은 기관지와 폐포를 이어주는 모세기관지가 바이러스에 감염돼 붓고 염증이 생겨 호흡이 곤란해지는 질환이다. 처음엔 콧물이 나는 등 감기증상이 나타나다가 2~3일이 지나면 호흡곤란이 심해진다. 심하면 저산소증을 일으켜 인공산소호흡이 필요하다.

모세기관지염 환자의 1%는 호흡곤란으로 사망에 이른다. 어느 연령에
나 호흡기감염이 나타나지만 이처럼 심한 호흡곤란이 야기되는 연령층
은 주로 아직 성장이 덜 돼 모세기관지가 좁은 생후 6~24개월 무렵의
유·소아들이다. 기관지는 유·소아가 성장하면서 보통 3살, 8살에 거
쳐 두 번 굵어지며 유·소아 시절에 각종 호흡기질환을 제대로 치료하
지 못하면 성인이 돼서 후유증이 남을 수 있다. 숨을 쉴 때 쌕쌕거리거
나, 호흡이 1초에 50회 이상이거나, 코를 벌름벌름거리나, 숨을 쉴 때
가슴이 쑥 들어가면 기관지가 좁아져 호흡이 곤란하다는 것을 의미한다.

◎ 약물치료

＊ 성인의 만성기관지염 치료에는 항생제가 주된 치료제이며 감기·
독감·기관지천식에 사용되는 약물이 많이 활용된다.

많이 처방되는 항생제로는 다음과 같은 것이 있다. 1차 선택제로는 암
피실린(ampicillin 종근당 앰씰린캅셀, 영진약품 펜브렉스주, 임산부 사용가
능이 장점), 아목시실린(amoxicillin대웅제약 곰실린캅셀, 영진약품 아모넥
스캅셀), 세프프로질(cefprozil 한국BMS제약 세프질정 건조·시럽), 세푸
록심(cefuroxime 종근당·중외제약 세포록심주), 시프로플록사신
(ciprofloxacin 바이엘헬스케어 씨프로바이정, 일동제약 싸이신정), 로메플
록사신(lomefloxacin 한림제약 로메플록사신정), 오플록사신(ofloxacin 일
동제약 에펙신정), 트로바플록사신(trovafloxacin), 독시사이클린
(doxycycline 국제약품 독시사이클린캅셀), 미노사이클린(minocycline 동
신제약 미노씬캅셀), 테트라사이클린(tetracycline 종근당 테라싸이클린캅
셀), 아목사실린+클라불린산(amoxicillin+clavulanate 일성신약 오구멘틴
정·주·시럽, 건일제약 아모크라정·주·시럽), 트리메토프림+설파메톡

사졸(trimethoprim-sulfamethoxazole 일동제약 시노트림정·시럽, 삼일제약 셉트린정·시럽, 동화약품 유프린정·주) 등이 있다.

2차 선택제로는 아지스로마이신(azithromycin 한국화이자 지스로맥스정·주·시럽), 에리스로마이신(erythromycin 보령제약 에릭캅셀, 수도약품 에리진캅셀), 클래리스로마이신(clarithromycin 한국애보트 클래리시드정·주·시럽·서방정, 한미약품 클래리정), 세픽심(cefixime 종근당 포세프캅셀·산, 동아제약 슈프락스캅셀·산), 세팔렉신(cephalexin 일동제약 세팔렉신캅셀, 유한양행 케파신캅셀), 세파클러(cefaclor 종근당·중외제약 세파클러캅셀·건조시럽) 등이 있다. ▶감기·독감 참고

극히 일부 성인에서 미만성(彌滿性) 모세기관지염이 나타나는데 이는 병원체 감염이 아닌 면역과잉으로 생긴 질환으로서 항생제 겸 면역조절제인 에리스로마이신(erythromycin)을 저용량 투여함으로써 효과를 볼 수 있다.

＊유·소아의 모세기관지염 치료에서 증상을 완화하는 데 가장 효과적인 치료는 연무기(煙霧機 nebulizer)로 기관지천식에 쓰는 염증억제제(스테로이드)나 기관지확장제(β_2교감신경촉진제, 항콜린제)를 투입하는 것이다. 연무기는 약 성분을 마스크를 통해 코와 입으로 흡입하는 것으로 미세한 약 성분이 모세기관지까지 직접 도달하기 때문에 가장 효과적이다. ▶기관지천식 참고

항생제는 모세기관지염이 주로 바이러스감염에 의해 발병하므로 사용하지 않는 게 원칙이지만 감염확산을 막기 위해 신중하게 쓸 수 있다. 드물지만 세균감염에 의한 만성기관지염은 주로 4세 이하 어린이에 나타나며 항생제를 투여해 병원균만 잡으면 쉽게 호전된다. 신경안정제는 호흡을 중단시켜 위험하므로 삼간다.

집에서는 환자 유·소아의 등을 두드리고 상체가 아래로 향하도록 체

위를 자주 바꿔줘 가래가 흘러나오도록 하며, 물을 많이 마셔 점막을 부드럽게 해 주는 것이 필요하다. 가습기가 좋기는 하지만 아기에게 너무 가까이 틀어놓지 않도록 한다.

흔히 부모는 예전의 관행대로 유·소아의 모세기관지염은 돌 이전, 천식이나 알레르기성 호흡기 질환은 돌 이후 발병하는 것으로 구분해왔지만 지금은 천식환자가 영아 시절 모세기관지염을 자주 앓는 것으로 보고 있다. 기관지는 보통 3살, 8살에 거쳐 두 번 굵어지며 이때 소아천식 환자는 70~80%가 호전되지만 나머지는 만성화되거나 성인이 돼서 폐기능이 떨어지는 후유증을 안게 된다.

전문의들은 모세기관지염 환자의 10~30%는 천식일 것으로 추정한다. 모세기관지염이 3~4차례 이상 재발하거나, 아토피 피부염 같은 다른 알레르기 질환이 있거나, 알레르기 질환의 가족력이 있는 경우 천식을 의심할 수 있다. 예컨대 △유·소아 천식은 감기약을 먹어도 증세가 거의 호전되지 낫지 않으며 △연중 3~4월과 10~11월을 피크로 하여 증상이 심해졌다가 서서히 가라앉는 주기를 반복하며 △집먼지진드기, 꽃가루, 계란, 우유 등에 알레르기를 보이는 양상을 띤다. 유·소아가 알레르기성 비염이나 아토피성 피부염 등을 동반하고 부모가 천식을 앓은 적이 있거나 엄마가 임신중 흡연한 경우에는 천식일 가능성이 더욱 높다.

천식이냐 모세기관지염이냐에 따라 치료가 달라지므로 명확한 진단이 필요하다. 천식임을 확진하려면 피부알레르기테스트에서 양성 반응을 보이거나 혈액검사에서 혈중 면역글로불린E(immunoglobulinE: IgE)나 호산구(好酸球 eosinophil)가 수치가 현저히 증가한 것으로 나타나야 한다. 검사를 번거로이 여겨 피하거나 검사결과가 모호해 모세기관지염인지 천식인지 명확히 구분되지 않을 때에는 모세기관지염 치료를 주로 하되 천식치료에 쓰이는 항히스타민제를 병용할 수 있다. ▶기

관지천식 참고

소아천식을 감기나 모세기관지염으로 오인하고 항생제나 비스테로이드성 소염진통제(NSAIDs)로 치료하면 증세는 악화되고 치료기간만 늘어나게 되므로 부모의 세심한 주의가 요구된다. 유·소아와 달리 성인은 모세기관지염이 잘 걸리지 않으며 설사 발병해도 항생제 등을 사용해 쉽게 치료할 수 있다.

민간·한방요법

모과+대추를 달여 먹거나, 흰 파뿌리를 다져 끓는 물에 넣어 마시거나, 생강즙+무즙+꿀을 끓여 마시거나, 당근생즙을 먹는다. 당근의 비타민A나 베타카로틴(비타민A의 전단계물질)은 기관지점막을 튼튼하게 하고 저항력을 갖게 하여 염증을 예방하는 효과가 있다. 한방에서는 음허동화(陰虛動火)할 때 기관지염과 같은 호흡기질환이 생긴다고 봐서 오미자차, 생강차, 도라지차, 지모(知母)차 등을 권장하고 녹용대보탕, 자음강화탕, 소시호탕, 향소산, 갈근해기탕 등을 처방한다.

만성폐쇄성폐질환(COPD) · 기관지확장증

　만성폐쇄성폐질환(chronic obstructive pulmonary disease: COPD)은 흡연자의 '만성기관지염+폐기종+(기관지확장증)'으로 정의될 수 있는 질환이다. 전문의들은 '호흡기질환의 암적 존재'로 일컫고 있다. 노인들의 만성 해소 · 천식의 상당수는 COPD일 가능성이 많다. COPD는 흡연, 대기오염 등이 발병의 주범으로 폐기능이 점차 저하돼 수년 후에는 숨쉬기가 어려워지는 질환이다. 장기간의 흡연이나 유해한 공기 속에서 장기간 생활함으로 인해 1년에 3개월 이상 가래와 기침을 하며 이런 상태가 2년 이상 지속되고 공기를 머금는 폐포(허파꽈리)가 비정상적으로 확장되면 폐포벽이 파괴된 후(폐기종 상태가 되어) 탄력을 잃으면서 영구히 회복되지 않고 점차 기도가 좁아져 들어간다.

　폐는 많은 산소를 받아들일 수 있도록 약 7억5천만개 정도의 작은 폐포로 이뤄지는데 기능이 저하되면 공기를 많이 마셔도 충분히 산소를 취할 수 없고 숨을 가쁘게 쉬게 된다. 마치 자동차에 연료는 공급되지만 산소가 부족해 불완전 연소가 일어남으로써 덜덜거리는 상태에 비유할 수 있다. COPD는 기관지에 과잉의 점액이 분비되거나 염증이 생겨 기도의 정상적인 작용에 장애가 생기면서 진한 가래가 섞여 나오는 만성 기관지염 상태를 동반하게 된다.

　기관지확장증이란 세균감염, 점액과잉분비, 기관지폐색, 괴사성 염증 등으로 기관지가 변형돼 만성적으로 확장된 상태를 말한다. 주로 중간

크기의 기관지에 염증이 발생하여 기관지점막뿐만 아니라 기관지를 구성하는 연골과 근육까지 퍼짐으로써 연골, 근육, 탄력조직 등이 파괴되고 일부는 섬유조직으로 대체되면서 기관지벽이 탄성을 잃고 확장된 상태로 굳어진다. 중증 COPD환자에서는 폐기종, 만성기관지염, 기관지확장증이 복합돼 나오는 게 일반적이다.

■ COPD와 천식의 비교

	COPD	천 식
발병시기	주로 40세 이후	이른 나이
발병 주 원인	흡연, 오염된 공기 장기 흡입	집먼지진드기, 꽃가루, 곰팡이, 애완동물의 털, 매연 등
흡연관련	담배를 많이 핀 사람	비흡연자 또는 소량흡연자
증상	서서히 진행	간헐성에서 지속성으로 악화
기침	이른 아침에 심함	밤에 심함
호흡곤란	항상	천식 일어날 때만
객혈	가끔씩 있음	없음 (마른기침)
천명	항상	증상 나타날 때만
객담	화농성 녹색	비화농성으로 회색
기도 폐쇄	항상 (비가역적)	천식 일어날 때만 (가역적)

COPD는 국내에서 천식으로 혼동하거나 잘 알려져 있지 않지만 이미 45세 이상 남성의 12%가 COPD를 앓고 있으며 점점 증가 추세이다. 미국에서는 사망원인 4위를 차지할 정도로 위험한 질환이다. 세계보건기구(WHO)는 2020년경에 COPD가 세계적으로 3번째 사망원인이 될 것으로 예상하고 있다.

대한결핵및호흡기학회가 2005년 발표한 바에 따르면 최근 20년간 국내 COPD 사망자 수는 1983년 1229명에서 2004년 5464명으로 4.45배 증가했다. 또 2000년부터 5년간 서울대병원 등 7개 주요 대학병원에서 COPD로 진단된 환자는 8만9209명으로 집계됐고 이중 7만1503 명이 40대 이상 남성인 것으로 나타났다. 또 50대는 1만806명, 60대는 2만6919명, 70대는 2만9850명 등 연령이 높아질수록 남성환자는 증가했다.

■ COPD 질환의 사회 경제적 영향

1. 증상이 심한 COPD환자의 연간 치료비용: 95만원, 응급실 2회, 입원 1.5회(8.4일)
2. 호흡곤란 증상으로 직장을 그만 두거나 생계가 곤란한 환자 비율: 40%
3. 20년 이상 흡연 경력으로 호흡곤란이 나타날 수 있는 잠재적 COPD환자 비율: 25%
4. 30년 이상 흡연한 경우 호흡기 증상이 나타날 확률: 70%
5. 악화되면 치명적임을 간과해 1년만에 치료 중단하는 COPD환자 비율: 45%
6. 시급하게 금연하고 치료하면 완치 가능한 초기 COPD환자 비율: 83%
7. 증상이 나타났는데도 병원에서 검진받지 않고 방치해두는 환자 비율:92%

※ 자료 : 대한결핵및호흡기학회 2005년

◎ 증상과 원인

처음에는 증상이 없지만 점차 기침, 가래, 천명(喘鳴 쌕쌕거리는 숨소리), 반복적인 폐감염 등이 나타나서 장기화된다. 평상시 호흡운동에는 많이 사용하지 않는 호흡보조근육이 동원될 정도로 호흡이 힘들어지고 호흡의 깊이가 얕아지며 호흡수도 빨라지는데 이때 호기(呼氣 날숨)는 더욱 길어지면서 강해진다. 더욱 진행되면 앉아서 이야기하거나 계단을 조금만 오르내려도 숨이 차고 15cm 앞에 있는 촛불을 끄기도 힘든 상태가 된다. 심한 호흡곤란, 객담, 기침 등으로 며칠씩 잠을 이루지 못해서 거의 탈진상태에 이르게 되고 더 심해지면 의식이 혼미해져 혼수상태에 빠지고 인지능력이 현저하게 떨어진다. 호흡이 어려우므로 성욕이 있어도 성기능장애가 생긴다. 운동을 못하므로 다리근육이 약화되고 이 때문에 골다공증까지 초래될 수 있다.

COPD가 무서운 것은 증상이 없다가, 폐 기능이 50% 이상 손상되고 나서야 증상이 나타나기 때문이다. 일단 증상이 시작되면 폐 기능은 정상의 70% 수준 이하로 낮아지는데 이 지경에 이르면 동년배 정상인과 비교하여 20~30% 정도만 간신히 숨을 쉬며 연명할 수 있다.

COPD를 부르는 악마는 뭐니뭐니해도 높은 흡연율이다. COPD환자의 80~90%가 흡연을 하는 것으로 조사돼 있다. 통상적으로 COPD는 하루 1갑 이상 20년 동안 담배를 피운 사람에게 나타날 가능성이 높다.

담배연기가 기관지에서 먼지 등을 걸러내는 섬모의 기능을 떨어뜨리고 점액분비선의 증식 및 비대를 초래하기 때문이다. 흡연은 염증을 유발하는 히스타민(histamine)의 기능을 억제하지 못하거나 부추겨 결과적으로 기도를 수축하는 결과를 낳는다.

여러 연구 결과 폐기능은 나이가 들면서 감소하지만 비흡연자의 경우 1초간 노력성 호기량(forced expiratory volume at 1 second :FEV_1최대한 흡입한 후 1초 동안 최대로 내쉴 수 있는 공기의 양)이 완만하게 감소하는 반면 흡연자는 FEV_1이 급격하게 떨어지는 것으로 나타나고 있다. 다만 흡연자라 하더라도 금연을 하게 되면 FEV_1의 감소정도가 완만해진다.

COPD환자는 FEV_1를 노력성 폐활량(forced vital capacity: FVC 최대한 흡기한 후 내뿜을 수 있는 최대 공기량)으로 나눴을 때 70% 미만인 경우(정상은 75% 이상)로 정의된다.

■ COPD환자의 병기(病期)에 따른 구분 기준

단 계	특 징
1기 : 경증의 만성폐쇄성폐질환	FEV_1이 정상예측치의 80% 이상. 만성증상(기침, 가래)이 없거나 동반
2기 : 중등도의 만성폐쇄성폐질환	FEV_1이 정상예측치의 50% 이상~80% 미만. 만성증상(기침, 가래)이 없거나 동반
3기 : 중증의 만성폐쇄성폐질환	FEV_1이 정상예측치의 30% 이상~50% 미만. 만성증상(기침, 가래)이 없거나 동반
4기 : 심한 중증의 만성폐쇄성폐질환	FEV_1이 정상예측치의 30% 미만이거나 FEV_1이 정상예측치의 50% 이상이지만 만성호흡부전 동반

※ 자료 : 대한결핵 및 호흡기학회

■ COPD환자의 병기 간이 구분 기준(경증:0~2등급, 중증 3~5등급)

등 급	증 상
0등급	호흡곤란 증상 없음
1등급	격렬한 운동시에만 호흡곤란 증상 유발
2등급	계단을 서둘러 오르거나 경사진 곳을 오를 때 숨이 참
3등급	계단을 오를 때 숨이 차서 같은 연령대의 사람보다 늦게 걷거나, 계단 오르면서 숨을 쉬기 위해 쉬어야 함
4등급	90미터 정도 걷거나, 계단을 몇 분 올라간 후에는 숨을 쉬기 위해 쉬어야 함
5등급	너무 숨이 차서 집 밖에 나갈 수 없음

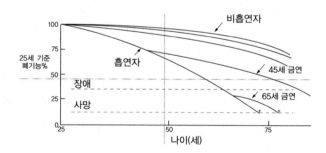

담배를 피우지 않더라도 간접흡연에 노출돼 있거나 실내에서 나무, 석탄, 가스를 태워 난방을 하거나 이산화황, 이산화질소, 카드뮴, 유해 화학물질로 오염된 대기환경에서 작업하는 사람들에게도 생기기 쉽다.

이밖에 만성호흡기 감염증(특히 국내는 폐결핵에 의해 유발된 폐기종), 지속적인 알레르기성 자극 및 유전적으로 알레르기에 대한 취약성 등이 COPD의 원인이 될 수 있다.

■ COPD 환자가 위험요소에 노출된 경험의 비율(단위 %)

	잠재환자	환자		
		전체	경증	중증
흡연경험	99	66	65	67
연탄 또는 석유곤로 사용	23	26	28	24
호흡기질환 가족력	15	17	16	18
공기오염 지역 거주 (공장 또는 광산)	4	13	12	16

※ 자료 : 대한결핵및호흡기학회 2005년

◎ 치료의 개괄과 환자 준수사항

치료를 위해 중요한 것은 금연, 폐기능 검사를 통한 조기진단, 전문의의 지시에 따라 적합한 약물을 처방받아 꾸준히 사용하는 것이다.

금연이 가장 중요하다. 25세 때의 폐활량이 커야 나이 들어 폐활량이 감소해고 호흡능력을 일정 수준 이상 유지할 수 있으므로 청소년기부터 금연하고 규칙적으로 운동해야 한다. 늦어도 45세 이전에는 담배를 끊어야 한다. 남성의 폐활량은 전성기 때 3000~4000㎖인데 비흡연자는 매년 30㎖감소하는 반면 흡연자는 45㎖, 담배에 민감한 흡연자나 간접흡연자는 50~90㎖씩 감소한다.

정확한 진단을 위해 호흡기 검사가 필요하다. 증상만으로는 만성 지속성 천식이나 폐암, 심부전증, 염증성 폐질환, 기타 호흡기질환과 구별하기가 쉽지 않다. 따라서 흡연자의 경우 1~2년마다 폐기능검사를 받아봐야 하며, 비흡연자도 3~4년에 한번씩 폐기능검사를 받는 게 좋다. 간혹 두 가지 이상 호흡기질환이 함께 나타나서 감별이 어려운 경우도 있다. 일반 흉부 방사선촬영은 다른 질환과 감별하기 위해 필요한 기본 검사다. 고해상 컴퓨터단층촬영(CT)은 폐기종의 조기발견과 상태파악에 이용된다. 확진을 하기 위해서는 폐기능검사로 기도가 폐쇄됐는지 여부를 확인하는 게 필요하다. 폐활량을 정기적으로 측정해 질병 진행 정도를 평가하고 치료지침 마련에 유용하게 활용해야 한다.

매일 5~15분씩 3~4차례 규칙적으로 걷기, 천천히 달리기, 계단오르기, 자전거타기 같은 유산소 운동을 규칙적으로 하여 폐를 건강하게 유지한다. 적당한 체중을 유지하는 것도 폐기능 유지에 도움이 된다.

호흡곤란이 심해지면 전문적인 호흡재활치료가 필요하다. 정상적 호흡에서 횡격막과 늑간근육이 호흡에 기여하는 정도는 각각 65%와 35%가 되지만 폐질환 환자에서는 횡격막의 운동이 억제되어 30% 수준밖에 기여하지 못하므로 호흡이 힘들어지고 운동에 대한 부담감도 커진다.

전문호흡재활치료의 하나로 횡격막의 활용을 증대시키기 위해서 입술 오므리고 숨쉬기(pursed-lip breathing)를 소개할 수 있다. 기도가 조기에 폐쇄되는 것을 예방할 수 있다. 하모니카나 빨대 등을 이용한 호흡운동으로도 호흡곤란을 극복하고 심리적으로 안정을 찾을 수 있다. 호흡운동을 한다고 좁아진 기관지가 다시 넓어지는 것은 아니지만 숨은 훨씬 덜 차고 삶의 질도 높일 수 있다. 더 심하면 집에 산소농축기를 들여놓고 지내야 한다.

감기나 독감은 면역력이 약한 환자나 노인들에겐 폐렴 등 각종 합병증을 유발하고 COPD를 악화시킬 수 있다. 또 이런 환자에게 협심증이나 심근경색증과 같은 심장관상동맥질환을 초래, 악화시킬 수도 있다. 심각한 경우 감기, 독감, 폐렴, COPD 등의 동시 발병은 입술이나 손톱

색이 푸르게 변하는 청색증을 초래하며 혈액에 이산화탄소가 많이 녹아들게 해 의식까지 혼탁해진다. 미리 독감예방접종을 해야 하고 만약 감기나 독감에 걸리면 초기에 적극적인 치료를 한다.

실내를 자주 환기시켜 호흡기를 자극하거나 폐기능에 악영향을 줄 수 있는 먼지나 난방기 연소물질이 배출되도록 한다. 가습기 등으로 실내습도를 조절해 건조한 겨울철에 호흡기가 자극받지 않도록 한다. 분진, 황사, 자동차 배기가스, 공장매연, 유독가스, 오존, 강한 향기 등 폐에 악영향을 줄 수 있는 요인에 노출되지 않도록 주의한다. 대기오염이 심할 때에는 외출할 때 마스크를 착용한다.

기관지 및 폐의 산화적 노화를 방지하기 위해 비타민A · C · E, 베타카로틴(비타민A의 전단계물질), 셀레늄 등의 항산화제를 풍부하게 섭취하는 게 권장된다.

◎ 약물치료

COPD의 약물치료 목적은 폐기능이 향상될 수 있도록 최대한 기도폐쇄를 완화시키는 것이다. 아울러 저산소혈증과 호흡기감염 같은 2차적 합병증을 예방 및 치료하고 다음으로는 전체적으로 증상을 감소시켜 삶의 질적 개선을 도모하는 것이다. 유감스럽게도 현재까지 COPD로 인한 장기적 폐기능 감소를 완화시키는 치료법은 없다.

노인 COPD 환자는 흔히 심부전증을 동반하는 경우가 많고 치료목적으로 사용하는 이뇨제와 뇌의 기질적 변화에 따른 갈증현상 등에 의해서 체내의 수분이 부족한 상태에 놓여 있는 경우가 적잖기 때문에 기도는 건조하고 분비물은 농축되기 쉽다. 따라서 물을 하루에 3000㎖ 정도 마시도록 권장하고 전해질을 균형있게 유지되도록 한다.

수분을 충분하게 공급하고 가습기로 흡입하는 공기의 습도를 높여주면 기관분비물의 점도가 낮아져서 가래 등의 배출이 쉬워진다. 또한 β_2 교감신경 촉진제 등 기관지확장제를 흡입기(inhaler)를 통하여 투여하고 자주 기침하도록 권장하며 체위를 주기적으로 바꾸어 폐포 환기와 기관지분비물 배액(drainage)이 효과적으로 이뤄지도록 한다.

기관지확장제

좁아진 기관지를 넓히기 위해 다양한 기관지확장제가 쓰이나 전형적인 COPD 환자에서는 10~20% 정도 폐기능을 향상시킬 뿐 천식성 기관지염 또는 기관지천식 환자처럼 증상의 호전을 기대하기는 어렵다. 기관지확장제는 가벼운 COPD에서조차 1초간 노력성 호기량(forced expiratory volume at 1 second :FEV$_1$)을 비롯한 폐기능의 장기적 감소를 막지는 못한다. 그러나 증상을 개선하고 운동능력을 향상시키는 효과가 있다.

흔히 사용되는 약물은 크게 △β_2교감신경계 수용체에 선택적으로 작용해 기관지를 확장시키는 약 △기도를 좁히는 부교감신경계의 아세틸콜린이라는 신경전달물질을 억제하는 항(抗)콜린제 △중추신경계를 직접 자극해 기관지를 넓히는 메틸 산친(methyl xanthine) 계열 약물 등으로 나눌 수 있다. ▶천식 참고

* β_2수용체 촉진제는 천식 치료에서와 마찬가지로 기도가 급작스럽게 좁아질 경우 속효성 흡입제를 사용한다. 그러나 속효성 β_2촉진제로 증상이 적절히 완화되지 않으면 지속성 기관지확장제+속효성 β_2촉진제 또는 속효성 항콜린제를 쓴다.

살부타몰(salbutamol 글락소스미스클라인 벤토린 네뷸라이저 · 흡입

액·에보할러), 페노테롤(fenoterol 한국베링거인겔하임 베로텍정·에어로솔·흡입액) 같은 속효성 β_2촉진제는 대개 투여 후 수 분 만에 기관지 확장효과가 나타나 4~6시간 뒤에 사라진다. 운동을 하거나 성생활을 시작하기 전에는 호흡조절을 위해 미리 속효성 기관지확장제를 흡입함으로써 응급상황을 예방할 수 있다.

살메테롤(salmeterol 글락소스미스클라인 세레벤트 디스커스·흡입제), 포르모테롤(formoterol 한국아스트라제네카 옥시스 터부할러, 삼아약품 아토크정·건조시럽)과 같은 지속성 β_2촉진제는 12~24시간 약효가 지속된다. 일반적으로 지속성 기관지확장제가 속효성 기관지확장제보다 더 효과적이며 편리하지만 가격은 비싸다. 먹는 약은 흡입제에 비해 약효발현시간이 느리고 부작용이 더 크다. 주된 부작용은 빈맥, 몸떨림(진전), 저칼륨혈증이다. 먹는 약이든 흡입제든 자주 쓰면 약효가 빠르게 감퇴하는 속성내성(速成耐性 tachyphylaxis)을 보인다.

COPD환자들은 고령인 사람이 많으므로 액체 상태로 약물을 흡입하는 정량분사식흡입제(metered dose inhaler: MDI)조차 사용하기 복잡하다고 느낀다. 이런 경우에는 흡입보조기(spacer)를 사용하는 게 큰 도움이 된다. MDI보다는 건조분말 형태로 흡입하는 건조분말흡입제(dry powder inhaler: DPI)가 사용이 편리하고 약제의 기도 흡착율이 높은 것으로 평가되고 있다.

연무기(nebulizer)는 가격이 비싸고 관리에 어려움이 많기 때문에 특별한 경우에만 병원에서 사용하는 게 일반적이다. 연무기로 β_2수용체촉진제나 항콜린제를 단계적으로 증량하는 것은 급성 발작시 치료에 도움이 되지만 그렇지 않은 경우에는 별 도움이 되지 못한다.

＊ 지속성 항콜린제로 대표적인 최신약은 티오트로피움(tiotropium 한국베링거인겔하임 스피리바 핸디헬러 건조분말흡입제)이다. 부교감신경

계 무스카린(muscarin 주로M₃, 부차적으로 M₁)수용체를 선택적으로 차단하여 신경전달물질인 아세틸콜린(acetylcholine)이 기관지평활근을 수축하는 것을 막아 기도를 확장한다.

기존 단시간형(속효성) 항콜린제인 이프라트로피움(ipratropium 한국 베링거인겔하임 아트로벤트 에어로솔·네뷸라이저) 등이 M₃외에 M₂수용체를 비선택적으로 차단하는 것에 비해 티오트로피움은 M₃수용체를 중점적으로 차단한다. 이에 따라 입마름 같은 경미한 부작용 외에는 이렇다할 부작용이 없고 환자가 약을 순응적으로 받아들이는 내약성이 우수하다.

이프라트로피움은 약효지속시간이 4~6시간(최장 8시간)으로 하루 2~4회 흡입해야 하는데 반해 티오트로피움은 24시간이어서 하루 한번 흡입만으로 치료효과가 유지되고 흡입제로 만들어져 신속하게 약효를 발휘한다.

COPD환자가 티오트로피움을 6개월간 하루 한번 사용할 경우 폐기능 지표인 노력성 호기량(FEV₁)이 평균 300㎖을 유지한다. 이에 반해 살메테롤은 1일 2회 사용해야 하며 FEV₁이 210~240㎖ 수준에 그친다. 또 티오트로피움은 이프라트로피움(1일 4회 사용)과 비교할 때 증상악화 빈도 및 이로 인한 입원율을 각각 24%, 38% 감소시키는 것으로 입증되고 있다.

* 메틸 산친(methyl xanthine)계열 약물로는 테오필린(theophylline 보령제약 오스틴서방캅셀, 근화제약 테올란비서방캅셀, 드림파마 데오크레캅셀·건조시럽), 아미노필린(aminophylline 대우약품 아미노필린정, 먼디파마 아스콘틴서방정), 독소필린(doxofylline 부광약품 액시마정) 등이 많이 쓰인다. 먹는 약으로서 부작용이 많은 게 단점이다. 그러나 기관지확장효과 외에 염증완화, 객담점도 낮춤, 비만해소 등 다양한 작용을 할

것으로 기대되고 중증 COPD로 마땅히 쓸 것이 없는 경우에 다른 약물과 병용할 수 있기 때문에 한정된 가치가 인정된다.

한 가지 약물로 호전되지 않는 COPD의 경우에는 △지속성 기관지확장제+속효성 β_2촉진제 또는 속효성 항콜린제 △β_2촉진제+항콜린제 △항콜린제+테오필린 △β_2촉진제+항콜린제+테오필린 등을 병용한다. 특히 지속성 항콜린제+속효성 β_2촉진제는 최장 90일 동안 병용해도 속성내성이 나타나지 않으면서 각 약물을 단독으로 사용하는 경우에 비해 FEV_1지표가 더 많이 개선되는 것으로 연구돼 있다..

응급시 단기간 사용 약물

에피네프린(epinephrine), 에페드린(ephedrine), 이소프로테레놀(isoproterenol), 메타프로테레놀(metaproterenol) 같은 교감신경흥분제는 기관지를 확장하는 효과가 강력하나 심계항진, 안면홍조, 혈압상승, 몸떨림(진전), 부정맥 유발 등의 부작용도 크기 때문에 단기간 응급시에 쓰며 사용빈도가 감소추세에 있다. 에페드린은 기관지확장, 기침억제, 비강충혈제거 작용까지 겸하고 있다.

독사프람(doxapram 명문제약 모프람주)은 호흡중추를 흥분시키는 약으로 응급한 COPD환자가 호흡곤란에 빠졌을 때 극히 단시간에 사용할 수 있는 약이다. 마취로 인한 호흡억제나 무호흡 상태에 쓰기도 한다.

아트로핀(atropine 대한약품 황산아트로핀주)은 부교감신경을 억제해 궁극적으로 교감신경을 흥분시키는 것과 같은 효과를 발휘함으로써 강력한 기관지확장을 나타낸다. 그러나 입마름, 언어장애, 빈맥, 동공확대, 시력장애 등의 부작용이 크기 때문에 쓰는 빈도가 극히 낮다.

부신피질호르몬(steroid)제제는 천식발작이 심하고 증상이 빈번하게 재발하고 기존 교감신경흥분제나 테오필린 등에 의해 효과가 없을 때 2~4주간 사용한다.

기타 약물

COPD에는 이밖에 거담제(점액용해제), 소염효소제, 항생제, 항산화제를 사용한다.

거담제로는 염화암모늄(NH_4Cl), 요오드화칼륨(KI)포화용액, 구아이페네신(guaifenesin), 브롬헥신(bromhexine 한국베링거인겔하임 비졸본정), 아세틸시스테인(N-acetylcysteine 수도약품 아세틸시스테인캅셀·과립) 등을 주로 사용한다. ▶감기·독감 참고

구아이페네신은 종합감기약의 주성분으로 기도가 건조해 가래가 들러붙는 경우 기도에서 점액이 잘 분비되게 하여 가래가 미끄럽게 입으로 배출되도록 유도하는 약이다.

브롬헥신은 기도의 액량분비를 늘리고 산성 점액성 다당류 섬유를 분해하여 객담의 점도를 묽게 함으로써 기침에 의해 가래가 쉽게 배출되도록 유도한다. 인도 생약에서 유래한 성분을 개량한 합성약이다.

아세틸시스테인은 객담 점도를 낮춰 묽게 만드는 효과가 아주 좋다. 이로 인해 입냄새가 나빠져 구역질을 할 수 있고, 과민반응으로 기관지 경련(특히 천식환자)을 초래할 수 있으며, 지나치게 많은 점액이 쏟아져 나옴으로써 기관지섬모가 객담을 배출하는데 오히려 지장을 받는 경우가 있다. 이런 경우에는 가래를 빨아내는 흡인기를 사용할 필요가 있다.

소염효소제는 끈적한 기도점액 및 가래(단백질 성분)를 분해하는 효소다. 그러나 어느 정도 경과한 COPD에 대해서는 거담제와 소염제가 의미있는 효과를 거둘 수 없다고 해도 과언이 아니다.

호흡기 감염은 증세를 악화시키고 호흡부전증을 유발하기 때문에 조기에 치료하는 것이 원칙이다. 항생제를 투여하되 무분별한 사용은 오히려 해가 될 수 있으므로 주의해야 한다.

이밖에 COPD환자는 저산소증을 겪으므로 산소를 일반 공기보다 높은 고밀도상태로 공급하고 기관지세포의 기능저하를 방지하기 위해 항산화제를 보충적으로 투여하는 게 권장된다.

◎ 기관지확장증의 원인 · 증상 · 치료

기관지확장증은 기관지폐쇄나 호흡기감염으로 손상받은 기관지에 세균이 2차적으로 반복 감염돼 발생한다. 백일해, 홍역, 폐렴, 인플루엔자바이러스, 결핵, 모세기관지염 등이 주범이다. 기관지가 이물질로 내부에서 막히거나 종양이나 임파선증대에 의해 외부에서 막히면 폐쇄된 기관지 아래 부분에 세균감염이 일어날 수도 있다.

세균감염으로 기관지벽이 손상되면 기관지의 청소기능이 떨어지게된다. 기관지점막에는 점액을 분비하는 배상세포(杯狀細胞 goblet cell)와 점액을 상부로 올려 배출시키는 섬모세포가 존재한다. 손상된 점막에 세균, 먼지가 부착해 염증을 유발하면 점차 섬모세포는 파괴되고 배상세포로 대치되면서 점액분비는 증가하게 되고 이것이 원활하게 배출되지 못하는 악순환을 겪게 된다. 배상세포는 점막상피에 존재하며 각종 자극에 반응하여 주위의 포도당과 아미노산을 바탕으로 점액성 단백질(기도분비물 및 가래)을 만든다.

기관지벽이 파괴되는 것은 기관지를 둥글게 유지하는 연골과 근육, 탄력성 조직이 염증, 감염, 기관지폐색, 끈적한 분비물에 의해 소실되기때문이다. 이에 따라 가래배출이 더 힘들어지고, 기침과 함께 다량의 가래가 생기게 되고, 기관지 일부가 굵어지고 늘어지는 기관지동맥류가 형성되며, 반복적으로 객혈이 나오게 된다. 전신쇠약과 함께 손발가락 끝이 둥그렇고 뭉뚝해지는 곤봉지(棍棒脂)가 나타나며 기도로 연결된 비강에까지 영향을 미치면 부비동염(축농증)도 생길 수 있다.

치료는 7일 정도 장기간 항생제를 투여하는 게 기본이다. 가래배양검사를 실시해 원인균을 가려낸 다음 그에 적합한 항생제를 투여하면 아주 바람직하다. 아울러 가래의 점성을 묽게 해주는 거담제(치올계 거담제)와 가래의 단백질을 분해하는 점액분해제(非치올계 거담제)를 사용할 수 있다. 이에 앞서 적당한 습도조절이 선행돼야 한다.

체위배농법(體位排膿法)으로 가래를 인위적으로 배출토록 한다. 머리를 가슴보다 낮게 하고 엎드려 기침하거나 심호흡을 하고 환자의 등을 두드리는 방법이다. 아침에 일어났을 때와 자기 전에 20분 정도씩 시행하는 것이 좋다. 이것으로 용이하게 가래가 나오지 않을 경우에는 흡인기를 쓰거나 기관지경을 넣어 기관지를 세척, 가래를 강제적으로 뽑아낸다.

객혈이 일어나는 출혈 부위에 대해서는 지혈제와 항생제를 같이 투여한다. 항생제의 발달로 수술의 필요성은 줄었으나 불가피한 경우 염증으로 파괴된 부위를 정리하고 제거하는 수술을 실시한다.

천식

의학발전으로 대다수 질환의 발병률이 감소할 것으로 기대되는 가운데 유독 거꾸로 증가할 것으로 우려되는 질환이 있다. 바로 천식을 비롯한 호흡기 질환이다. 1960년대에 3~5%였던 천식 유병률(한번이라도 질환을 앓았던 사람의 비율)은 1990년대 들어 10%에 육박했고 2000년을 넘어서는 15%에 이르고 있다. 또 호흡기내과를 방문하는 환자의 25%가 천식 환자다. 급격한 도시화 진행, 생활양식의 서구화, 경쟁 스트레스 가중 등이 가져온 '신인류'의 자업자득이라 하겠다.

천식은 폐 속으로 공기가 들어가는 통로인 기도에 만성적 염증(주로 알레르기성)이 생겨 기관지가 수축하는 만성호흡기질환으로 기관지가 과민한 사람에게 흔히 발생한다. 천식은 치료하지 않으면 기도의 과민성은 점차 증가하여 발작적 기침, 천명(喘鳴 wheezing 숨을 내쉴 때 쌕쌕거리는 소리), 호흡곤란 등의 3대 증상이 나타나게 된다. 천식 환자의 95% 이상이 이런 증상을 보이며 50% 가량은 이런 증상 때문에 야간에 주기적으로 깨게 된다.

가역적으로 기도가 협착되는 전형적 천식은 기관지평활근의 수축, 점액에 의한 기도폐색, 기관지점막 및 점막하 부종이 그 주된 원인이다. 이런 기도협착은 숨을 내쉴 때 더욱 악화된다. 천식발작이 일어나면 호흡수, 맥박수가 증가하고 대개 혈압도 올라가며 청진기를 댔을 때 천명음을 들을 수 있다. 아주 심한 천식발작인 경우에는 이런 증상이 더욱 심해지면서 불안증, 청색증(산소와 결합한 헤모글로빈의 비율이 낮아 혈색이 파랗게 되는 것으로 혈중 산소 농도는 낮아지고 이산화탄소 농도는 높아짐)과 이에 따른 산·염기평형의 변화가 나타나 특별치료가 요구된다.

비전형적인 천식의 경우에는 단순한 만성기침, 흉부압박감, 가슴답답함, 원인을 알 수 없는 호흡곤란의 증상만 있는 경우도 적지 않다.

감기, 독감, (모세)기관지염, 폐렴, 후두염, 만성폐쇄성폐질환(chronic obstructive pulmonary disease :COPD) 등과 유사하므로 정확한 진단이 필요하다. 아울러 알레르기성 비염, 부비동염(축농증), 위산식도역류 등의 질환이 있으면 천식을 유발 또는 악화시키므로 사전치료가 요구된다.

◎ 원인

매우 복잡해서 한두 가지로 규정하기 어렵고 이 때문에 치료 또한 쉽지 않다. 천식의 원인은 크게 △감기·기관지염·폐렴 등 기도감염, 흡연, 과도한 운동, 찬 공기, 스트레스 등으로 발생하는 내인성(intrinsic)과 △특정물질에 대한 알레르기반응이 고착화돼 일어나는 외인성(extrinsic)으로 나뉜다. 외인성은 다시 △알레르기체질로 불리는 유전적 요인 △꽃가루, 집먼지진드기, 먼지, 배기가스, 화학물질 등 환경적인 요인으로 분류되는데 이들 두 가지가 복합되는 경우가 대부분이다. 또 내인성 요인과 외인성 요인의 천식의 발병을 서로 부추기는 효과를 초래하므로 따로 분리해 생각하기 어렵다. 하지만 천식치료에 있어 내인성이냐 외인성이냐, 다시 말해 알레르기성이냐 아니냐는 중요한 잣대가 된다.

구 분	내인성 천식	외인성 천식
별 칭	비알레르기성, 비아토피성, 감염성	알레르기성, 아토피성
IgE 수치	정상	정상보다 높음
피부알레르기검사	음성	양성
알레르기 가족력	없음	있음
발병 시작시기	35세 이상	대개 5세 이하, 늦게는 청소년기
비강 질환	비용종(물혹), 비염	건초열(맑은 콧물이 줄줄)
아스피린 과민성	깊은 연관이 있음	없으나 특정 어린이는 매우 강함

유전적 요인을 보면 부모 모두 알레르기체질이라면 태어나는 아이의 50~75%, 한쪽 부모만 알레르기면 35~50%, 양쪽 모두 알레르기체질이 아닐 경우 15%가 알레르기체질일 가능성이 있다. 그러나 반드시 유전한다기보다는 가족 중에 알레르기체질이 많으면 자식들도 이를 이어받을 확률이 높다는 뜻이므로 미리 절망할 필요는 없다.

환경적 요인으로는 알레르기유발물질(allergen)의 증가와 이에 대한 접촉과민성을 첫손으로 꼽지 않을 수 없다. 국내서는 집먼지진드기가 가장 흔한 유발물질이며 꽃가루, 곰팡이, 바퀴벌레, 개나 고양이의 털, 계란·우유·고등어 등 특정식품과 아황산염 등 각종 식품첨가물, 아스피린과 같은 특정약물, 실내외 공기오염 등이 있다.

알레르기유발물질은 염증, 부종, 두드러기 등을 유발한다. 인체의 자연치유력에 이런 증상들은 소멸된다. 하지만 소멸과정에서 비만세포(mast cell)에서는 항체인 면역글로불린(immunoglobulinE: IgE)가 만들어진다. IgE(항체)는 알레르기유발물질(항원)을 기억하고 있다가 항원이 재차 체내에 침입하면 과민반응(anaphylaxis)을 일으켜 염증, 부종, 두드러기를 유발하는 히스타민(histamine)이 분비되도록 유도한다. 이어 기관지가 수축, 경련함으로써 천식이 유발 또는 악화된다.

천식 환자에서는 혈중 IgE양이 증가하며 항원 특이적 IgE가 검출된다.

히스타민이나 알레르기 유발물질을 피하에 투여하여 기관지천식 유발시험을 해본 결과 양성반응을 보이면 천식으로 확진할 수 있다. IgE가 지나치게 많이 생기는 양상은 나이를 먹거나 전신건강이 좋아져 면역력의 조화를 이루면 개선되고 천식 성향도 줄어든다.

대기오염도 심각한 원인이다. 봄철의 황사, 자동차와 공장에서 배출하는 분진, 이산화황(SO_2), 이산화질소(NO_2), 오존(O_3) 등이 그 주범이다. 최근 천식의 유병률이 급증하고 있는 것도 이 때문이며 교통정체가 심한 도심지에 사는 사람들은 천식에 더 잘 걸릴 수밖에 없다.

공기오염은 실외에만 그치는 게 아니라 실내에도 악영향을 끼치고 있다. 실내건축자재에서 뿜어 나오는 화학물질, 노후주택에서 유출되는 라돈과 석면, 실내난방과 흡연에서 비롯되는 탁한 공기 등이 그것이다. 그 극명한 대명사가 '새집증후군'으로 새로 지은 집이나 수리한 집에 들어가 살면 이전에 없던 두통과 피부염, 천식 등의 알레르기 질환이 나타난다. 눈·코·후두 및 기도점막이 자극을 받아 눈이 아프거나 가렵고, 목이 따갑거나 쉬고, 기침하는 증상이 나타난다. 새집증후군에서 문제되는 가장 대표적인 화학물질은 포름알데히드(HCHO)이며 단열재인 우레아수지폼, 실내가구의 칠, 접착제 등도 주범으로 꼽힌다.

작업장에서 흡입한 유해물질로 인해 발생하는 천식을 '직업성 천식'이라고 말한다. 처음 얼마 동안은 증상없이 지내다가 수개월 혹은 수년 후에 증상이 나타나게 된다. 증상은 주말이나 휴가 때 완화되고 직장에 복귀하면 악화되는 특징을 갖게 된다.

물리적 요인으로는 갑자기 차가워진 날씨, 달리기 등 심한 운동, 찬 음식, 향수·페인트·왁스 방향제 등 자극적 냄새가 천식을 심하게 만든다. 이같은 물리적 요인에 의한 내인성 천식은 주로 성인에서 많이 발생한다.

모든 과격한 운동은 천식환자에게 호흡곤란을 유발한다. 운동으로 인한 과호흡, 이로 인한 기도의 열 발생 또는 수분의 손실이 발병을 초래한다. 따라서 차고 건조한 공기를 들이마시는 달리기 같은 운동보다는 따뜻하고 습도 높은 공기를 호흡할 수 있는 수영 같은 운동이 천식환자에게 좋다.

☞ 천식 예방 수칙

1. 바퀴벌레, 집먼지진드기, 아스피린, 유해화학물질, 찬공기, 꽃가루를 박멸하거나 회피해 기도과민성을 감소시킨다.
2. 침실 카펫을 없애고 장판으로 바꾸며 소파는 가죽 대신 헝겊으로 교체한다.
3. 55도 이상의 뜨거운 물로 시트를 세척하며 플라스틱 베개와 침대보를 사용하고 매트리스는 비닐로 포장해 집먼지진드기와 같은 알레르기 원인물질이 서식하지 못하도록 한다.
4. 담배를 끊거나 실내흡연을 금한다.
5. 실내 습도를 50% 이하로 낮춰 곰팡이나 집먼지진드기가 자라지 못하게 한다.
6. 먼지 청소를 잘하고 집안을 철저하게 환기시킨다.
7. 꽃가루나 날리거나 황사 등 대기오염이 심할 때에는 창문을 닫고 외출을 삼간다.
8. 고양이나 개 등 털이 있는 애완동물을 키우지 않는다.

◎ 진단

천식이나 기관지질환으로 호흡기내과를 방문하면 간호사가 입에 대

고 질식하리만큼 열심히 불라고 하는 진단기기가 있다. 폐활량계
(spirometer)를 이용해 폐에서 정상적으로 산소와 이산화탄소의 원활
한 교환이 이뤄지는지 알아보는 기계다. 그 검사내용의 개요를 표로 설
명했다.

■ 폐기능검사(pulmonary function test) 용어

총 폐용량(total pulmonary capacity: TLC)	5700㎖	최대로 공기를 들이 마신 후 흉곽내 공기의 총량
노력성 폐활량(forced vital capacity: FVC)	4500㎖	최대한 흡기한 후 내뿜을 수 있는 최대 공기량. 노력성 폐활량(FVC)=평상호흡기량(VT)+흡기예비기량(IRV)+호기예비기량(ERV)
폐활량(vital capacity: VC)	4500㎖ 또는 약간 작음	폐활량은 최대 흡기후 천천히 내뿜을 수 있는 일반적인 최대 공기량으로 'slow VC' 라고 함. 폐질환에 의해 가장 심하게 변화
기능성 잔기량(functional residual capacity :FRC)	2200㎖	모든 호흡근이 이완됐을 때 정상 호기말(呼氣末)의 폐내 공기량. 생리적으로 정상적인 평상 호흡기량 범위에 가깝기 때문에 가장 중요한 폐용적. 폐의 수축과 이완이 균형을 이룬 상태로서 FRC는 TLC의 40% 수준이거나 약간 높아야 정상
흡기용량(inspiratory capacity :IC)	2300㎖	총 폐용량(TLC)에서 기능성 잔기량(FRC)를 뺀 것
흡기예비기량(inspiratory reserve volume :IRV)	3000㎖	흡기용량에서 평상시 1회 호흡량을 뺀 것
평상호흡기량 (tidal volume : VT)	500㎖	평상시 1회 호흡량
호기예비기량(expiratory reserve volume: ERV)	1000㎖	기능성 잔기량(FRC)에서 잔기량(residual volume: RV)을 뺀 것. 정상 호기 후 추가로 최대 호기할 수 있는 예비량
잔기량 (residual volume: RV)	1200㎖	최대 호기 후에도 기본적으로 폐를 채우고 있는 공기량. RV는 TLC의 25% 수준이거나 약간 높아야 정상
1초간 노력성 호기량(forced expiratory volume at 1 second :FEV₁)		최대한 흡입한 후 1초 동안 최대로 내실 수 있는 공기의 양. FEV₁를 노력성 폐활량(FVC)으로 나눴을 때 75% 이상이어야 정상. 기도폐쇄질환이 있으면 감소함

노력성 호기 중간용량 (forcedmid expiratory flow: FEF 25~75%)	노력성 폐활량의 중간 지점인 50%를 기준으로 25~75%의 구간을 연결해 기울기를 산출한 것. 기울기(배기능력)가 감소했다는 것은 폐의 공기흐름이 원활하지 않아 기도 폐쇄질환을 의심하라는 의미
최대 자발성 환기량 (maximal voluntary ventilation: MVV)	환자를 약 12초간 최대한 빠르고 깊게 호흡시킨 후 호흡량을 분당 ℓ 로 환산한 것. FEV_1의 40배 이상이 정상. 호흡근육이 약화되거나 관련 신경근육에 이상이 있으면 감소
최대 강제 호기량 (peak expiratory flow: PEF)	최대한 흡입한 후 일정기간 동안 최대한 내뱉을 수 있는 공기의 양. 호흡노력에 비례해 증가하며 대기도(大氣道)의 저항을 반영.
최대 호기 유속 (peak expiratory flow rate: PEFR)	검사대상자의 PEF(또는 FEV_1)를 정상인의 PEF(또는 FEV_1)로 나눈 비율. 80% 이하면 문제가 있음.
최대 호기유속 변동률(PFFR 또는 PFR) ※ 기준: 보통 한국 남성 정상	최대 호기유속(PEFR)의 일중 변화의 폭을 %로 환산한 것. 일중PEF변동치(%)=(최대PEF−최소PEF)÷{(최대PEF+최소PEF)×1/2)}×100. 20% 이상이면 문제가 있음

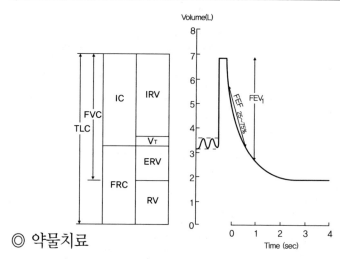

◎ 약물치료

　천식의 원인과 증상의 경중을 파악하기 위해서는 호흡능력을 측정하는 폐기능검사, 알레르기유발 의심물질 투여 후 반응을 알아보는 천식유발검사, 알레르기 물질에 대한 백혈구와 면역단백질의 증감을 알아보는 혈액검사, 알레르기피부반응검사 등이 시행된다.

원인을 알면 예방법을 찾을 수 있다. 집안을 청결히 하고 가습기를 트는 등 예방법은 너무 많이 알려져 있고 쉽게 찾을 수 있으므로 이 책에서는 생략한다. 예방법을 아는 것보다 실천하는 일이 훨씬 중요하다.

천식치료제는 크게 사용 형태에 따라 경구제(먹는 약)과 흡입제(들여마시는 약)로 나뉘고 사용하는 목적과 시기 및 약효지속시간에 따라 △응급약물(단시간 속효성 기관지확장제) △조절 약물(장시간 지속성 기관지확장제) △ 예방약물(염증을 가라앉히는 항염제)로 분류할 수 있다.

천식치료제는 기본 작용에 따라 기관지확장제와 염증완화제로 나뉜다. 기관지확장제는 다시 β_2수용체촉진제(β agonists), 항(抗)콜린제(anticholinergics), 메틸산친(methyl xanthines 또는 phyllines)계열 약물로 분류할 수 있다. 항염증제로는 항히스타민제(antihistamines), 류코트리엔길항제(leukotrien antagonists), 비만세포안정화제(mast cell stabilizers), 스테로이드제제(steroids) 등이 있다.

경구제는 복용이 간편하지만 효과가 흡입제에 비해 늦게 나타나고 진전(振顫 무의식적 사지근육 떨림), 빈맥(頻脈 맥박수 증가), 심계항진(心悸亢進 심장이 점차 빨라지고 강해짐) 등의 전신적인 부작용을 초래할 수 있다. 따라서 장기간 사용하는데 부담이 된다. 특히 기관지 점막의 염증을 가라앉히는데 많이 쓰이는 부신피질호르몬(스테로이드)제제는 항염증 효과가 뛰어나지만 고혈압, 당뇨병, 골다공증, 백내장, 녹내장, 성장지연 등의 심각한 부작용을 초래할 수 있다.

반면 흡입제는 호흡기를 통해 기관지로 약물을 직접 투여하기 때문에 빠르고 확실한 효과를 기대할 수 있다. 구강이나 소화기 등 다른 장기를 통해 약물이 전신으로 퍼짐으로써 야기되는 부작용을 최소화할 수 있다. 그러나 흡입제는 경구제에 비해 중간에 누출되는 약물의 양(최대 80%)

이 많고 아이에게 사용하려면 말귀를 알아들을 수 있는 나이가 되어야한다. 사용설명서대로 정확하게 사용하지 않으면 원하는 약효를 기대할수 없는 게 맹점이다.

경구제와 흡입제를 불문하고 β_2수용체촉진제, 항콜린제, 메틸산친계약물 등은 교감신경을 흥분시키는 카테콜아민류 약물(에피네프린, 노르에피네프린 등)에 과민반응하거나, 갑상선기능이 항진돼 있거나, 고혈압·심부전·부정맥 등을 앓고 있는 환자에게는 투약을 금지하거나 신중히 투여해야 한다. 아울러 천식치료제는 대개 두통, 불면증, 속쓰림, 구토, 오심, 반사성 기침, 두드러기, 구내염을 유발할 수 있다. 위장장애가 생기면 음식이나 우유와 함께 약을 먹고 오심이 생기면 적은 양의 음식을 여러 번 나눠 섭취한다.

천식치료제는 처방에 따라 정확하게 복용해야 하며 증상이 악화됐다고임의로 약물이 복용횟수나 농도를 높이거나 처방하지 않은 약을 복용해서는 안 된다. 기도분비물의 점도를 낮추기 위해 매일 물을 6~8컵 마시고흡연은 약물의 적정농도조절을 방해하고 호흡을 약화하므로 금한다.

응급약물

천식 발작으로 기도가 좁아 호흡이 곤란한 경우에만 투여한다. 단시간에 기관지를 확장시켜 호흡을 편하게 해준다. 응급시 혹은 신속히 기도를 확보해야 할 때 사용한다. 예방약물처럼 염증을 줄이지는 않는다. 따라서 천식환자들이 1주일에 3~4회 이상 응급약물을 사용하고 있다면환자들은 예방약물을 추가 복용하거나 처방을 변경해 치료법을 재조정할 필요가 있다. 천식 환자들은 응급약물에 과도하게 의존하는 경우가많은데 평소에 천식증상을 일정하게 관리하는 게 중요하다.

살부타몰(salbutamol 글락소스미스클라인 벤토린정·네뷸라이저·흡입액·에보할러), 페노테롤(fenoterol 한국베링거인겔하임 베로텍정·UDV 흡입액), 테르부탈린(terbutaline 한국아스트라제네카 브리카닐 테부헬러·레스퓰 생산중지) 등의 속효성 제제가 있다.

β_2수용체촉진제는 기관지평활근의 β_2수용체를 선택적으로 흥분시켜 신호전달물질인 c-AMP(cyclic-adenosine monophosphate)를 증가시킴으로써 기관지(기도평활근)를 확장토록 한다. 응급시에 신속한 증상완화를 위해 쓰는 속효성 제제(응급약물)와 천식발작의 장기적 조절과 예방을 위해 쓰는 지속성 제제(조절약물)로 나뉜다.

살부타몰과 페노테롤은 기관지 평활근에 있는 β_2수용체에 선택적으로 작용해 기관지를 이완시켜 호흡을 편하게 한다. 살부타몰은 사용 후 3분쯤에 효과가 신속히 나타나며 4~6시간 지속된 후에 사라진다. 페노테롤도 비슷한 효과를 나타내지만 1회 흡입시 유효성분함량이 살부타몰보다 많고, 심한 급성천식환자에게 보다 강력한 천식억제효과를 발휘하는 것으로 평가받고 있다. 일부 환자는 교감신경을 자극해 손발이 떨리거나 가슴이 두근거리는 증상을 초래할 수 있으므로 사전에 숙지할 필요가 있다. 대개 계속 사용하면 적응력이 생긴다.

악성 기관지천식환자는 이미 기관지가 수축될 대로 수축돼 흡입에 의해 약물이 유효량 이상 기관지에 도달하지 못하는 경우가 생긴다. 그러므로 천식발작이 시작되기 직전, 직후에 사용토록 신경을 써야 한다. 염증을 줄이는 스테로이드 흡입제와 β_2수용체촉진제 흡입제를 같이 쓸 경우에는 β_2수용체촉진제 흡입제를 먼저 사용하여 기관지를 확장시킨 뒤 수분 후에 스테로이드 흡입제를 쓰는 게 바람직하다. 보통 속효성 β_2수용체 촉진제를 한달에 한통 이상 쓴다면 현재 치료가 부적절하다는 뜻이므로 처방을 조정할 필요가 있다.

조절약물

응급약물과 같은 방식으로 작용한다. 기도 내벽을 싸고 있는 평활근이 수축되어 있을 때 이를 이완시켜 기관지를 확장시킨다. 약효가 천천히 나타나므로 급성 천식치료에는 사용하지 않지만 장시간(12시간)동안 효과가 지속된다. 보통 다른 약과 병용치료요법으로 많이 쓰인다. 알레르기유발물질에 의한 천식 혹은 야간천식 등 여러 타입의 천식을 효과적으로 치료한다.

＊ 살메테롤(salmeterol 글락소스미스클라인 세레벤트 흡입제 · 디스커스), 포르모테롤(formoterol 한국아스트라제네카 옥시스 터부할러, 삼아약품 아토크정 · 건조시럽), 툴로부테롤(tulobuterol 한국애보트 호쿠날린 패취) 등이 대표적인 지속성 장시간형 β_2수용체촉진제다.

살메테롤, 포르모테롤, 툴로부테롤은 교감신경계 β_2수용체에 선택적으로 작용해 장시간 지속적으로 기관지를 이완시킨다. 부수적으로 α 수용체를 흥분시켜 기관지점막의 부종을 감소시킨다. 이밖에 폐의 공기저장량 증가, 호흡곤란해소 효과를 나타낸다.

살메테롤은 12시간 동안 기관지를 이완시키나 약효발현이 신속하게 나타나지 않기 때문에 급성 기관지수축에는 쓰지 않는다. 야간천식 증상을 장기간 예방하거나 운동에 의해 유발되는 기관지경련을 미리 차단하기 위해 쓴다.

포르모테롤은 살부타몰처럼 3분 후에 약효가 신속히 나타나면서도 기관지에서 지용성 결합력이 커서 살메테롤처럼 12시간 약효가 지속된다.

툴로부테롤은 24시간 약효가 지속되는 우수한 제제로 새벽에 생기는 야간천식 증상을 개선하는 장점이 있다. 몸에 붙이는 패취제이므로 두통, 몸떨림, 구역, 구토, 어지럼증, 빈맥 등의 부작용이 다른 β_2촉진제보다 적다.

＊ 항콜린제로는 이프라트로피움(ipratropium 한국베링거인겔하임 아

트로벤트 에어로솔·네뷸라이저), 티오트로피움(tiotropium 한국베링거인 겔하임 스피리바 핸디헬러)이 대표적이다. 항콜린제는 비만세포내의 c-GMP(cylic-guanosine monophosphate) 농도를 감소시켜 염증 및 기관지수축 매개물질의 방출을 억제한다. 이에 따라 부교감신경전달물질인 아세틸콜린의 분비가 억제되고 아세틸콜린에 의해 기관지가 수축·경련하는 것이 차단된다. 밤에 증상이 심해지는 기관지천식에서 증상을 완화시키려면 c-AMP는 올리고, c-GMP는 낮춰야 한다.

항콜린제는 기관지확장기능이 β_2수용체촉진제보다 강력하지 않으며 약효도 복용 30~60분 후에 나타난다. 그러나 기관지의 점액분비를 상당히 억제할 수 있으며, β_2수용체촉진제로 효과를 못 봤거나 β_2수용체촉진제 사용으로 부정맥 같은 순환기질환이 유발될 우려가 있을 때 쓸 수 있다. 한편으로는 속효성 β_2수용체 촉진제인 살부타몰 또는 페노테롤 흡입제와 같이 사용하면 중증이나 심한 중증 환자가 효과를 볼 수 있다. 주로 가벼운 기관지천식이나 기관지천식을 동반한 만성폐쇄성폐질환(COPD)에 사용한다. 항콜린제는 특히 특정 자극성 항원(집먼지진드기가 대표적)을 흡입했거나, 히스타민·아세틸콜린 같은 원인물질에 의해 기관지가 수축됐을 때 효과를 발휘한다.

이프라트로피움은 기도를 좁히는 부교감신경계의 미주신경 반사를 억제해 기관지를 확장시킨다. 심한 기도폐색환자에게 고용량을 쓸 경우 약간의 효과를 볼 수 있고 약효지속시간도 4~6시간으로 길지만 천식을 안정적으로 유지하는 효과는 검증되지 않았다.

이프라트로피움은 부교감신경을 억제(결과적으로 교감신경을 흥분시킴)하는 약이므로 아트로핀(부교감신경 억제제)에 과민성을 보이는 환자나 녹내장 환자(부교감신경이 억제되면 증상이 악화됨)나 전립선비대증 환자(교감신경이 흥분되면 방광이 이완되고 요도가 수축돼 증상이 악화됨)

에게는 금기다.

이프라트로피움은 수용성으로 지용성인 다른 천식치료제와 달리 전신흡수율이 낮으므로 맥박수, 혈압, 심전도, 타액분비, 시력, 혈액, 체내 전해질 상태, 간기능 등에 미치는 부작용이 상대적으로 매우 적고 배뇨기능이 떨어지는 노인도 흡입이 가능하다.

티오트로피움은 약효지속시간이 24시간으로 길고 흡입제로 만들어져 신속하게 약효를 발휘하기 때문에 주로 COPD치료제로 사용된다.

＊먹는 약으로는 메틸산친 계열의 테오필린(theophylline 보령제약 오스틴서방캅셀, 근화제약 테올란비서방캅셀, 드림파마 데오크레캅셀·건조시럽)과 아미노필린(aminophylline 대우약품 아미노필린정, 먼디파마 아스콘틴서방정), 아세피필린(acepifylline 하원제약 아루토파정), 바미필린(bamifylline 삼천리제약 트렌타딜정) 등이 있다.

중추신경계를 자극하는 약물로 기관지평활근을 직접 이완해 기도를 넓힌다. 보다 깊게 설명하면 기관지평활근 확장에 기여하는 cyclic-AMP는 phosphodiesterase에 의해 분해되는데 메틸산친 계열 약물은 이 분해효소를 억제함으로써 cyclic-AMP의 혈중농도를 높여 기관지평활근을 이완시킨다. 메틸산친 계열 약물은 흡입제로 만들 수 없으며 장기 복용시 부작용으로 신장에 영향을 미쳐 이뇨작용을 초래하고, 심장근육을 자극하는 강심작용을 하며, 호흡을 증가시키고, 위액분비를 촉진시키므로 많이 사용되지는 않는다.

과거에는 먹는 메틸산친 계열 약물(테오필린 또는 아미노필린)과 흡입하는 속효성 β_2수용체촉진제를 병용 투여하는 게 주류였다. 그러나 최근에는 천식이 기도의 만성적 염증에서 비롯된다는 이론에 따라 염증억제를 위한 치료가 강조되고 있으며 항염제인 스테로이드 성분의 흡입제를 쓰는 게 처방의 주류를 이루고 있다.

테오필린은 카페인처럼 커피에 들어있는 한 성분으로 구조는 카페인과 유사하며 기관지이완 외에도 상당한 항염증 작용을 가지며 기관지점막의 섬모를 청소할 수 있다. 지속성 서방형 제제는 야간천식에 효과적이다. 보통 중등도~중증의 지속성 천식을 갖는 환자에게 다른 약물과 함께 쓴다. 고용량 또는 장기간 복용하면 불면, 불안, 두통, 오심, 구토, 설사, 허탈감, 어지럼증, 부정맥, 위장장애, 식욕부진, 고혈당, 저칼륨혈증 등을 유발하기도 한다.

아울러 테오필린은 커피, 콜라, 초콜릿 등 카페인 함유식품과 교감신경계 자극약물과 복용하면 효과와 부작용이 동시에 상승하므로 주의해야 한다. 흡연하거나 니코틴, 바비튜레이트(barbiturate)계열 신경안정제, 이뇨제, 결핵약(rifampin 등) 등과 함께 복용하면 효과가 감소한다.

아미노필린은 테오필린의 일부를 화학적으로 변형시킨 약으로 기관지이완 효과 외에 객담의 점도(가래의 끈적끈적한 정도)를 낮추는 효과가 있으며 테오필린보다 부작용이 조금 줄은 약이다.

아미노필린이나 테오필린은 주사할 경우 체중감량효과가 있는 것으로 알려져 비만치료제로 쓰이기도 한다. 그러나 체중감소가 의학적으로 효과적이고 적합한지에 대해서는 의사들 사이에서도 논란이 많다. ▶비만 참고

비교적 신약으로는 독소필린(doxofylline 부광약품 액시마정)이 기존 메틸산친 계열 약물보다 부작용 빈도가 훨씬 낮은 것으로 평가된다. 기존 메틸산친계 약물은 탁월한 기관지확장 작용 때문에 기관지천식과 만성폐쇄성폐질환(COPD)에 널리 사용돼 왔으나 심혈관계, 중추신경계, 위장관계 등에 부작용을 미치는 흠이 있었다. 이에 반해 독소필린은 동등한 기관지 확장효과를 유지하면서도 부작용 발현빈도는 탁월하게 낮다. 따라서 노인환자나 기존 메틸산친 계열 약물 부작용으로 고생하는 환자

들에게 처방이 가능하다. 특히 메틸산친 계열 약물은 빠른 치료효과를 보기 위해 초기에 고용량을 투여(theophyllinization)하면서 혈중농도를 정기적으로 체크하는데 이 약은 그럴 필요가 없다.

예방 약물

천식증상과 발작을 미연에 방지하기 위한 장기간 사용하는 약물이다. 기관지에 염증이 생기거나 기도가 부어오르는 것을 막아 천식 발작을 방지한다. 증상이 없더라도 규칙적으로 사용해야 한다. 예방효과를 보려면 보통 2~3주는 사용해야 한다. 보통의 용량에서는 오랫동안 사용해도 부작용이나 중독성이 없기 때문에 비교적 안전하게 사용할 수 있다.

먹는 약으로는 항히스타민제와 스테로이드 제제가 있다.

＊항히스타민제는 위장관, 혈관, 호흡기계에 위치한 히스타민(H_1) 수용체를 차단해 히스타민에 의해 유발되는 염증반응과 기관지수축을 억제한다. 모세혈관 투과성(모세혈관 밖으로 염증물질을 함유한 수분이 흘러나옴)을 감소시켜 부종, 발적, 가려움증을 완화시킬 뿐만 아니라 기관지경련을 다소 억제하여 알레르기성 질환인 담마진(두드러기), 비염, 결막염, 가려움증, 천식 등의 보조치료제로 사용된다. 항히스타민제는 기관지확장 효과는 없으나 기관지수축을 억제하므로 천식발작을 예방하는 효과가 있다.

케토티펜(ketotifen 한국노바티스 자디텐정·시럽), 아젤라스틴(azelastine 부광약품 아젭틴정), 트라닐라스트(tranilast 중외제약 리자벤캡셀), 페미로라스트(pemirolast 현대약품 알레기살정·건조시럽), 옥사토마이드(oxatomide 한국얀센 틴세트정) 등이 있다. 이들 의약품은 진화한 항히스타민제로 기관지천식은 물론 알레르기성비염, 아토피성피부염,

두드러기, 피부 가려움증 등에도 두루 쓰인다.

＊먹는 스테로이드 제제는 많은 전신적 부작용이 있음에도 불구하고 증상이 심하거나 항히스타민제 등 다른 약으로 효과가 없을 때 부득이 쓴다. 주로 작용시간(생물학적 반감기)이 12~36시간으로 중간 정도인 프레드니솔론(prednisolon 유한양행 소론도정, 국제약품 니소론정)을 애용한다. 스테로이드는 염증을 완화시킬 뿐만 아니라 알레르기원인물질에 의한 기관지과민성(천식 후기 반응)을 개선하는 효과가 있다. 먹는 약은 부작용이 심각하기 때문에 천식이 극심하게 악화된 경우 3~10일간 투여하며 그렇지 않은 경우에는 주로 흡입제를 규칙적으로 쓰는 게 정석이다.

흡입형 스테로이드 제제로는 플루티카손(fluticasone 글락소스미스클라인 후릭소타이드 네뷸라이저·디스커스·에보할러), 부데소나이드(budesonide 한국아스트라제네카 풀미코트 에어로솔), 부데소나이드 미세입자(budesonide micronized 한국아스트라제네카 풀미코트 터부헬러·레스퓰분무용현탁액), 트리암시놀론 아세토나이드(triamcinolone acetonide 사노피아벤티스코리아 아즈마코트흡입제 수입중단) 등이 대표적이다.

일반적으로 스테로이드는 염증세포에 작용하여 염증매개물질인 사이토카인(cytokine) 생산을 억제하고 기도평활근의 β_2수용체에 대한 반응성을 높여 기관지확장에 도움을 준다.

플루티카손, 부데소나이드는 비강에서만 소량이 국소적으로 친화력 있게 작용하는 흡입제이므로 스테로이드 제제의 맹점인 전신적 부작용(혈압상승, 혈당상승, 성장장애, 골다공증, 쿠싱증후군, 쉽게 피멍듦, 백내장 등)이 적은 게 강점이다. 비강 이외의 전신에 흡수되면 신속히 불활성화되므로 부작용이 적은 것이다. 알레르기성 비염을 예방하는 효과도 있다.

후릭소타이드 에보할러는 흡입력이 약한 소아에게도 사용할 수 있는 게 장점이나 분사제(노르플루란: norfluran 프레온가스에 의한 오존층파괴를 줄이기 위해 개발된 HFA계열 대체분사제)나 부형제가 기도를 자극할 수 있고 약물의 실제 하부기도(기관지) 도달률이 10%선에 불과한 게 단점이다. 후릭소타이드 디스커스는 하루에 2번 한달 동안 사용할 수 있는 60회분의 약물이 충진돼 있어 사용이 간편하며 분사제, 부형제가 들어있지 않아 기도를 자극하지 않으며 하부기도 약물 도달률이 20%로 보다 높다. 그러나 디스커스는 흡입력이 약한 4세 이하의 어린에게는 사용하기 어렵다.

풀미코트 터부헬러나 레스퓰 분무용 현탁액은 프레온가스 같은 분사제나 부형제가 전혀 없는 순수한 활성성분만이 방출되는 흡입제로 사용법이 간편하며 약물의 폐 분포도가 에어로솔 형태의 흡입제보다 2배 이상 높다. 풀미코트는 사이토카인에 의한 염증생성을 효과적으로 예방하고 유·소아에게 천식이 발생할 경우 초기 진압하는 차원에서 쓰면 효과적이다.

일반적으로 건조분말흡입형제제는 정확한 사용법만 지킨다면 정량분사식제제보다 전신 부작용을 극소화하면서 약효는 극대화할 수 있다. 스테로이드 흡입제를 사용하면 국소적인 부작용으로 목이 쉬거나 구강칸디다감염증(candidasis) 등이 올 수 있으나 흡입 후 입안을 잘 헹궈내면 큰 문제는 없다.

트리암시놀론아세토나이드도 스테로이드의 일종으로 비(非)스테로이드 제제로 잘 치료되지 않는 천식을 장기간 치료할 필요가 있을 때 쓴다.

＊ 비만세포안정화제(mast cell stabilizer)로는 크로몰린소디움(cromolyn sodium 또는 sodium cromoglycate 한독약품 인탈 에어로솔·네뷸라이저 생산중단), 네도크로밀소디움(nedocromil sodium 한독약품 틸레이드 에어로

솔 생산중단)이 있다. 비만세포란 염증반응이 일어날 때 히스타민 같은 염증물질을 저장했다고 뿜어내는 세포다. 비만세포 안정화제는 비만세 포막을 안정화시켜 비만세포로 유입된 칼슘이온(Ca^{2+})이 세포를 터뜨 림으로써 히스타민을 분비하는 과정을 억제하고 호산구(好酸球)와 화학 매개물질에 의한 염증생성을 저지한다. 이에 반해 항히스타민제는 히 스타민이 수용체에 작용하지 못하도록 하는 점이 다르다.

비만세포안정화제는 소아에서 장기간 사용해도 이렇다할 부작용이 없기 때문에 주로 소아의 알레르기성 천식, 비염, 결막염 등에 각각 흡입제, 점비액, 점안액 등으로 만들어져 사용된다. 천식발작 억제효 과가 화끈하지 않지만 꾸준히 쓰면 온화한 효과를 얻을 수 있다. 경증 천식의 경우 비만세포안정화제로 스테로이드흡입제를 대신하거나 스 테로이드 사용량을 줄일 수 있다. 비만세포안정화제는 효과가 사용 후 2주 이내에 나타나지만 적어도 4~6주는 꾸준히 흡입해야 기도과 민성이 감소돼 천식예방 효과를 기대할 수 있다.

네도크로밀은 크로몰린에 비해 항염증 작용이 강하고 운동이나 찬 공기에 의한 기도수축이나 비(非)아토피성 천식에 보다 효과적이어서 더 많이 사용된다. 또 천식의 즉시형 및 지연형 반응(자극물질에 접촉 된 후 즉시 또는 한참 후에 나타나는 알레르기성 반응)을 모두 억제할 수 있는 것도 장점이다.

＊최신 먹는 약으로는 류코트리엔길항제(leukotrien antagonist)가 있다. 몬테루카스트(montelukast 한국MSD 싱귤레어정·츄정), 프란루 카스트(pranlukast 동아제약 오논정), 자피어루카스트(zafirlukast 한국 아스트라제네카 아콜레이트정), 질루톤(zileuton 국내미시판 외국상품명 은 zyflo) 등이다. 류코트리엔이라는 염증물질은 기관지수축 및 기도 염증물질 분비, 기도 혈관으로부터의 체액누출(부종), 기도 점액분비

자극 등의 영역에서 비만세포에서 분비되는 히스타민보다 수천 배 강한 영향을 끼친다. 따라서 류코트리엔이 작용하지 못하도록 수용체를 차단하는 류코트리엔길항제는 기관지천식이 악화되지 않도록 평상시에 짓눌러 놓는 효과가 매우 탁월하다. 류코트리엔길항제를 쓰면 중등도 비흡연 지속성 천식환자의 폐기능을 개선하고, β_2수용체촉진제의 사용량을 줄일 수 있으며, 경증 지속성 천식환자에게는 스테로이드흡입제를 대신해서 투여할 수 있다.

싱귤레어는 성인용 정제는 물론 2~5세의 소아에게 쓸 수 있도록 만든 체리향의 씹어 먹는 정제(츄정)까지 나와 있다. 약물복용 순응도가 80% 안팎으로 높은데다가 운동 후 기관지수축 정도를 59% 감소시켜 아이들이 마음껏 뛰어놀아도 큰 지장을 주지 않는다.

질루톤은 지방산의 일종인 아라키돈산(arachidonic acid)으로부터 염증유발물질인 류코트리엔을 만드는 과정을 촉진하는 '5-리폭시저나제'(5-lipoxygenase)효소를 저해함으로써 류코트리엔에 대한 길항작용을 하는 약물이다. 경증이나 중등도의 만성 천식환자가 급성천식발작으로 사망할 위험을 낮추기 위해 쓰인다. 간염증지수를 높일 수 있으므로 주기적인 관찰이 필요하다.

국내서는 건강보험 규정에 따라 약값이 싼 먹는 항히스타민제, 스테로이드 성분 흡입제, 류코트리엔길항제 순으로 약을 처방하고 있다. 스테로이드제제는 장기복용시 골다공증, 성장장애 등 전신에 미치는 부작용이 크기 때문에 기관지에만 약효를 발휘할 수 있는 흡입제가 권장된다. 하지만 흡입기구는 본래의 특성과 사용상의 어려움 때문에 약물의 10~20%만이 기관지에 도달하는 한계가 있으므로 먹는 약을 유효 적절히 사용하는 게 좋은 방안이다.

먹는 류코트리엔길항제가 무조건 최선은 아니다. 스테로이드와 β_2수용체촉진제를 혼합한 흡입제가 기관지확장 및 염증완화효과를 가져오므로 천식을 가장 효과적으로 치료할 수 있다. 예컨대 글락소스미스클라인의 '세레타이드 디스커스·에보할러'(플루티카손+살메테롤)는 경증 및 중등도의 지속성 소아천식에서 경구용 류코트리엔길항제(싱귤레어)보다 치료성적이 났다는 연구결과가 나오고 있다. 흡입제가 증상의 신속한 완화와 함께 염증을 가라앉게 하는 반면 류코트리엔길항제는 점진적, 근본적으로 염증을 해소시키는데 주안점을 둔 것이 이런 약효차이가 나게 하는 요인이다.

호흡기 전문의들은 대체적으로 흡입제와 먹는 약을 병용해 상호보완적으로 약을 쓰는 게 좋다고 권장하지만 건강보험에서는 비용 문제 때문에 한 가지 약만을 쓸 것을 권장하고 있다. 흡입제는 사용이 불편하고 안전성이 떨어지는 문제점이 있지만 종합적인 치료효과가 우수하다고 볼 수 있다. 반면 먹는 류코트리엔길항제 단독으로 기관지천식을 치료할 수 있다는 견해는 지나친 측면이 있으며 치료속도가 빠르지 않은 단점을 안고 있다.

＊ 각종 국제천식학회는 치료효과를 높이고 천식환자의 약물사용 편리성과 경제성 등을 고려해 예방약물과 조절약물을 복합한 약을 권하고 있다. 글락소스미스클라인 '세레타이드 디스커스·에보할러'는 플루티카손과 살메테롤, 아스트라제네카 '심비코트 터부헬러'는 부데소나이드와 포르모테롤을 각각 혼합한 대표적인 복합흡입제다.

세레타이드는 사용자의 41% 정도가 천식증상을 전혀 느끼지 않을 정도로 증상이 완전 조절되는 효과를 볼 수 있다. 즉 급작스런 천식발작이 일어나지 않게 하고 야간천식 때문에 수면방해를 받지 않는 상태가 된다. 가격 대비 효과면에서 현재로서는 가장 우수한 약이라 할 수 있다.

심비코트는 단독으로 사용해도 평소 천식증상이 악화되지 않게 유지할 수 있고, 갑작스런 천식발작이 나타날 경우 속효성 응급약물을 대신해서 사용해도 큰 문제없이 증상을 완화시킬 수 있는 약물로 평가된다.

미국 식품의약국(FDA)은 2006년 기관지확장제인 살메테롤이나 포르모테롤을 단독으로 또는 복합제인 '세레타이드'(플루티카손+살메테롤)를 사용할 경우 극히 일부지만 천식발작이 심해져 오히려 사망위험에 놓일 수 있다는(특히 흑인에서) '경고 문구'를 약품에 표기토록 지시했다. 따라서 가급적 살메테롤이나 포르모테롤을 단독으로 사용하기보다는 기관지확장제와 스테로이드 제제를 복합 사용하는 게 권장된다.

응급약물과 조절약물을 복합한 제제로는 한국베링거인겔하임 '컴비벤트 에어로솔'(살부타몰+이프라트로피움)이 있다.

이밖에 천식에는 기침과 가래를 멎게 하기 위한 목적으로 진해거담제를, 불안 및 스트레스로 유발되는 천식을 완화시키기 위한 목적으로 신경안정제를 쓴다. ▶감기 독감 참고

■ 천식의 분류와 치료

천식의 분류	임상증상	치료
경증 간헐성 천식	· 천식 증상이 주 2회 이하 · 야간 천식 증상이 월 2회 이하 · 무증상시 폐기능 정상 · 최대호기유속(PEF) 또는 1초간 노력성 호기량(FEV₁)이 예측치(정상치)의 80%이상 · 일중 최대호기유속 변동률(PEF variability)이 20% 이하	· 속효성 β_2촉진제를 필요시에만 흡입 · 운동전 혹은 원인 항원 노출 전에 속효성 β_2촉진제 또는 cromolyn 흡입
경증 지속성 천식	· 천식증상이 주 2회 이상이지만 매일 나타나지는 않음 · 야간 천식 증상 월 2회 이상 · PEF 또는 FEV₁이 예측치의 80% 이상 · 일중 PEF변동률이 20~30%	· 저용량 스테로이드 흡입(budesonide 용량으로 1일 800μg 이하) 또는 cromolyn, nedocromil 흡입 또는 류코트리엔길항제 또는 서방형 theophylline 복용. · 필요시 속효성 β_2촉진제 하루 3~4회 흡입

중등도 지속성 천식	· 매일 천식 증상이 나타남 · 증상 악화가 주 2회 이상 · 야간 천식 증상 주 1회 이상 · PEF 또는 FEV₁이 예측치의 60~80% · 일중 PEF변동률이 30% 이상	· 중간 용량 스테로이드 흡입(budesonide 용량으로 1일 800~1600μg) · 지속적 기관지확장제의 규칙적 투여: 서방형 theophylline+지속성 β₂촉진제(흡입용 또는 경구용) 또는 흡입용 항콜린제. · 필요시 속효성 β₂촉진제 하루 3~4회 흡입
중증 지속성 천식	· 지속적인 천식, 일상활동 제한 · 잦은 증상 악화 및 야간 천식증상 · PEF 또는 FEV₁이 예측치의 60% 이하 · 일중 PEF변동률이 30% 이상	· 고용량 스테로이드 흡입(budesonide 용량으로 1일 2000μg) · 필요에 따라 경구용 부신피질스테로이드 제제 규칙적 경구 투여 · 나머지는 중등도 천식과 같음

특별한 경우의 약물요법

악성 천식

류마티스질환 치료제인 에타너셉트(etanercept 한국와이어스 엔브렐 주)가 효과적인 것으로 나타나고 있다. 악성 천식은 스테로이드 제제를 써도 염증이 가라앉지 않고 호중구(好中球 백혈구의 60%를 차지하며 식균(食菌)작용이 우수하나 지나치게 많을 경우 천식유발)숫자가 증가한 경우를 말한다. 중증 천식환자는 기관지염증을 촉진하는 종양괴사인자(tumor necrosis factor: TNF-α)의 기관지내 농도가 높다. 에타너셉트는 TNF-α가 기관지세포에 존재하는 수용체에 결합하는 것을 차단함으로써 염증을 완화시키는 역할을 한다. 에타너셉트는 12주간 사용할 경우 폐활량을 늘리고 기관지과민성을 줄이며 β₂촉진제를 사용하지 않아도 될 정도로 증상을 호전시키는 것으로 나타났다. 하지만 장기적인 효과는 검증이 더 필요하며 에타너셉트의 치료효과는 2~4주간 지속되다가 8주가 넘으면 거의 소멸되는 것으로 연구돼 있다.

소아천식

가역적으로 기도가 좁아진다는 점에서 성인천식과 발병 메커니즘에서 큰 차이가 없다. 그러나 소아는 성인에 비해 기도가 좁고, 기도수축보다는 기관지의 점막부종 및 기도의 점액분비 증가에 의해 기관지천식이 유래되는 비율이 높으며, 횡경막 호흡과 관련한 근섬유가 쉽게 피로를 느껴 호흡곤란이 온다는 점이 다르다.

또 소아천식은 아토피성 피부성향을 띠는 경우가 많다. 가족 중에 상당수가 알레르기질환을 앓는다. '신인류의 난치병'으로 불리는 아토피(atopy)는 그리스어로 '기묘해서 알 수 없다'는 뜻. 의학적으로는 알레르기원인물질에 대해 면역글로불린E(immunogobulin E:Ig E)가 과잉으로 생겨 참을 수 없이 가렵고 진물이 나며 피부건조증, 습진, 각질탈락 등이 동반되는 것을 국한해 아토피라 규정하며 알레르기성피부염의 일부로 간주한다. 한의학에서는 태어나자마자 나타나고 부모의 열 체질을 아기가 그대로 이어받아 발생한다고 보기 때문에 태열(胎熱)이라고 한다. 천식을 가지고 있는 어린이는 성장하면서 알레르기성 피부염, 알레르기성 비염, 알레르기성 결막염을 시차를 두고 번갈아 걸릴 확률이 높은데 이를 '알레르기 마치'(allergy march)라고 한다.

소아천식의 목표는 아이가 정상적으로 성장하고 정상 폐기능을 유지하며 비가역적인 기도변형이 나타나지 않게 막는데 있다. 이를 위해서는 주기적으로 점검하고 증상의 경중에 맞춰 투약계획을 세우는 게 중요하다.

노인천식

만성폐쇄성폐질환(COPD)이 동반되기 쉬우며 스테로이드를 2~3주간 투여해 차도가 있으면 가역적인 기도폐쇄이지만 반응이 없거나 더 오래 투여해야 효과가 나면 COPD로 봐야 할 가능성이 높다. 심장질환이 있는 경우 β_2수용체촉진제에 대해 부작용을 보이기 쉬우므로 대신에 항콜린제를 병용하는 것이 좋다.

또 테오필린은 신장에서 배설되는 청소율이 떨어지면 독성을 나타낼 가능성이 높기 때문에 투여용량에 유의해야 한다. 테오필린의 배설(제거)을 억제하는 마크롤라이드(macrolide) 및 퀴놀론(quinolone) 계열 항균제나 시메티딘(cimetidine 위산분비억제제), 먹는 피임약 등을 테오필린과 같이 사용하는 경우에는 혈중에 테오필린이 고농도로 남아있게 되므로 주의한다.

먹거나 주사하는 전신성 스테로이드제제는 골다공증, 혈당증가, 피부약화, 정신이상 등 다양한 부작용을 초래할 수 있으며 흡입용 스테로이드제제라 할지라도 많이 사용하면 골다공증 등의 위험을 증가시킬 수 있다. 골밀도검사를 해보고 필요하면 예방을 위해 칼슘, 비타민D, 에스트로겐 같은 골다공증 치료제를 같이 투여하는 게 좋다.

이밖에 관절염, 고혈압, 녹내장 치료에 사용하는 약물의 상당수가 천식을 악화시키므로 유의해야 한다.

임신여성의 천식

임신 중에 천식증상이 호전되기도 하고 반대로 악화되기도 한다. 산모의 폐기능과 혈액내 산소농도를 정상적으로 유지하는 게 태아 산소공급을 위해 중요하다. 심한 천식발작에는 임산부임에도 불구하고 먹는 부신피질스테로이드를 사용한다. 임신 첫 3개월 동안은 피하는 게 좋다. 분만 전 6개월 이내에 스테로이드 제제를 투여받았던 심한 중증의 천식 임산부 환자는 분만시 스테로이드를 투여하는 게 안전하다. 테르부탈린은 분만장애를 일으키므로 피한다.

스테로이드성 천식

스테로이드에 저항하도록 하는 유도물질이 체내에서 생기는 '스테로이드 저항성 천식'과 스테로이드를 고용량으로 쓰지 않으면 천식이 악화되는 '스테로이드 의존성 천식'으로 나눠볼 수 있다.

스테로이드 의존성 천식에는 흡입제를 고용량으로 수주 또는 수개월간 투여함으로써 스테로이드를 감량하거나 중단하는 방법을 쓴다. 또는 마크롤라이드 계열 항생제인 트롤레안도마이신(troleandomycin 국내제품 없음)을 사용해볼 수 있다. 트롤레안도마이신은 테오필린이나 스테로이드의 일종인 메틸프레드니솔론(methyl prednisolon 한국화이자 메드롤정)의 대사를 억제하여 이들 약물의 혈중농도와 메틸프레드니솔론의 활성도를 높이며 다른 스테로이드의 대사에 영향을 미치지 않기 때문이다.

약물성 천식

아스피린과 같은 산성(酸性) 비스테로이드성소염제(NSAIDs), β_2수용체를 차단하는 녹내장 치료 점안약(기도를 수축시켜 천식 유발)에 의해 초래된다. 약물 뿐만 아니라 약물에 들어가는 첨가제나 부형제에 의해서도 천식이 초래될 수 있다.

아스피린이나 산성 NSAIDs가 천식을 유발하는 이유는 아라키돈산사이클로옥시저나제(arachidonic cyclooxygenase) 효소를 저해하여 아라키돈산이 각종 체내활성물질로 대사되지 못하고, 다른 경로인 리폭시저나제(lipoxygenase)에 의해 염증 및 천식을 유발하는 류코트리엔을 만들기 때문인 것으로 추정되고 있다. 따라서 중증 천식환자나 산성 NSAIDs 약물에 과민성을 보이는 환자는 조심스럽게 사용해야 한다.

카르테오롤(carteolol 한국오츠카제약 미케란 점안액 · 정), 티모롤(timolol 한국MSD 티모프틱 점안액, 한미약품 리스몬TG 점안액)처럼 β_1 및

β_2수용체를 비선택적으로 차단하는 녹내장 치료제는 기관지를 수축시키고 기도 저항성을 증대시키는 작용이 있다. 내복약은 물론이고 점안약이라고 하더라도 80%가 비루관을 통해 전신으로 흡수되므로 주의해야 한다.

약물성 천식을 일으키는 약물이라면 사용을 중단하고 다른 약으로 교체한다. 약물로 인한 천식발작이 응급한 상황이면 교감신경흥분제인 에피네프린을 피하주사하거나 아미노필린이나 스테로이드를 천천히 점적 정맥주사하거나 산소를 투여해서 신속하게 기관지를 확장시킨다.

중증 천식

중증 천식은 항원에 대한 항체생성반응이 강렬한 게 요인이 될 수 있다. 사이클로스포린(cyclosporin 한국노바티스 산디문뉴오랄 연질캅셀, 종근당 사이폴엔 연질캅셀)이나 메토트렉세이트(methotrexate 유한양행 메토트렉세이트정)등 면역억제제를 사용해 볼 수 있다.

◎ 흡입제의 약물전달 방법 및 기구에 따른 분류

천식치료에 쓰이는 흡입기구로는 △주로 액체상태로 흡입하는 정량분사식흡입제(metered dose inhaler: MDI) △건조분말 형태로 흡입하는 건조분말흡입제(dry powder inhaler: DPI) △마스크를 쓴 상태에서 연무상태로 분무된 약물을 마시는 네뷸라이저(nebulizer 연무기)가 있다. MDI의 보조기구로 스페이서(spacer) 등 다양한 약물전달 보조기구를 활용할 수 있다. 각종 흡입기를 사용할 때 분사되는 양이 적다고 임의로 구멍을 내어서는 안 되고 화재나 약물누출 방지를 위해 화기 옆에 놓는 것을 피한다. 사용 중 이상한 맛이나 냄새가 나면 중단한다.

정량분사식흡입제

한번 누를 때마다 1회 용량만 분사되도록 설계돼 있다. 파리·모기 살충제처럼 분사하는 방식의 에어로솔(aerosol)이 대부분이며 일반적으로 인헤일러(inhaler)라고 하면 정량분사식흡입제를 일컫는다.

약물을 담고 있는 약통(canister), 약물 분사장치인 추진기(actuator), 약액으로 구성돼 있다. 약액에는 천식약물 본성분과 분사제(추진제)로서 프레온가스의 일종인 CFC(chlorofluorocarbon) 또는 CFC대체물질로 오존층파괴 위험이 없는 HFA(hydrofluoroalkane), 이들이 잘 섞이도록 유도하는 계면활성제가 혼합돼 있다.

에보할러(evohaler)는 다국적제약사인 글락소스미스클라인에서 개발한 정량분사식흡입제로 프레온가스에 의한 오존층파괴를 줄이기 위해 노르플루란 (norfluran)성분을 충진제로 사용한 게 다르다.

약물과 약물을 뿜어내는 분사제가 섞여있어 가압 형태로 정량만 분사되게 만들어져 있다. 용기 안에 있는 약물은 균일하지 않은 현탁액 상태이므로 사용 전에 흔들어 섞어야 한다. 보다 많은 양을 흡입하기 위해 흡입 전에는 숨을 충분히 내쉰다. 분사와 동시에 흡입(hand-lung coordination)해야 하며 천천히, 깊게, 오랫동안 흡입한다. 흡입시에는 5~6초 정도 숨을 천천히 들이 마시는 게 빨리 마시는 것보다 폐로 도달하는 약물의 양이 많다. 흡입 후에는 10초간 숨을 멈춘다. 흡입 후에는 입을 헹궈 구강 안에 남아 있는 약물이 호흡기 외의 장기에 작용해 일으킬 수 있는 부작용을 최소화한다. 흡입구와 입술 사이를 4㎝정도 띄우는 것이 가장 많은 양을 흡입할 수 있는 최적의 거리다.

신속하게 사용할 수 있고 휴대하기 편하며 값이 싸지만 몸에 좋지 않은 영향을 미치는 분사제가 들어가야 하며 약물의 종류 및 용량에 제한을 받는다. 구강, 인두에 잔류하는 약물의 양이 많다.

건조분말흡입제

건조분말흡입제에는 천식약물 본성분이 단독으로 또는 본성분과 부형제가 함께 들어있다. 분사제가 포함되어 있지 않으며 미세입자화된 (micronized) 분말이 흡입하기 쉬운 형태로 충전돼 있다.

추진제가 없으므로 분사와 동시에 흡입하지 않아도 되지만 흡입시 분당 60ℓ 의 속도로 1~2초간 빠르고 강하게 들이마셔야 제대로 흡입된다. 뚜껑을 열고 작동레버를 딱 소리가 날 때까지 돌린 후 입구에 대고 빠르고 깊게 흡입한다. 10초 동안 숨을 멈췄다가 천천히 내쉰 후 뚜껑을 닫는다.

에어로솔 흡입제에 비해 사용이 간편하고 약물의 구강, 인두 잔류량이 적으나 값이 상대적으로 비싸고 습기에 약하며 주위조건에 의해 약효가 영향을 받는다.

작동방식과 약물충전방식에 따라 터부헬러(turbuhaler), 스핀헬러 (spinhaler), 디스크헬러(diskhaler), 디스커스(diskus), 로타헬러 (rotahaler) 등으로 나뉜다.

터부헬러는 기구 안에 있는 바람개비 날개가 작동해 숨을 들이마실 때 나선형 통로를 따라 와류(渦流)가 불어나와 고체 약물입자가 부서지면서 흡입되도록 하는 제형이다. 약 분말을 담은 챔버(chamber)에서 일정량을 계량해 흡입하는 형태로 부형제를 함유하지 않고 약 성분만을 함유하고 있다. 보통 100회, 120회, 200회 사용분의 약물이 담겨져 있다.

☞ 터부헬러 사용시 주의 사항

1. 용량이 극미량이므로 흡입시 약물의 맛이나 느낌이 없을 수 있으나 설명된 방법에 따르기만 하면 약물이 흡입되므로 처방받은 횟수 이상으로 사용하는 일이 없도록 한다. 만약 약물이 나오는지 확인하려면 얇은 검정천으로 흡입기를 감싸고 흡입함으로써 실제 흡입되는 약물을 육안으로 확인할 수 있다.
2. 흡입기를 흔들 때 나는 소리는 약물에 의한 것이 아니고 습기제거를 위한 방습제 소리이므로 남아있는 약물의 용량과는 관계가 없다.
3. 습기에 민감하므로 흡입구에 대고 숨을 내쉬지 않도록 한다. 사용 후에 반드시 마개를 닫는다.

스핀헬러는 약물이 충전된 캡슐을 장착하고 기구에 부착되어 있는 바늘로 구멍을 뚫어 흡입시 약물이 방출될 수 있도록 한 흡입기로 매회 사용시마다 캡슐을 장착해야 하는 번거로움이 있다.

로타헬러는 스핀헬러와 같은 원리이나 6개의 캡슐을 한꺼번에 장착했다가 돌려가며 사용하는 게 다르다.

디스크헬러는 약 분말을 담은 8개의 방습보호주머니(blister)를 원반(disk) 위에 장착했다가 하나씩 돌아가며 터뜨려 분사하는 형태다.

디스커스는 약 분말을 담은 방습보호주머니를 테이프식으로 납작하게 말아놓았다가 고 하나씩 돌려가며 흡입하는 형태로 60회 사용할 수 있다. 각 주머니에는 천식약물과 부형제인 젖당(lactose)가 들어있다.

이밖에 흡입기에 스페이서가 이미 부착돼 있는 겐틀할러(gentlehaler)와 환자가 흡입하기만 하면 저절로 약물이 분사돼 나오는 자동추진방식(breath actuating inhaler :BAI)의 오토할러(autohaler)가 있다.

스핀헬러, 로타헬러, 디스크헬러는 강한 속도로 흡입해야 입자가 고르게 분산되고 구강, 인두에 약물이 많이 잔류하는 단점이 있어 지금은 터부할러나 디스커스가 주종을 이루고 있다.

핸디헬러(handihaler)는 기관지천식보다 흡입능력이 월등하게 떨어지는 만성폐쇄성폐질환(COPD)환자들이 보다 편리하게 약물을 흡입할 수 있도록 개발한 특허받은 건조분말흡입기의 하나다. 흡입기 뚜껑을 연 다음 건조분말을 함유한 1회분의 캡슐을 한 가운데에 장착한 다음 뚜껑을 소리가 날 때까지 닫은 후 녹색단추를 완전히 눌렀다가 놓는다. 이어 뚜껑을 입술로 물고 깊게 숨을 들이마신 후 입을 떼고 숨을 참기를 2회 반복한다. 핸디헬러는 기존 흡입기들의 약물과다흡입 문제를 해소했다. 또 기구세척이 가능해 다른 제품보다 위생적으로 사용할 수 있다.

스페이서(흡입보조기)

정량식분사식흡입제를 처방받았는데 사용이 서툴거나 불가능한 환자들이 사용한다. 스페이서를 활용하면 정량분사식흡입제를 사용할 때처럼 분사한 직후 신속하게 약물을 흡입할 필요가 없다. 주로 소아환자, 급성 천식으로 신속한 조치가 필요한 환자에게 사용한다. 정량식 흡입제와 환자 입 사이에 '방추형' 모양의 파이프인 스페이서를 끼워 약을 분사한 다음 이를 서서히 흡입한다. 입과 목에 남는 약물의 양을 줄이고 기도에 도달하는 약물의 양을 늘리는 효과가 있다. 일반적으로 한번에 4번을 호흡해 약물을 흡입하고 마지막 호흡에는 크게 들이마시고 10초를 센다.

네뷸라이저(연무기)

액상 약물을 미세한 입자로 분무하여 연무를 만든 다음 마스크를 쓴 상태에서 이를 들이 마신다. 약물주입통과 약물을 연무기로 이송하는 튜브, 분무된 약물을 흡입하기 위한 마스크 또는 마우스피스로 구성돼 있다. 약액을 가압연무기(compressor nebulizer) 또는 초음파연무기(ultrasonic nebulizer)를 이용해 기화시키고 이를 흡입한다. 마스크나 마우스피스를 쓰고 천천히 깊게 숨을 들이마셔 서서히 내뱉는 방법으로 5~10분간 흡입한다. 스테로이드성 소염제를 사용할 경우 드물게 구강 칸디다증이 생길 수 있으므로 사용 후 구강 안을 물로 헹구어내며, 마스크를 사용할 경우에는 얼굴도 함께 닦아야 한다. 네뷸라이저가 불결하면 호흡기감염이 생길 수 있으므로 세정제, 식초, 의료용 소독제 등을 활용해 사용한 뒤마다 세척해준다.

네뷸라이저는 흡입제 사용이나 정제 복용이 어려운 5세 미만 유 · 소아나 의식이 없거나 중증인 성인환자에게 특히 유용하다. 생명의 위협을 느낄 정도로 심각한 천식환자가 응급시 사용한다. 네뷸라이저는 약물을 흡입하는 효율이 높고 많은 용량과 여러 종류의 약물을 일시에 들이 마실 수 있는 게 장점이다. 그러나 비용이 많이 들고 다른 장치보다 사용이 복잡하며 시간이 더 많이 걸리기 때문에 대개 병원에서만 이용된다. 가급적이면 흡입제와 스페이서를 사용하는 게 권장된다.

UDV(unit dose vial) 흡입액이나 레스퓰(respule)은 약물이 현탁액 상태로 용기에 담겨있다가 네뷸라이저를 이용해 안개상태로 분무하여 흡입하도록 만든 제형이다. UDV는 베링거인겔하임에서 원통형 바이알로, 레스퓰은 아스트라제네카에서 타원형 캡슐로 만든 것이 다르다.

◎ 면역요법 및 기타요법

면역요법은 이른바 체질개선요법이다. 알레르기원인물질을 희석해 체내에 조금씩 양을 늘려가며 주입하는 방법이다. 이리하면 면역력이 증가돼 알레르기반응이 둔화, 소멸되는 효과를 기대할 수 있다. 치료원

리상 가장 근본적이며 확실한 치료이긴 하지만 3년 이상의 긴 치료기간과 이 분야에 숙련된 전문의에 의해 행해져야만 한다는 어려움이 따른다. 치료 성공률이 그다지 높지 못한 게 현실이다.

미국 국립건강영양 실태조사에 의하면 폐기능이 나쁜 것은 비타민C의 섭취와 관련이 있다고 조사된 바 있다. 산화물질로는 담배연기와 이산화질소가 대표적이다. 사람의 혈액을 담배연기에 노출시키면 제일 먼저 비타민C의 산화가 일어나는데 천식환자들은 핏속에 비타민C의 농도가 보통사람보다 평균적으로 35~50%가 낮다. 이때 비타민C를 투여하면 천식이 좋아질 수 있다. 보통 비타민C를 하루에 60mg 정도, 흡연자들은 100mg을 먹을 것을 권장하나 천식환자는 하루 500~1000mg을 복용해도 무방할 것으로 보인다.

민간요법으로는 늙은 호박, 꿀, 생강을 중탕해 먹거나 오미자, 호박, 꿀, 마늘즙을 섞어 따뜻한 아랫목에 발효시켜 먹었다. 오미자차가 기관지점막을 보호하고 기침을 멎게 하는 차로 애용됐다. 이밖에 은행찜, 백합뿌리찜, 연근즙, 구운 치자열매, 해파리, 메추리알, 검은콩+수세미 달인 물 등이 많이 쓰였다.

폐결핵

국내 결핵환자는 2004년 신고된 숫자만 봐도 3만1503명이다. 일본의 3배, 미국의 17배. 명확한 통계는 없으나 질병관리본부(옛 국립보건원)는 현재 한국인의 약 3분의 1이상이 결핵 자연감염자일 것으로 추정하고 있다.

국내에선 매년 신규 결핵감염자가 15만명 발생하고, 8만명이 활동성 결핵환자로 진행되며, 3만명은 전염성결핵으로 악화되는 것으로 추산된다. 아프리카 콩고와 비슷한 전형적 후진국형 결핵발생 양상이다. 현재 국내서 결핵으로 인한 사망자는 3300여명으로 국내 사망순위 10위에 해당된다.

세계은행은 앞으로 2000년에서 2020년 사이에 10억명의 인구가 감염될 것이고 퇴치방안을 강구하지 않을 경우 3500만명이 결핵으로 사망할 것이라고 전망했다.

그렇다면 의료수준이 향상된 21세기에도 여전히 결핵이 인류를 위협하는 이유는 무엇일까. 선진국의 경우 결핵에 대한 방심, 내성이 강한 결핵균을 유도하는 에이즈의 창궐, 기존 약제에 대해 내성을 띠는 환자 급증, 마약남용과 위생이 불결한 무주택자 증가, 결핵다발국으로부터 이민유입 증가 등을 꼽을 수 있다. 개발도상국은 빈곤으로 인한 불결한 의식주 및 영양 결핍, 빈약한 의료체계 및 치료의약품 공급부족, 에이즈 감염자 증가 등이 원인이다. 국내서는 이런 요인과 함께 여성들의 지나친 다이어트, 매년 늘어나는 노숙자의 불결한 위생상태 등이 결핵의 새로운 진원지로 지목받고 있다.

결핵은 결핵균(Mycobacterium tuberculosis)에 의한 만성 감염증이다. 피로감, 식욕감퇴, 체중감소, 미열, 수면 중 식은땀, 기침, 가래, 흉통, 호흡곤란 등을 들 수 있다. 초기에는 감기와 비슷하다가 나중에 점차 증세가 심해진다. 이 때문에 대부분의 환자들은 정확한 발병 시기를 모르는 경우가 많다. 치료하지 않을 경우 인체 전반의 기능이 떨어져 합병증으로 사망할 위험이 크다.

결핵균은 공기를 통해 사람에서 사람으로 쉽게 전염된다. 보균자가 숨을 쉬고 웃거나 기침만 해도 침방울이나 수증기 등의 형태로 다른 사람에게 옮아간다. 비말(飛沫) 결핵균은 기관지를 통해 폐포로 침입하며 폐 임파절을 따라 퍼져나가지만 15~25일 지나면 자연 치유되어 석회성 결절을 증거로 남긴다. 환자의 식기, 음식물, 의복, 침구, 가구 등을 통해 전염되는 경우는 거의 없다.

다행히 결핵균에 감염됐다고 모두 결핵질환에 걸리는 것은 아니며 90% 정도는 세포면역방어기전에 의해 3~6주안에 소멸된다. 초기 감염자는 이후 평생 면역력이 생겨 대개는 재감염되지 않는다. 그러나 나머지 10% 정도는 활동성 결핵으로 악화된다. 특히 저체중아, 영양불량자, 규폐증·당뇨병·위절제술·알코올중독·백혈병·장기간 스테로이드 또는 항암제 투여·장기 혈액투석 등으로 면역력이 저하된 환자들이 결핵에 걸리기 쉽다.

비말감염에 의한 폐결핵에 그치지 않고 임파절을 거쳐 결핵이 확산되면 결핵성 뇌막염, 골결핵, 장결핵 등의 전신감염이 일어날 수 있다. 이를 '1차결핵'이라고 하며 주로 소아에서 나타나고 20~30대에서도 종종 찾아볼 수 있다. 소아에서는 결핵성 뇌막염이나 속립성 결핵(결핵균이 혈액 속으로 들어가 전신에 균이 퍼져서 뇌 · 척추 · 전립선 등 여러 장기에 결핵 소결절을 형성)이 나타날 수 있다. 1차결핵은 대부분 처음 2주간의 약물치료를 통해 전염성도 사라지고 이후 지속적인 치료로 증상이 말끔히 해소된다.

그러나 1차결핵환자는 체내 면역력이 저하되거나 성장하여 재차 결핵에 감염될 수 있다. 이를 내인성 원인(영양결핍, 과로, 흡연, 스트레스 등)에 의한 '2차(재감염)결핵'이라고 하며 주로 성인에서 나타난다.

1차결핵은 폐의 중앙부와 하단에 잘 생기고 흔하게 임파절을 국소적으로 침범하고 혈액에 의해 전파되는 성향을 띠고 석회화를 통해 치유된다. 반면 2차결핵은 폐의 상부에 생기고 임파절 침범이 없으며 기관지를 통해 전파되는 성향을 띠며 폐조직의 괴사성 파괴가 심한 공동(空洞)을 형성하고 섬유화를 통해 치료된다. 결핵 공동은 결핵균이 기관지를 통해 더 자라기 쉬운 조건을 만들어 증상을 만성화시키는 주요 원인이 되며 결핵약에 대한 내성을 키우며 항결핵제의 통과를 어렵게 하고 폐농양을 유발한다.

폐결핵은 결핵의 대명사로 국내 전체 결핵의 96%를 차지한다. 결핵은 여러 장기에 감염되는데 늑막결핵일 때는 흉통, 기침, 호흡곤란, 발열 등의 자각증세가 있다. 장결핵일 때는 이런 증상과 함께 복통, 설사, 헛배부름 등이 동반된다. 임파선결핵은 목 주위의 림프선이 비대해져서 혹같이 만져진다. 신장결핵일 때는 소변에서 적혈구가 발견되고 심하면 고름이 비치기도 한다.

◎ 진단

결핵균주에서 추출 · 침전 · 정제한 단백질(purified protein derivative of tuberculin: PPD) 5단위를 상박부 피내에 주사하여 결핵균의 감염여부를 알아낼 수 있다. 체내에 들어온 결핵균 단백질에 대해 인체면역계가 CD4세포와 T임파세포를 증식시켜 대응하는 반응(지연성 과민반응)을 관찰해 감염여부를 가리는 검사다. 이를 '투베르쿨린 테스트'라고 하며 양성·음성 여부 판정은 주사 48시간 뒤에 주사부위의 발적이 지름 4㎜ 이하면 음성, 5~9㎜이면 의양성(가짜 양성 또는 양성 의심), 10㎜ 이상이면 양성으로 내린다.

투베르쿨린 테스트 결과 음성은 결핵균에 감염돼 있지 않거나, 과거의 결핵이 완전히 치유됐거나, 결핵에 걸린 지 2~8주밖에 되지 않았거나, 결핵균의 친척뻘인 홍역·백일해·성홍열 등에 걸린 적이 있음을 의미한다.

양성이면 결핵균 감염 또는 BCG(Bacillus Calmette-Gurin 무독화 투베르쿨린 예방주사) 접종에 대한 결핵 알레르기가 있음을 나타내는 것이다. BCG백신 미접종자가 양성인 경우에는 결핵감염을 의미하며 특히 어린이는 감염 초기결핵이므로 치료를 해야 한다. BCG접종자로서 양성인 경우는 결핵균 감염이 있었거나, BCG에 대한 알레르기반응인데 둘 중 어느 것인지 구별하기 어렵다. 다만 BCG알레르기에 의한 경우에는 발적이 약할 때가 많다. 결핵균 감염이 있어도 음성을 나타내는 경우가 생긴다. 따라서 투베르쿨린(엄밀히 말하면 PPD) 테스트는 진단의 정확성이 그리 높지 않다.

가장 확실한 진단 방법은 아침 공복에 채취한 신선한 3개의 객담으로 항산균 도말검사와 균 배양검사를 실시하는 것이다. 항산균(acid fastness bacillus: AFB)은 세포벽이 포화지방산으로 구성돼 있으며 위 속과 같은 강산성 조건 하에서도 잘 죽지 않는 균이다. 도말검사는 가래를 유리슬라이드에 얇게 발라 auramine-rhodamine염색이나 carbofuchsin염색(Ziehl-Neelsen법)을 한 뒤 현미경으로 관찰해 양성·음성 여부를 판단하는 방법이다. 객담도말검사 결과 양성은 전염성이 있다는 의미다. 객담배양검사는 결핵균이 잘 자랄 수 있는 환경을 만들어 주고 2개월 정도 지난 뒤에 결핵균의 성장여부를 관찰하는 검사다. 객담도말검사가 음성이라도 객담배양검사가 양성일 경우는 전염력이 객담도말검사 양성 환자의 10분의 1 수준이 된다고 볼 수 있다.

방사선사진으로 폐를 찍어보면 1차 결핵은 폐의 중간과 하부에 병변이 생기고, 2차결핵은 산소농도가 높아 호기성인 결핵균이 선호하는 폐 상부의 꼭대기에 병변이 잘 생기고 다발성 결핵 공동(空洞)의 주변에 침윤성 병변이 자리잡고 있음을 확인할 수 있다.

결핵진단시 주의할 점은 결핵균과 비결핵항산균(non tuberculosis mycobacteria :NTM)을 구분하는 일이다. 삼성서울병원 호흡기내과 고원중 교수는 1998~2001년 객담검사를 통해 폐결핵으로 진단된 환자 616명을 대상으로 정밀조사를 실시한 결과 이 가운데 8%(50명)가 결핵균이 아닌 '비결핵 항산균'에 감염된 것으로 판정됐다고 2005년 발표했다. 비결핵항산균은 생물학적 분류상 결핵균을 닮았으나 많은 종류의 항산균이 다양한 독력(毒力)을 나타내 결핵약에 대한 감수성도 제각각이다. 결핵균과 비결핵항산균은 객담도말검사나 방사선사진 판독결과가 거의 유사해 정확하게 판별하기 어렵다. 증상도 기침, 가래와 같이 비슷하게 나타난다. 비결핵항산균은 전염성과 병원성(病原性)은 대체로 약하고 사람에서 사람으로 전염되지 않고 흙, 먼지, 동물 등으로부터 감염된다고 알려져 있다. 주로 폐에 병변을 일으키지만 드물게 뼈나 수막(髓膜) 등을 침범한다.

비결핵항산균은 이 균이 감수성을 보이는 결핵치료제로 치료하지만 일반적으로 효과적인 약은 적은 편이다. 따라서 비결핵항산균 감염은 증세에 따라 폐절제술이 필요하다. 비결핵항산균 또는 결핵균 여부에 따라 치료방법이 아주 달라지므로 보다 정밀한 검사를 통해 이들 두 가지 균을 분별해낼 필요가 있다.

◎ 예방

결핵약을 복용한지 2주가 되지 않은 환자와의 접촉을 피하고 개개인의 면역력 증진에 힘써야 한다. 예방책으로는 BCG접종이 가장 중요하다. 만성 지병으로 면역력이 떨어진 사람은 미리 결핵약을 복용해 결핵에 걸리지 않도록 예방하는 화학요법이 고려돼야 한다.

BCG백신은 생후 1개월 이내 맞춰야 한다. 세계보건기구(WHO)는 BCG를 접종하면 53~74%가 결핵예방효과를 볼 수 있다고 밝히고 있다. 요즘에는 아이가 태어남과 동시에 BCG백신을 접종하는 것이 일반적인 추세로 일찍 맞힐수록 결핵감염으로 인한 결핵성 뇌막염, 속립성 결핵 등의 합병증이 나타날 위험이 적다.

백신을 맞은 후 부작용에 대한 세심한 관찰이 필요하다. 비록 정도가 심하지 않으나 100명 중 1~10의 비율로 접종부위가 곪거나 부을 수 있다. 특히 BCG백신은 살아있는 균을 바탕으로 제조한 생백신으로 소아가 감염질환이 있는지 모르고 투여했다가 문제가 될 수 있다.

따라서 △37.5℃ 이상 고열이 있는 경우 △현재 질환을 앓고 있거나 최근 앓은 일이 있는 경우 △알레르기 및 경련성 체질을 보이는 경우 △설사하거나 습진 등 피부병이 있는 경우 △스테로이드제제나 방사선치료 등 면역력을 억제하는 치료를 받은 경우 △최근 3개월 이내에 면역글로불린 또는 혈청주사를 맞았거나 수혈을 받은 경우 △과거 예방주사를 받고 상태가 나빴던 일이 있는 경우의 소아에게는 접종하지 말아야 한다.

백신을 맞은 뒤 고열, 통증, 부종, 붉은 반점이 나타나거나 몸이 처지고 경련이 나면 즉시 병원에 데리고 가야한다. 오전에 접종받으면 오후에 탈이 나더라도 대응하기 좋다. 접종하는 날 목욕시키고 청결한 옷을 입히되 접종 후에는 목욕을 삼가야 한다. 접종 전후에는 심한 피로가 쌓이지 않도록 한다.

생백신의 효과를 제대로 보려면 서로 다른 생백신의 경우 1개월 간격을 두고 맞도록 한다. 생백신을 1~2주 간격으로 계속해서 접종하면 백신속의 바이러스가 서로 간섭하여 면역능력의 발생 정도가 적어질 수 있다. 예를 들어 홍역 예방접종을 한 후 결핵 예방접종을 하려면 1개월 후가 바람직하다. 홍역, 유행성이하선염(볼거리), 풍진, 수두, 소아마비, 결핵의 예방접종에 생백신이 쓰인다. 다만 MMR백신은 홍역+유행성이하선염+풍진을 동시 예방하는 혼합백신이므로 예외라고 할 수 있다.

결핵예방에 땅콩이 도움이 된다는 연구결과가 있어 흥미를 끈다. 산화질소(NO)는 인체의 방어시스템을 가동하는데 주요한 역할을 하는 것으로 알려져 있다. 과학자들은 일부 사람에서 산화질소가 모자라게 되면 결핵에 감염되며 이론적으로는 산화질소를 보충해주면 결핵을 치료할 수 있다는 가설을 세웠다. 실제 스웨덴 학자가 에티오피아의 결핵환자 120명을 대상으로 결핵약, 산화질소 공급에 도움을 주는 아미노산인 아르기닌(arginine), 가짜약(플라시보)을 4주 동안 투여한 결과 아르기닌을 복용한 환자는 가짜약을 복용한 환자보다 심한 기침 증세가 빠르게 호전되었으며 타액검사결과 결핵균 수치가 낮은 것으로 확인됐다. 연구진은 아르기닌을 결핵환자에게 투여하면 기존의 결핵약을 복용하는 것보다 완치기간을 단축시킬 수 있고 결핵 감염기에 있는 환자들로부터 결핵이 전파되는 위험성도 줄일 수 있다는 결론을 내렸다. 그런데 아르기닌이 풍부히 함유돼 있는 식품이 땅콩과 같은 견과류다. 아울러 과일과 야채를 포함한 균형 잡힌 식단을 가지면 결핵이나 천식 등과 같은 폐질환을 예방할 수 있다는 게 기존 학설들의 견해다.

◎ 치료

결핵치료는 항생제(미생물에서 추출 또는 반합성)가 아닌 항균작용이 있는 화학합성물질로 치료하는 화학요법이 기본이 된다. 항균작용은 균의 활성을 약화시키는 정균(靜菌)작용과 균을 아예 죽이는 살균(殺菌)작용이 나뉘는데 가급적 살균제를 쓰는 게 좋다.

어떤 화학요법제든 단독으로 치료하는 것은 치료성공 가능성이 낮으며 초기치료부터 대개 3~4가지(최소 2가지) 약제를 복합처방하여 6개월 이상 충분히 길게 복용한다. 또 일시적으로 혈중약물농도를 높이기 위해 보통 하루 한번 여러 약을 동시에 복용한다. 결핵균이 약물에 대해 내성이 강하고 '마이코박테리아(mycobacteria 결핵균종)'라는 특성상 세대교체에 걸리는 증식주기(generation time)가 길기 때문에 이같은 고농도요법에 장기치료가 필요한 것이다.

원칙적으로 초기치료로 듣지 않는 약은 다시 쓰지 않고 처음 나온 처방에 무작정 새로운 약제를 추가하지는 않는다. 현재 사용 가능한 결핵약은 10여종에 불과하다. 따라서 4가지 약물을 처방하는 초기치료에 실패할 경우 대체할 다른 약물은 극히 제한적이다. 따라서 약물 선택의 기회는 기껏해야 두 번뿐이라는 점을 명심하고 초기치료에 성실히 임해야 한다.

환자는 1~2번이라도 약을 거르면 결핵균이 약물에 내성을 갖게 되고 치료기간이 길어지고 치료성적이 크게 떨어지므로 약물복용방법을 철저히 지켜야 한다. 부작용이 있으면 의사와 상의한 다음 계속 복용할지 여부를 정해야지 환자 임의로 판단해서는 안 된다.

■ 폐기능검사(pulmonary function test) 용어

1차결핵약	2차결핵약	기타 약제
isoniazid rifampicin pyrazinamide ethambutol streptomycin	Bacteriostatics(정균제): - prothionamide/ethionamide - cycloserine - PAS Injectables(주사제): - kanamycin, amikacin - capreomycin Fluoroquinolones(퀴놀론계 항균제): - ofloxacin - levofloxacin - ciprofloxacin - moxifloxacin	clofazimine amoxicillin/clavulanic acid clarithromycin/azithromycin rifabutin/rifapentine

항결핵제는 1차치료제와 이것으로 치료가 미흡할 때 쓰는 2차치료제로 나눌 수 있다.

＊ 1차치료제인 이소니아지드(isoniazid, isonicotinic acid hydrazide: INAH 한국유나이티드제약 지소닌정), 리팜피신 (rifampicin: RFP 유한양행 리팜핀정·캡셀, 종근당 리포덱스정·캡셀), 피라진아미드(pyrazinamide :PZA 유한양행·한국유나이티드제약 피라진아미드정)이 널리 쓰인다. 그러나 이들 약물은 최근 약물에 저항성을 갖는 결핵이 출현함으로써 예전과 같은 효능을 발휘하지는 못한다.

이소니아지드는 결핵균의 세포벽 형성에 관여하는 마이콜산(mycolic acid)의 합성을 억제한다. 정지기(靜止期)의 결핵균에 대해서는 정균작용을 하고 증식기의 균에서는 살균작용을 한다. 복용량이 늘어날수록 말초신경 손상 정도가 커지며 피리독신(pyridoxine 비타민B6)의 신진대사 촉진을 방해하므로 피리독신이 부족한 영양불량자, 임산부, 알코올 중독환자, 당뇨병환자에게는 매일 25mg의 피리독신 보충이 권장된다. 복용환자의 10~20%의 환자에서 약물성 간염이 나타나며 연령이 높을

수록 빈도가 증가한다. 35세 이상이거나 과거에 간질환을 앓았던 고위험성 환자는 주기적으로 간기능검사를 할 필요가 있다. 만약 간염증을 나타내는 GOT(AST)수치가 정상보다 3~5배 증가 한다면 약물투여를 중단한다. 공복에 복용하는 게 약효를 높이는 방법이며 저린 감각이 느껴지거나 감각이 둔해지면 말초신경 손상을 의미하는 증후이므로 의사와 상의해야 한다.

리팜핀은 결핵균종의 증식과정에서 DNA유전자서열을 바탕으로 RNA유전자서열을 복제하는 효소(DNA dependent RNA polymerase)를 억제한다. 결핵균의 정지기, 증식기 여부에 상관없이 효과적이며 인체 세포 안팎에서 모두 살균성을 나타낸다. 부작용으로 발열, 발진, 두통, 근육통 등과 같은 열성 증상이 나타난다. 이소니아지드보다는 덜하지만 간 독성이 커서 혈중 콜레스테롤, GOT(AST), 빌리루빈 수치가 상승할 수 있다. 소화기관을 교란시켜 오심, 구토를 유발할 수 있다.

또 간에서 약물을 대사하는 효소인 'cytochromP450'(CYP450)을 강력하게 유도하므로 부정맥치료제인 디곡신(digoxin), 혈액응고억제제인 와파린(warfarin), 스테로이드제제인 프레드니솔론(prednisoslone), 먹는 피임약, 니페디핀(nifedipine)·니솔디핀(nisoldipine)·니모디핀(nimodipine) 같은 칼슘길항제 고혈압약, 기관지천식약인 테오필린(theophylline), 마크롤라이드계(macrolide)계열 항생제 등이 이 효소에 의해 대사된다. 따라서 리팜핀과 이들 약물을 같이 복용하면 약물의 반감기(약효지속기간)가 감소된다. 피임약을 복용하는 여성이라면 다른 피임법을 찾아봐야 한다. 이 약을 먹으면 타액, 소변, 눈물, 땀이 적색으로 변할 수 있으므로 미리 알고 놀라는 일이 없도록 한다.

피라진아미드는 합성한 니코틴아미드(nicotinamide)의 유사체로서 단기요법에 자주 사용된다. 수소이온농도(pH) 6미만의 산성에서 활성을 가지므로 균을 잡아먹는 대식세포(大食細胞 macrophage)와 마찬가지로 산성 환경에서 생존하는 병원체에 대해 살균효과를 나타낸다. 간 독성과 광과민성(photosensitivity 약을 먹고 햇볕을 쬐면 피부에 트러블이 생기는 반응)이 나타나고 고요산혈증(심해지면 통풍), 관절통증 등을 유발하는 부작용이 있다. 따라서 햇볕에 과다한 노출을 피한다. 고요산혈증 부작용은 리팜핀과 함께 복용할 경우 감소하며 통풍이 생기는 경우는 드물다. 임산부의 경우 태아에게 악영향을 미칠 수 있으므로 복용을 삼간다.

＊결핵균이 이소니아지드, 리팜핀, 피라진아미드 등의 약물에 내성을 갖는 것으로 판단되면 에탐부톨(ethambutol: EMB 유한양행 마이암부톨정, 명인제약 염산에탐부톨정)이나 스트렙토마이신(streptomycin: SM 종근당 황산스트렙토마이신주)을 추가 처방한다. 이소니아지드에 대한 1차 내성률이 4% 이상이거나 과거에 결핵치료를 받았거나, 결핵발병률이 높은 지역에서의 이민왔거나, 약제내성을 가진 다른 결핵환자와 오랫동안 접촉한 환자에게 이들 약물을 병용 투여한다.

에탐부톨은 결핵균의 RNA합성과정을 저해하고 급속히 성장하는 균에 대해 정균(靜菌)작용을 나타낸다. 에탐부톨은 부작용으로 시신경염(optic neuritis 시신경섬유를 손상시켜 시력저하가 발생하며 시야중심에 암점이 생기고 녹색을 보는 능력이 떨어짐)이나 말초신경염이 나타날 수 있다. 이 부작용은 고용량을 투여하거나 신장기능이 손상된 환자에게서 나타난다. 가능한 저용량을 투여하며 정기적으로 시력검사를 하는 게 바람직하다.

스트렙토마이신 주사제는 증세가 심하거나 내성균이 있을 때 투여한다. 청각신경세포 및 평형감각세포를 손상시키므로 본인이나 가족 중에 난청이 있거나 청력저하 정도가 심한 환자는 피한다. 또 간과 신장 기능에 문제가 있거나 고령이거나 전신의 영양 및 건강상태가 불량한 사람도 금하는 게 좋다.

정리하면 어떤 경우든 결핵약은 일단 치료를 시작하면 6~9개월간 장기 복용해야 한다. 총 6개월 치료의 경우 처음 2개월간 INAH, RFP, EMB, PZA 등의 약물을 집중투여한 다음 4개월은 유지 차원에서 INAH, RFP, EMB를 투여하는 게 보통이다.

9개월간 치료하는 경우 INAH, RFP, EMB를 줄곧 투여한다. 또는 처음 2개월 동안 INAH, RFP, SM을 투여한 다음 나머지 7개월 동안은 INAH, RFP로 유지하는 방법을 쓸 수 있다.

이런 초기치료로 실패하면 2차결핵치료제를 선택할 수 있다. 2차치료제는 치료효과가 낮고 독성이 강해 환자가 약물을 견뎌내기 어려우므로 초기치료부터 선택하기 어려운 약물이다. 2차 치료제 가운데 많이 쓰이는 약물로는 파라아미노살리실산(para-aminosalicylic acid: PAS 현창제약 파라아미노살리실산과립), 사이클로세린(cycloserine: CS 동아제약 크로세린캅셀), 프로치온아미드(prothionamide 구주제약 프로치온아미드정), 레보플록사신(levofloxacin 제일약품 크라비트정, 일동제약 레보펙신정·주) 등이 있다.

■ 많이 쓰는 2차치료제의 특성

약 물	하루 복용량	특 성
PAS	체중 1kg당 150mg(최대 12000mg)	항결핵 효과가 낮고 위장장애가 심하여 드물게 사용, 과립형이 다른 형태보다 복용하기 좋고 혈중 약물농도 높음
CS	체중 1kg당 15~20mg(최대 1000mg)	투여 용량에 비례하여 신경독성이 나타나며 간질성 경련이나 정신이상을 유발할 수 있음, pyridoxine으로 예방
prothionamide	500~1000mg	다약제내성결핵균의 치료에 유용, 위장관 독성이 복용량에 비례해 나타나므로 가벼운 음식과 함께 복용하거나 자기 전에 복용
levofloxacin	200~1200mg (하루 2~3번 분복)	2, 3가 양이온 약물과 병용하지 말 것

활동성 결핵으로 악화되기 쉬운 잠복성 결핵환자는 확산을 막기 위해 예방적 약물치료를 한다. PPD피부반응 검사에서 양성으로 나온 에이즈 환자 등 결핵감염 우려가 높은 사람에게 실시한다. 보통 아래의 처방 중 한 가지를 골라 투약한다.

약 물	복용 방법	적용 대상
리팜핀	1주에 두 번씩 9달 동안	DOT를 할 경우
이소니아지드	하루 1번 9달 동안	에이즈바이러스(HIV) 음성이면 9달, 양성이면 12개월 치료
이소니아지드	1주에 두 번 6달 동안	DOT를 할 경우
리팜핀+피라진아미드	하루 한번 두달 동안	결핵균이 INAH에 내성을 갖고 RFP에 감수성을 띠는 경우. HIV음성·양성에 상관없이 추천
리팜핀+피라진아미드	1주에 두 번 2~3달 동안	DOT를 할 경우
리팜핀+피라진아미드	하루 한번 4달 동안	에이즈 감염이 의심되는 사람. HIV 음성·양성에 상관없이 추천

※ DOT(directly observed therapy의료진 직접 관찰치료): 의사나 간호사 등 의료종사자가 직접 환자를 관찰해가며 치료하는 것. 환자의 복약 순응도(성실 복용 여부)를 높이기 위한 것. 결핵약을 1주에 2~3회 투여할 경우 DOT 실시.

결핵환자가 특수한 조건에 놓인 경우에는 다음과 같이 치료한다.

우선 환자가 다약제내성결핵균에 감염된 경우(상당수 결핵균이 INAH, RFP를 포함한 두 가지 이상의 약제에 내성을 가짐)에는 4~5가지 이상의 과거에 사용하지 않은 감수성(결핵균이 약물에 의해 타격을 받아 치료효과가 나는 성향)있는 약제로 처방을 구성해 치료한다. 이후에는 약제감수성검사(drug susceptibility test) 결과에 따라 처방을 조정한다. 약제감수성검사는 결핵균을 분리해 중합효소연쇄반응(PCR)기법으로 결핵균의 유전자를 증폭시킨 다음 특정 결핵약에 내성을 나타내는 유전자나 돌연변이를 일으킨 유전자를 찾아내 가장 효과가 좋은 약물을 골라내는 검사다. 일반적으로 다약제내성결핵균 감염환자는 결핵균이 사라지고 나서도(음전이 된 후에도) 18~24개월은 더 치료하는 것이 권장된다.

일반적으로 환자가 초기치료에 실패하는 것은 결핵균이 특정 약제에 내성(저항성)을 가지거나, 특정 약제에 감수성을 보이지 않기 때문이다. 이런 경우에는 약제감수성검사를 통해 가장 효과가 좋을 것으로 예상되는 약물을 선택해 교체하는 것이 필요하다.

임신한 경우에는 INAH, RFP, EMB의 3제 요법으로 9개월 동안 투여한다. INAH를 투여 받는 동안에는 매일 피리독신 25㎎을 투여한다.

신부전이 있는 경우에는 신장으로 주로 배설되는 EMB, CS, 아미노글리코사이드 계열 항생제(aminoglycoside antibiotics 스트렙토마이신, 가나마이신, 젠타마이신, 아미카신, 이세파마이신, 토브라마이신, 아스트로마이신 등)는 용량을 조절할 필요가 있다. 간부전이 있으면 간을 통해 주로 배설되는 INAH, RFP, PZA, PAS 등의 용량을 조절해야 한다.

에이즈에 걸렸으면 처방은 비슷해도 치료기간은 9~12개월로 더 길어야 한다. 면역력의 강도를 나타내는 CD4+세포의 수가 적은데다가 다약제내성결핵균 감염환자이거나, 의료진직접관찰치료(DOT)를 받지 않고 약물중독 경력이 있는 환자(약물 불성실 복용자)라면 치료전망이 밝지 않다. 리팜핀은 강력한 대사유도체이므로 에이즈치료제인 단백분해효소저해제(protease inhibitor: saquinavir, ritonavir, indinavir, nelfinavir 등) 및 비핵산역전사효소제(nonnucleoside reverse transcriptase inhibitor: nevirapine, delaviridine 등) 등의 혈중 약물농도를 35~80%까지 감소시켜 약효를 떨어뜨릴 수 있다.

약물치료가 잘 되는지 확인하는 방법은 환자의 객담에서 결핵균이 사라지는 것을 관찰하는 것이다. 국내서는 보통 6개월 치료시 2개월에 한번씩 객담도말검사를 시행하여 치료경과 및 결과를 판정한다. 결핵균

양성 환자가 치료에 의해 음성으로 바뀌고 그 상태를 치료 종결시까지 유지하면 치료에 성공했다고 볼 수 있고 결핵균이 계속 나오면 치료에 실패한 것이다.

다약제내성결핵균(multdrug resistant tuberculosis) 출현 배경과 대책

최근 10여년 사이에 기존 치료제에 대해 적응하면서 내성(방어능력)을 키워가고 있는 다약제내성결핵균이 급증하고 있어 문제가 심각하다. 결핵균은 인체면역계 내에서 병원체와 이물질을 잡아먹는 대식세포(大食細胞 macrophage)의 공격을 받지만 대식세포 안에서 5~15일 느리게 증식할 정도로 생존하는 능력이 뛰어나며 돌연변이를 통해 약제에 대한 내성을 쉽게 획득한다.

이런 내성결핵균은 중국, 인도, 아프리카, 구소련국가 등에서 심각한 문제를 야기하고 있으며 전체 결핵의 20% 이상을 차지하는 지경에 이르고 있다. 글로벌시대에 사람의 왕래가 자유로운 상황에서 내성결핵균의 출혈은 단지 개발도상국에만 국한되지 않고 선진국으로 확산될 위험이 상존하므로 보다 철저한 초동단계의 차단과 내성균에 대한 신약치료제 개발이 시급하다.

최근 미국과 유럽 등지에서 결핵약에 대한 내성을 최소화하기 위한 방법으로 일정기간 한 가지 종류의 약을 사용하게 한 뒤 시간이 흐르면 다른 종류의 약으로 바꾸는 방법을 쓰고 있다. 이렇게 하면 결핵균은 일정기간 동안 한 가지 종류의 약에 대해서만 내성을 갖게 된다는 원리인데 완전하게 검증된 가설은 아니다.

그나마 오는 2010년께 새로운 결핵치료제가 선을 보이고 이후부터 제2, 제3의 결핵 치료제 신약이 뒤를 이을 것으로 전망돼 다행이다. 최근 30년 가까이 새로운 결핵치료제가 개발되지 못해 약물 저항성 결핵균이 더욱 강력해지고 있기 때문이다.

지난 2000년 7월 미국 케이스웨스턴리저브대학(Case Western Reserve University)과 클리블랜드대학병원(University Hospitals of Cleveland)의 과학자들은 결핵균이 인체면역계의 공격을 회피하는 메커니즘을 규명했다고 밝혔다. 요컨대 이 연구결과는 인체에 침입한 대부분의 각종 세균은 체내면역계에 의해 조각이 나서 MHC-II에 의해 식별되어 백혈구 세포에게 잡아먹히는 반면 결핵균은 MHC-II를 속여 인체의 면역시스템을 회피한다는 것이다.

MHC(major histocompatibility complex 주조직적합성복합체)는 인체가 정상적인 자기 몸이 아닌 것(이식한 장기, 타인의 혈액, 병원체, 암조직 등)을 분별해서 대항할 것인지 말 것인지를 좌우하는 일종의 신호단백질이다.

MHC는 3개 그룹으로 나뉜다. MHC-Ⅰ은 모든 유핵세포의 표면에 존재하다가 타인의 장기나 혈액이 들어오면 대응한다. 장기이식의 경우 장기기증자와 수혜자의 MHC-Ⅰ이 일치해야 성공률이 높다. MHC-Ⅱ는 대식세포, B세포, 일부 T세포의 표면에 존재해 있다가 항원(병원체, 이물질 등)이 출현하면 이를 적으로 인지하고 면역세포계에 공격명령을 내린다. MHC-Ⅲ는 면역반응을 촉진하는 보체(complement)의 활성에 관여한다.

현재 어린이들은 BCG 예방접종을 통해 결핵을 예방할 수 있지만 성인에게는 불가능한 상태다. 이 연구 결과는 성인에게 유용한 새로운 결핵 예방백신 개발 가능성을 높였다는 의미를 갖는다. 결핵균의 면역회피 과정에 관여하는 분자물질을 표적으로 삼아 이를 공격하는 효과적인 백신을 개발할 수 있을 것으로 보인다.

폐렴

폐렴은 국내에서 전체 입원환자의 4.45%, 국민건강보험 가입자중 입원비율이 높은 질환 순위로   2위를 차지하는 흔한 질환이다. 해마다 3000명 안팎이 폐렴으로 숨을 거두고 있다. 폐렴은 어린 아이에게만 위험하지 성인은 1~2주 치료하면 어렵사리 나을 것이라고 생각하기 쉽지만 실상은 그렇지 않다. 미국에서도 사회획득폐렴(병원 밖에서 걸리는 폐렴)과 독감의 사망은 전체 사망원인 중 6위를 차지하는 무서운 질환이다.

그런데도 폐렴이 심각한 질환으로 간주되지 않는 이유는 폐렴이 주로 합병증으로 나타나기 때문이다. 예를 들어 심장병이 있던 환자가 폐렴에 걸려 사망하면 원인은 심장병으로 집계되고   사망에 도화선이 됐던 폐렴은 묻히게 된다.

노인들에게 폐렴이 무서운 이유가 바로 여기에 있다. 면역력이 약해 폐렴구균에 취약한데다가 만성질환을 앓고 있기 때문에 더 위험하다. 쉽게 말해 장작에 불을 붙이는 부싯돌 역할을 하는 것이 바로 폐렴이다. 65세 이상으로 만성 심장질환, 만성 폐질환, 만성 간질환, 알코올중독, 당뇨병, 만성 신부전(특히 장기간 혈액투석시), 혈액암(백혈병) 등의 지병을 앓는 환자들은 폐렴이 겹쳐 중환자실로 옮겨진 후 갑작스럽게 사망할 위험이 높으므로 매우 주의해야 한다.

◎ 증상과 원인

　폐렴은 기침, 가래가 나고 몸이 춥고 떨리는데다 열이 나므로 몸살감기나 독감으로 오해하기 쉽다. 38.3℃이상의 고열, 녹색 빛이 돌거나 피가 섞여 나오는 가래, 가슴통증, 호흡곤란 증세까지 나타난다면 폐렴을 의심해 봐야 한다. 특히 호흡이 빨라지는지를 관찰해 볼 필요가 있다. 정상인은 보통 1분에 12~20회 숨을 쉬는데 호흡수가 1분에 25회 이상 빨리 쉬고 숨을 쉴 때마다 코를 벌름거리며 손톱, 입술이 파랗게 변하는 청색증이 나타나거나 의식을 잃게 되면 즉시 병원으로 가야 한다.

　폐렴은 폐에 염증이 생기는 병으로 호흡기질환 중에서도 비교적 심한 질환에 속한다. 여러 폐렴의 원인 중 절반 가량을 차지하는 가장 흔한 원인균은 폐렴구균(Streptococcus pneumoniae폐렴쌍구균)이다. 폐렴구균에 의한 감염은 겨울철, 환절기, 감기 뒤끝, 면역력이 떨어졌을 때 주로 생긴다. 정상적인 상태라면 폐렴구균이 코나 입에 머무르다가 기껏해야 목까지만 침범하지만 만성질환이나 지병이 있는 사람들은 염증이 폐까지 퍼지게 되는 것이다.

　다행히 폐렴구균은 백신으로 어느 정도 예방이 가능하며 예방접종시 사망률을 50~80% 줄일 수 있다. 하지만 때로는 독감바이러스가 폐에 침입해 폐에 염증을 일으키는 경우도 있으므로 구별하기 어렵다.

　이밖에 폐렴은 △포도상 구균(Staphylococcus pneumoniae), 그람음성 폐렴간균(Klebsiella pneumoniae), 헤모필루스 인플루엔자균(Hemophilus influenzae), 용혈성 연쇄상구균(β-hemolytic Streptococci), 레지오넬라균(Legionella pneumophila), 마이코플라스마(micopasma pneumoniae), 클라미디아(Chlamydia pneumoniae), 앵무새병(Chlamydia psittaci) △감기 등 주로 호흡기감염을 일으키는

인플루엔자바이러스A, B(influenzavirus A, B), RES바이러스 (respiratory syncytial virus), 파라인플루엔자바이러스 (parainfluenzavirus), 아데노바이러스(adenovirus), EB바이러스 (Epstein-Barr virus), 콕사키바이러스(coxsackie virus), 한타바이러스(hanta virus), 사이토메갈로바이러스(cytomegalo virus: CMV), 대상포진 바이러스(varicella zoster virus) △주폐포자충, 각종 진균, 특이성 분비물이나 액체 등에 의해 일어난다. 만성질환으로 인한 면역력 저하, 수술, 깊은 외상도 폐렴을 유발할 수 있다.

세균성 폐렴으로는 폐렴구균에 이어 폐렴간균, 헤모필루스 인플루엔자균, 포도상구균, 용혈성연쇄상구균 등에 의한 폐렴이 많다.

바이러스성 폐렴은 건강한 성인의 경우 인플루엔자바이러스A와 B에 의한 게 많다. 유·소아와 노인에서는 RES바이러스, 인플루엔자바이러스A와 B, 파라인플루엔자바이러스에 의한 것이 가장 흔하다. 면역력이 떨어진 환자에서는 CMV나 대상포진 바이러스에 의한 폐렴이 발생하기도 한다.

폐렴구균, 폐렴간균, 헤모필루스 인플루엔자균에 의한 폐렴을 일반인이 가장 쉽게 구별할 수 있는 특징적 증상은 가슴통증이다. 폐에 염증이 생기면 폐의 공기주머니에 영향을 미쳐 폐의 가장 작은 공기주머니인 폐포의 산소-이산화탄소간 교환을 방해하기 때문에 숨쉬기 어렵고 가슴에 심한 통증을 느끼게 된다. 가래에 피가 섞여 나오는 경우에는 병원에서 흉부 X선 검사와 혈액검사를 받아보면 확실하게 알 수 있다. X선 사진으로 볼 때 폐렴이 발생한 갈비뼈 아래 부위는 매우 하얗게 나온다.

◎ 치료

폐렴이라도 원인 세균이나 바이러스에 따라 치료기간, 써야 할 항생제의 종류, 합병증 등이 다르기 때문에 정밀치료를 위해서는 혈액을 통해 원인균을 판별하는 게 중요하다. 예후가 좋아 2~3주내에 치료될 수 있으나 심하면 2~3개월까지 끄는 폐렴도 있고 치료가 극히 어려운 경우도 있다.

폐렴치료를 위해 항생제를 투여한다. 페니실린에 감수성을 보이는 균주에 한해 페니실린G[penicillin G: benzyl penicillin 페니실린G에 벤자친(benzathine)이라는 화합물을 결합시키면 근육주사시 장기간 약효를 발휘하는 지속성 제제가 됨. 한올제약 마이신주, 근화제약 벤자실린정] 또는 페니실린V(penicillin V: phenoxymethyl penicillin)가 선택된다. 합병증을 동반하지 않은 폐렴구균성 폐렴은 수용성 페니실린G를 정맥주사한다. 폐렴구균의 25%가 페니실린에 저항성을 보이며 페니실린에 중등도 또는 고도 내성을 보이는 균주는 나라마다 달라 15~30%에 이른다.

대부분의 내성균주는 고농도의 페니실린이나 세포탁심(cefotaxime 국제약품 세포탁심나트륨주), 세프트리악손(ceftriaxone 근화제약 세프트리악손나트륨주) 등 3세대 세팔로스포린계 항생제로 치료한다. 페니실린에 저항성을 보이는 균주는 차세대 퀴놀론계 항균제인 레보플록사신(levofloxacin 일동제약 레보펙신정·주), 스파플록사신(sparfloxacin 삼아약품 스파라정), 시프로플록사신(ciprofloxacin 바이엘코리아 씨프로바이정, 일동제약 싸이신정), 트로바플록사신(trovafloxacin) 등이 대체치료제로 선택된다. 반코마이신(vancomycin 한국애보트 반코마이신주)은 어떤 종류의 균주에 상관없이 일정한 항균력을 보이는 치료제로 애용된다.

이밖에 에리스로마이신(erythromycin 보령제약 에릭캅셀, 수도약품 에리진캅셀), 클린다마이신(clindamycin 동신제약 크레오신주) 등이 대체치료제로 선택될 수 있다.

세균성 뇌수막염[폐렴구균, 수막구균(Neisseria meningitidis), 헤모필루스인플루엔자균 등에 의한 수막염]이 의심될 때에는 페니실린에 대한 감수성 결과가 나올 때까지 세포탁심, 세포트리악손, 반코마이신 가운데 하나를 정맥주사한다. 또는 리팜핀을 추가로 경구투여할 수 있으며 농흉(膿胸 lung abcess 폐에 고름이 참)이 있을 경우에는 적절한 배농(排膿 고름배출)과 항생제 정맥투여를 시행해야 한다.

바이러스성 폐렴에는 아시클로버(aciclovir 동아제약 조비락스정·주)나 간시클로버(ganciclovir 한국로슈 싸이메빈주) 같은 항바이러스제나 바이러스를 항원으로 여기고 공격하는 면역글로불린(human immunoglobulin 녹십자 감마글로불린주, 고려제약 펜타글로빈주)을 정맥주사한다.

가슴의 통증은 주로 늑막염에 의해 일어나며 진통효과가 강한 비스테로이드성항염제(NSAIDs)를 사용해 증상을 완화할 수 있다. 고열과 두통이 심한 경우 열을 떨어뜨리고 증상을 완화시키기 위해 해열진통제가 처방될 수 있다. 일반적으로 폐렴 환자는 가래를 잘 뱉는 것이 중요하므로 기침을 해도 가래가 잘 나오면 기침억제제(진해제)를 가능한 사용하지 않는다.

◎ 예방

가장 심각하고 흔한 폐렴의 원인은 폐렴구균으로 이 세균에 의한 감염을 예방하려면 폐렴백신을 맞는 게 가장 효과적이다. 폐렴예방 접종이 권장되는 사람들은 독감예방주사 접종대상과 거의 유사하다. 65세 이상의 노인이거나, 만성 심장질환·폐질환·간질환·신부전·당뇨병·혈액암(백혈병)·에이즈·암 등으로 장기간 투병생활하여 면역력이 현저히 저하된 환자, 장기간 혈액투석환자, 알코올중독자, 장기이식 수술을 받은 환자 등이 필수적인 백신접종 권고대상이다.

폐렴백신의 예방효과는 56~81% 수준이다. 65세 이상 노인에게 폐렴, 뇌막염, 균혈증과 같은 폐렴구균으로 인한 질환을 예방하는 효과는 평균 75% 이상이다.

한번 예방접종을 하면 5~10년까지 폐렴균에 대한 면역이 유지된다. 성인의 경우 보통 1회 접종 후 상황에 따라 추가 접종하면 된다. 면역력이 현저히 저하된 사람은 5년에 한번씩 추가 접종이 권장된다. 계절이나 시간과 상관없이 환자가 편한 때에 언제든지 접종할 수 있고 독감백신 등 다른 백신과 함께 접종해도 상관없다. 40~50대를 넘긴 성인에게 필요한 3대 예방접종이 있다면 독감, 간염, 폐렴 백신이다. 이 중에 가장 생소한 게 폐렴백신이지만 독감백신과 마찬가지로 면역력이 취약한 환자라면 필수적으로 접종하는 게 권장된다.

폐렴 예방을 위한 생활수칙

폐렴을 예방하기 위해서는 평소 충분한 수면, 규칙적 운동을 하고 과로, 과음, 흡연 등을 피해 저항력을 높여주는 것이 관건이다. 건강한 사람의 경우 폐렴에 걸려도 치료를 잘 받으면 큰 탈 없이 나을 수 있다. 다음과 같은 생활수칙을 지키는 게 폐렴예방에 도움이 된다.
1. 독감이 유행할 때 노인이나 만성질환자는 가급적 사람이 많은 곳에 가지 않는다.

2. 귀가 후엔 손을 깨끗이 씻고 환절기에는 호흡기질환에 걸리지 않도록 주의한다. 감기는 만병의 근원. 특히 노인과 만성질환자는 환절기에 감기, 독감에 걸리지 않도록 노력한다.

3. 50세 이후 예방적 차원에서 폐렴예방주사를 맞는다. 특히 65세 이상 고령자, 만성질환자는 필수적이다.

4. 담배를 삼간다. 실내공기가 건조하거나 담배를 피우면 가래를 밀어 올리고 병원균을 걸러내는 기관지 섬모의 기능이 떨어져 호흡기질환에 걸리기 쉽다.

5. 절주한다. 음주는 폐 감염질환을 막는 중요한 방어벽을 망가뜨리고 폐로 유해물질이 더 많이 흡인되게 만든다.

6. 에어컨과 가습기에 기생하는 세균에 의한 공기전염(냉방병, 레지오넬라감염 등)이 폐렴의 원인이 될 수 있으므로 에어컨과 가습기를 청결하게 관리한다.

7. 기관지가 약하거나 폐렴, 천식이 있다면 에어컨, 선풍기 바람을 직접 쐬지 않는 것이 좋다.

8. 실내습도를 40~50%가 되도록 조절한다. 실내엔 가습기, 실내분수, 어항, 화분 등을 놓거나 수건을 널어 적정 습도를 유지한다.

9. 기도점막이 촉촉해야 나쁜 물질을 걸러낼 수 있다. 실내외 온도차는 5℃가 넘지 않도록 하고 자주 환기시킨다. 미지근한 물을 자주 마셔 주는 것도 한 방법이다.

10. 평소 면역력을 강화한다. 하루 세끼를 꼬박 챙겨먹는다. 흰쌀밥보다는 현미나 보리를 섞은 잡곡밥이 좋다. 현미는 흰쌀에 비해 단백질, 지방질, 섬유질이 많이 들어있으며 칼슘과 비타민 B군(B_1, B_2, B_6)도 2배 이상 함유돼 있다.

흡연중독증(금연보조제)

◎ 흡연의 역학적 통계

우리나라 성인남성의 흡연율은 2005년 52.3%를 기록했다. 한국 성인 남녀의 흡연율은 1980년 79.3%, 12.6%에서 1990년 각각 64.9%, 4.0%로 낮아지고 있다. 그러나 미국 성인남성의 흡연율 27.6%, 영국 29.0%와 비교하면 여전히 높은 수준이다. 이에 따라 정부는 2006년 4월 2015년까지 15%로 낮춘다는 금연정책을 발표했다.

청소년의 높은 흡연율은 더욱 심각한 상황이다. 남자 고등학생은 1997년 35.3%를 정점으로 2000년 27.6%, 2003년 22.1%, 2004년 15.9%에 이어 2005년에는 15.7%로 낮아졌고 여자 고등학생도 2005년 흡연율이 6.5%로 전년 대비 1.0% 포인트 감소했으나 우려는 여전히 크다.

남자 중학생은 2000년 7.4%에 이르던 흡연율이 2004년 2.4%까지 감소했으나 2005년 4.2%로 다시 증가했고 여자 중학생의 흡연율도 2004년 1.7%에서 2005년에는 2배 증가한 3.3%로 나타났다. 평생 흡연자의 90%가 25세 이전에 결정된다고 볼 때 청소년의 높은 흡연은 사회적 병리현상으로서 시급히 개선돼야 할 일이다.

◎ 담배 연기에 든 유해물질

담배연기에는 총 4000여종의 화학물질이 섞여있다.

국제암연구소(IARC)가 분류한 발암물질 가운데 담배에 들어있는 것은 무려 69종에 달한다. 강력한 발암물질인 벤조피렌 및 디메틸니트로사민, 발암물질이자 소독제인 페놀, 휘발성 유기용제인 벤젠, 살충제 겸 제초제인 니코틴, 사형 가스인 청산가스, 로켓연료인 메탄올, 좀약 성분인 나프탈렌, 살충제인 DDT, 방사선 물질인 폴로늄210, 산업용 용제인 우레탄, 라이터 원료인 부탄, 아스팔트 원료인 타르, 페인트 제거제인 아세톤, 간과 호흡기에 독성을 일으키는 포름알데히드, 호흡기를 자극하는 암모니아, 연탄가스 중독의 원인인 일산화탄소, 방부제인 나프틸아민, PVC원료인 비닐클로라이드, 중금속인 니켈·나트륨·크롬, 사약(賜藥) 성분인 비소 등이다. 이 중 확실한 발암물질로 증명된 것은 나프틸아민, 벤젠, 비닐클로라이드, 니켈, 크롬, 카드뮴, 비소, 페놀 등이다.

담배연기의 3대 독소를 꼽는다면 타르, 일산화탄소, 니코틴일 것이다.

타르는 담뱃진이다. 담배가 약 880℃로 연소될 때 작은 입자물질(미립자)이 되어 연기 속에 존재한다. 다양한 물질이 미립자 형태로 농축된 흑갈색의 진한 액체로 담배의 독특한 맛을 이룬다. 43종의 발암성 물질을 포함하고 있으며 매우 적은 양으로도 작은 동물이나 곤충을 죽일 수 있는 맹독성을 띤다.

일산화탄소는 연탄가스중독의 주원인으로 적혈구에 있는 헤모글로빈과 결합하여 적혈구가 산소를 운반하는 기능을 차단한다. 이에 따라 혈액의 산소운반능력이 떨어져 세포와 조직에서 만성 저산소증 현상이 일어난다. 일산화탄소는 또 동맥경화와 세포노화를 촉진한다. 담배가 탈 때 일산화탄소는 최고 45000ppm 함유돼 있다. 대기오염이 많이 되어도 일산화탄소 농도는 50ppm 이하이므로 흡연은 고농도의 일산화탄소를 흡입하는 자해행위나 다름없다.

니코틴은 말초혈관을 수축시키고 혈압과 심장박동수를 높이며 혈중 콜레스테롤을 증가시켜 동맥경화를 유발 또는 악화시킨다. 위·십이지장 궤양을 유발하기도 한다. 담배 한 개비에는 약 0.5~1.0mg의 니코틴이 함유돼 있으므로 100% 흡수된다고 가정하면 통상 10~40개비를 피는 사람은 하루 5~40mg의 니코틴을 흡수하는 셈이 된다. 50~60mg이면 사람을 죽이는 맹독성을 띤다. 금연시 흡연량을 하루 30개비에서 5개비로 6분의 1정도로 줄이면 폐 상태가 좋아져 니코틴의 흡수율은 오히려 3배 증가하기 때문에 실제 담배로 인한 악영향은 절반 정도 감소하는 것과 비슷하다. 많은 연구결과 5~15개비 수준으로 줄이는 것은 금연으로 인한 효과를 거의 볼 수 없다고 한다. 하루 5개비 이하로 줄여야 한다는 뜻이다. 한번 흡입된 일산화탄소와 니코틴은 90%, 타르는 70% 정도가 인체에 잔류하여 독성을 띠게 된다.

◎ 담배가 건강에 미치는 해악

담배는 1492년 콜럼버스가 신대륙에서 들여올 때부터 흉한 흡연 모습, 고약한 냄새, 불결함으로 인해 성직자 등으로부터 숱한 비난을 들어야 했다. 미국 정부는 1960년에 담뱃갑에 건강에 관한 경고문을 부착하도록 하였고 1971년에는 방송매체에서 담배광고를 금지시켰으며 1983년에는 담배에 대한 연방정부세를 2배로 인상하였다. 1996년에는 담배의 주요성분인 니코틴을 '중독성 약물'로 규정하고 미국 식품의약국(FDA)이 관리할 수 있도록 규정한 법안을 통과시켜 규제에 나서게 됐다.

흡연으로 인한 사망은 매년 국내 3만여명, 세계적으로는 300만여명에 달하고 있다. 흡연 남자의 사망률은 비흡연자에 비해서 70% 정도 더 증가하며 여자도 비슷한 추세를 보인다. 흡연의 정도 및 기간과 사망률의 증가는 비례관계가 있다. 사망률의 증가추세는 연령에 관계없이 일정하다. 흡연과 암 발생의 관계를 보면 흡연자는 비흡연자의 2배, 심한 흡연자는 4배의 암 사망률을 보이고 있다. 전체적으로 모든 암에 의한 사망의 30%는 담배에서 비롯되며 의학발전에도 불구하고 암 환자가 증가하는 원인이 된다.

담배에 포함된 발암물질은 세포내 핵산(DNA)의 변이를 일으켜서 암세포로 바꾸고 암세포의 증식을 촉진한다. 따라서 담배연기에 직접 노출되는 구강, 성대, 기관지, 폐에 암이 발생하기 쉬움은 물론이고 발암물질이 흡수되어 대사되고 배출되는 과정에서 방광, 신장 등 담배의 흡입과 관계없는 장기에도 암이 생기게 된다.

연구자에 따라 다를 수 있으나 일반적으로 구강암, 설암, 식도암, 기관지암, 폐암의 경우에는 흡연이 원인의 90%를 차지한다. 흡연자는 비흡연자에 비해 폐암에 걸릴 확률이 25배 이상 높으며 흡연을 시작한 나이가 어릴수록 발병률이 높다. 담배연기가 직접 닿지 않는 기관에 생기는 자궁암, 췌장암, 방광암, 신장암, 위암, 혈액암 등의 위험은 흡연으로 인해 1.5~3.0배 증가한다. 흡연은 암 이외에도 고혈압, 고지혈증, 동맥경화, 뇌졸중, 심근경색, 협심증의 위험도를 3~4배 증가시킨다. 해소, 천식, 난치성 위궤양, 십이지장궤양, 잇몸질환 등 만성질환을 유발한다.

이밖에 흡연은 면역기능의 조화를 깨뜨리고 성기능장애, 발기부전, 불임, 조기폐경, 선천성 기형아 출산 등을 유발한다. 미국 매사추세츠 종합병원의 연구에 따르면 담배에서 발생하는 다환방향성탄화수소물질(polycyclic aromatic hydrocarbons: PAH)이 난소세포의 AHR 수용체에 결합해 세포핵내 BAX유전자를 발현시켜 세포의 괴사를 유도하므로 흡연이 폐경을 앞당길 수 있는 위험이 있는 것으로 밝혀졌다. 벤조피렌(benzopyrene) 성분은 남녀 생식세포에 돌연변이를 일으켜 선천성 기형을 유발할 수 있다.

■ 흡연자와 비흡연자의 발병 위험도 비교(자료: 서울대병원)

질 병 명	흡연자의 발병 위험도
치명적 심근 경색증	1.7배
허혈성 심장질환	3배
허혈성 하지질환	4배
대동맥류 사망률	6배
폐암(하루 1갑)	22배
폐암(하루 2갑)	11.2배
폐암(15세 이전 흡연)	18.7배
뇌내 지주막하출혈	10배
뇌졸중	4배
후두암	40배
위·십이지장궤양	2배
조산(하루 10개비)	2배
조산(하루 20개비)	2.5배
자궁경부암	2.5배
불임	3~4배
성기능장애	6배
구강암	2.4배

10대부터 흡연하면 2명 중 1명이, 30대부터 흡연하면 3명 중 1명이 흡연 관련 질환으로 사망하게 된다. 흡연을 일찍 시작할수록 호흡기조직의 병리적 변화와 유전자 이상이 초래될 확률이 높기 때문이다.

임산부가 흡연하면 자연유산할 위험이 2배 이상 증가하며 300g 이하의 저체중아를 출산할 확률이 높아진다. 또 출산 후 아기는 만성 저산소증의 영향으로 뇌기능저하, 정신·행동장애, 선천성 기형의 위험이 2배 이상 증가한다.

동시에 담배는 음주, 다른 유해물질 등과 함께 질병을 상승적으로 유발한다. 음주의 경우 식도암, 구강암, 성대암(인·후두암)의 발병빈도를 높인다. 또 석면이나 유기화학물질을 취급하는 흡연자는 암 발생이 훨씬 증가하게 된다.

담배연기의 해악이 이렇듯 심각한데도 건강증진을 위해 운동한다는 사람이 금연하지 않는다면 이치에 닿지 않는 얘기다. 또 대기와 수질 등 환경오염을 탓하기 전에 스스로 '독가스'를 마시는 흡연 행위를 반성해야 한다.

◎ 간접흡연의 피해

간접흡연은 수동흡연이라고도 한다. 남이 피우는 담배연기를 간접적으로 또는 수동적으로 흡입함으로써 담배를 피우는 것과 같은 피해를 입는 것을 말한다.

비흡연자는 가족, 직장동료가 담배를 피우거나 공중장소에 갔을 때 간접흡연을 하게 된다. 정도에 따라 다르지만 간접흡연만으로도 직접흡연 못지않게 각종 질병의 발생 및 사망위험도가 증가하며 생명이 단축되는 피해를 입게 된다.

담배연기는 주류연과 부류연으로 나뉜다. 주류연은 담배를 피우는 사람이 연기를 흡입했다가 다시 내뿜을 때 나오는 연기를 말하고 부류연은 불이 붙고 있는 담배 끝에서 나오는 생연기와 흡연자가 담배를 물고 있을 때에 입속에서 담배 주위로 새어나오는 연기를 말한다. 주류연은 담배연기가 흡입과정에서 담배속과 필터를 지나 흡연자의 폐에 들어가서 나쁜 화합물을 많이 내려놓고 배출되는 연기인데 반해 부류연은 담배가 가지고 있는 모든 유해물질들이 그대로 들어 있어 대단히 해롭다. 따라서 미국의 환경보호청(EPA)은 1992년 부류연을 A급 발암물질로 분류하였다.

직장에서 흡연자와 같이 근무하는 비흡연자의 69%는 담배연기로 눈이 따갑고 불편하다고 호소하며 32%는 두통, 25%는 기침으로 고통받고 있다.

부모가 담배를 피우는 경우 유아는 여러 장기, 특히 폐의 발육에 영향을 받게 되고 호흡기질환의 발병빈도가 증가한다. 소아는 폐기능이 감소되고 기침을 많이 하며 소아천식의 발병이 늘어난다. 특히 소아천식 환자는 기도과민성이 커져 증세가 더욱 악화된다. 이같은 연구결과를 토대로 미국에서는 초등학교에서 금연교육을 실시해 학생으로 하여금 부모의 금연을 종용하도록 교육하고 있다.

간접흡연이 성인에 미치는 영향을 보면 흡연자의 배우자는 심장마비로 사망할 위험성이 30% 이상 증가하고 폐암의 위험성은 급격히 증가하여 20~100% 증가한다. 비흡연자 폐암의 17%는 소아기에 부모의 흡연에 노출된 경우에 발생하는 것으로 추산된다.

◎ 담배 왜 끊기 어려운가

담배 끊기가 어려운 것은 니코틴(nicotine)중독에 의한 금단증상 때문이다. 니코틴은 마약성 물질이라고 해도 과언이 아니다. 세계보건기구(WHO)는 마약을 "약물 사용에 대한 욕구가 강제적일 정도로 강하고 사용약물의 양이 증가하는 경향이 있으며 금단현상 등이 나타나고 개인에 한정되지 않고 사회에도 해를 끼치는 약물"로 규정하고 있다.

여러 연구에 따르면 니코틴중독은 알코올중독보다 헤어나기 어렵고 니코틴의 금단증상은 마약인 헤로인과 비교해도 결코 약하지 않은 것으로 나타나고 있다.

1828년 파싯(Posset)와 레이먼(Reiman) 등이 담배의 약리작용을 나타내는 주성분을 분리하여 니코틴이라 명명하였다. 니코틴은 액체 알칼로이드(질소를 함유한 활성유기물질)로서 수용성과 지용성이 모두 우수하다. 생체 내에서 31%가 이온화되지 않아 점막을 쉽게 통과하나 산성이라서 구강점막으로 흡수되는 양이 적다. 흡연으로 발생한 기체상태의 니코틴은 폐로 흡입되어 빠르게 19초 이내에 뇌에 도달하며 동맥, 체액, 근육으로 확산된다. 이후 전신으로 니코틴이 분배되면서 20~30분에 걸쳐 서서히 감소한다. 이에 반해 니코틴껌에서 우러나오는 니코틴은 구강점막을 통해 일부 흡수되고 위장에서 상당량 흡수된 후 간에서 대사돼 약30%가 생리적인 작용을 한다.

니코틴은 니코틴수용체에 작용하여 아세틸콜린, 노르에피네프린, 도파민, 세로토닌 같은 신경전달물질이 분비되도록 유도한다. 대체로 소량에서는 흥분, 다량에서는 억제 및 마비 증상을 일으키는 경향을 띤다. 니코틴이 반복적으로 흡수되면 뇌에서 니코틴수용체가 늘어나 내성이 생긴다. 즉 갈수록 더 많은 니코틴이 들어가야 니코틴의 다양한 약리효과와 각성효과를 느끼게 된다.

노르에피네프린, 에피네프린은 교감신경계를 흥분시켜 혈압, 심장박동수, 심장박출량을 증가시키고 말초혈관을 수축시키며 주의력과 각성상태를 고양한다. 니코틴은 소량일 경우 중추신경을 자극하고 모세혈관을 수축시켜 혈압과 심장박동을 증진시킨다. 그러나 양이 증가하면 혈류가 감소하는 경향을 띤다.

행복감, 성욕, 본능, 수면, 기억에 관여하는 도파민은 기억력과 행복감을 증진시킨다. 식욕을 떨어뜨려 체중을 감소시키는 효과도 있다.

세로토닌 및 베타-엔돌핀은 유쾌한 감정을 증진시키고 불안과 긴장을 줄여준다.

아세틸콜린은 기억력을 증진시키고 과제수행능력을 향상시킨다. 이 때문에 담배는 생각이 잘 나게 하며 집중력을 높이고 창조성이 발휘되게 만든다. 그러나 이런 효과는 일시적이며 같은 효과를 맛보기 위해서는 내성 때문에 흡연량이 계속 증가되어야 한다. 흡연량이 늘면 뇌기능은 오히려 감퇴되고 인체전반에 더 많은 해를 끼치게 된다.

니코틴은 부신피질자극호르몬(adrenocorticotropic hormone: ACTH)을 자극해 코티솔(cortisol)의 유리를 촉진한다. 이를 통해 항(抗)스트레스 효과가 나타나 흡연은 일시적으로 스트레스를 이기게 해 준다. 그러나 코티솔의 지속적인 과잉 분비는 위궤양, 골다공증 등을 유발하는 등 몸을 상하게 한다. 니코틴은 소량일 경우 소화를 촉진하나 양이 증가하면 위장 운동이 떨어진다.

니코틴은 대부분의 근육을 이완시켜 노곤하게 만든다. 진전(무의식적 사지근육 떨림)과 피부온도저하를 초래하며 공격성을 감퇴시킨다. 이밖에 단것에 대한 식욕을 감소시키고 안정상태이든 운동할 때든 에너지 소모를 확대시켜 체중을 2.5~3.5kg 줄이는 효과가 있다. 담배를 처음 피우거나 또는 너무 많이 피웠을 때 가벼운 구역질, 구토증, 현기증, 두통이 나타난다. 니코틴이 일종의 마비를 유발하기 때문이다. 양이 매우 많을 경우에는 신경이 둔감해지고 마비상태가 된다.

담배의 심리적 효과가 큰 만큼 그에 비례해 습관성을 띠는 해악을 안고 있다. 일단 담배 맛을 알게 되면 흡연 후 정신적 안정감과 긴장감의 해소를 느끼게 된다. 스트레스가 가해지는 상황에 흡연을 하게 되면 훨씬 효과적이고 수월하게 일을 처리할 수 있게 되어 복잡한 정신적 업무를 수행하게 될 때는 자신도 모르게 담배를 습관적으로 피워 물게 된다.

이처럼 흡연자가 자기도 모르게 니코틴에 중독되면 금연시 여러 가지 금단증상이 나타난다. 금연을 하게 되면 니코틴에 의해 비정상적으로 높아져 있던 대사율이 정상화되면서 정신이 멍해지고 피곤함을 느끼게 된다. 심하면 안절부절 못하고 신경과민, 좌절, 분노, 불안, 초조, 긴장, 흥분, 격분, 수면장애, 우울증 등 마약의 금단증상과 유사한 증상들이 나타난다. 이런 금단 증상은 금연 후 수 시간 이내에 나타나며 1~2일에 최고조에 달하며 2주가 지나면 서서히 안정된다. 이후에도 금단증상은 약하게나마 4~6주 더 지속된다.

금연하면 모든 신체부위의 혈관이 확장되면서 혈액유입량과 산소량이 증가되어 일시적으로 두통, 현기증, 손발저림, 불규칙한 배변 현상을 경험하게 된다. 갈증, 공복감을 자주 느끼고 호흡기에서 노폐물을 긁어올리는 섬모의 기능이 회복되면서 헛기침이 나기도 한다. 체중이 불어날 수 있다.

◎ 금연실천법

금연 전에 준비할 사항과 금단증상 대처법

금연을 위해서는 다음과 같은 마음가짐이 필요하다.
1. 금연을 강렬히 원하며 이를 위해 노력한다는 강한 자기암시를 건다.
2. 흡연일지를 적고 어떤 경우에 흡연하게 되는지 스스로 분석해 회피하도록 노력한다. 운동, 사회활동, 여행, 음악 감상, 식도락 등 스트레스를 이겨낼 묘안을 찾는다.
3. 금연 개시일은 특별한 모임이 있거나 스트레스가 심하게 생기는 시점을 피하고 여유있는 날로 정한다. 생일이나 결혼기념일 등 의미있

는 날로 정하면 더욱 좋다.

4. 일단 금연에 들어가면 담뱃갑, 재떨이, 라이터 등을 치운다.

5. 평소 신뢰하거나 존경하는 사람에게 금연 사실을 알리고 도움을 청해 자신에게 책임감을 지운다.

6. 금연에 어느 정도 성공했더라도 담배를 끊었다고 속단하지 않는다.

7. 금단증상 소멸에 따른 신체변화를 예의주시하고 기뻐한다.

8. 다른 흡연자의 흡연을 적극 만류하는 입장을 띠는 것도 좋다.

　금단증상을 극복하기 위한 구체적 방법은 다음과 같다.

1. 하루에 10번 이상 심호흡을 한다.

2. 냉수를 하루에 8~10컵 마신다.

3. 따뜻한 물로 하루에 2~3회 목욕하고 마지막에는 찬물로 샤워한다.

4. 기름기를 피하고 섬유질이 풍부한 음식으로 가볍게 식사한다.

5. 현미밥, 과일, 무가당 주스 등을 섭취하고 간식하지 않는다.

6. 하루에 3번씩 30분 정도 주위의 녹지대를 활발하게 걷는다.

7. 술, 카페인 음료, 초콜릿, 콜라 등의 음식을 삼간다. 자극성 음료는 담배에 대한 의존성을 극복하는데 장애가 되며 금연의지를 약화시킨다.

8. TV시청과 평소 즐겨 앉았던 편안한 의자를 피한다.

9. 고무줄을 손목에 차고 담배를 피우고 싶을 때마다 한번씩 튕긴다. 담배와 라이터를 대신해 손장난을 할 수 있는 소품을 마련한다.

10. 긴장, 불면증이 올 때엔 명상을 한다.

11. 피로가 심하면 짧은 잠을 자둔다.

12. 퇴근 후나 주말에는 극장, 공연장 등 담배 피울 수 없는 곳에 간다.

13. 니코틴패취, 은단, 껌 등으로 흡연 욕망을 누그러뜨릴 수 있으나 금단증상을 이겨낼 수는 없음을 명심한다.

■ 니코틴 금단증상별 완화법

증 상	완 화 법
갈증, 목 · 잇몸 · 혀의 통증	얼음물 혹은 과일주스를 한 모금 마시거나 껌을 씹는다
두통	따뜻한 물로 목욕이나 샤워한다. 긴장 풀고 명상 시도
불면증	오후 6시 이후에는 카페인이 함유된 커피, 홍차, 청량음료를 마시지 않는다. 긴장을 풀고 명상을 시도해 본다
불규칙한 배변	생야채, 과일, 도정하지 않은 곡류 등 섬유소가 많은 음식을 섭취한다. 매일 물 6~8잔을 마신다
피로감	잠깐 잠을 잔다. 금단증상이 있는 동안 무리하지 않는다. 약 2주에 걸쳐 몸이 자체 회복될 때까지 과로를 피한다
공복감	물을 마시거나 저지방, 저열량의 음료수나 스낵을 먹는다
긴장, 신경과민	산책하거나 뜨거운 물로 목욕한다. 긴장 풀고 명상법을 시도
헛기침, 마른기침	따뜻한 녹차나 허브차를 한 모금 마신다. 기침을 가라앉히는 드롭스나 무설탕 사탕을 뺀다. 필요하면 진해제 복용

금연을 위한 일반적 방법론

금연에 성공한 사람을 일컬어 '독하고 매정한 사람'이라고 시샘반, 부러움반으로 바라보게 된다. 각종 의료기관에서 운영하는 금연클리닉이나 금연교실에서 시행하는 금연방법은 다음과 같다.

단번에 끊기(단연법)

가장 불편하면서도 가장 널리 쓰이고 있는 방법. 평소대로 담배를 피우다가 생일, 결혼기념일, 금연의 날과 같은 특별한 날을 정해 금연개시일로 삼아 담배를 뚝 끊는다. 이 방법으로 1년간 금연을 유지하는 사람은 10명 중 1명도 되지 않아 성공률이 좋은 편은 아니다. 하지만 니코틴 대체요법이나 전문가상담 및 집단교육 등을 병행한다면 금연성공률을 훨씬 높일 수 있다. 이럴 경우 6~8주 후에는 4명 중 3명, 1년 후엔 4명

중 1명이 금연을 유지한다고 한다. 니코틴의존에 의한 금단증상이 심하지 않고 니코틴의존도가 낮으면서 하루 10개비 미만의 담배를 피우는 경우에 시도해 볼 수 있다.

이 방법은 흡연자가 바로 금연을 결심하여 금연 시작을 나중으로 미루지 않게 하는 게 장점이다. 담배 끊는데 이상적인 날은 없으며 빠르면 빠를수록 좋다. 단점은 자신의 흡연 패턴을 제대로 파악하지 못한 채 미리 준비하지 않고 의지만을 갖고 시행함으로써 실패할 확률이 높다는 것이다. 갑자기 담배를 끊었을 때 나타날 수 있는 금단 증상에 대해 심층적으로 대비하여야 한다.

한국금연운동협의회 자료에 따르면 기습적으로 담배를 끊는 사람의 금연성공률이 그렇지 않은 사람보다 훨씬 높은 것으로 나타났다. 반면 피우는 담배의 개비수를 조금씩 줄이거나 저니코틴 담배로 바꿔가며 사탕, 껌, 은단 등으로 흡연욕구를 대신하는 사람은 대부분 성공하지 못한 것으로 드러났다. 한편 미국 듀크대 교수인 웨릭 에스트먼 박사는 미국 의학협회의 내과전문지에 "금연을 결심한 첫날 하루를 못 넘긴 사람이 앞으로 금연에 성공할 확률은 2%에 불과하다"고 발표한 바 있다. 반면 "첫날 담배를 참을 수 있으면 금연성공률이 그렇지 않은 경우보다 10배나 높다"고 밝혔다.

담배상표 바꾸기

2~3주에 걸쳐 평소 피우던 담배보다 니코틴함량이 적은 다른 담배로 바꿔 피우다가 결심한 날에 완전히 금연하는 방법이다. 줄어드는 니코틴 농도에 신체가 적응하게 되므로 금연 후 금단증상을 줄일 수 있다. 이 방법을 사용하려면 미리 계획을 세워 기록해 두는 것이 중요하다. 니코틴 양이 줄어들면 더 피우려는 경향이 있기 때문이다.

즉 니코틴 고함량 담배를 피우고 있다면 중간함량 담배로 바꿔서 1주간 피운다. 그 뒤에 저함량 담배를 1주간 피우고 금연을 시작한다. 니코틴 중간함량 담배를 피운다면 저함량 담배로 바꿔서 1주간 피운 후에 금연을 시작한다. 이미 저함량 담배를 피운다면 바로 담배를 끊거나 담배 개비 수를 줄이는 방법을 사용한다.

중요한 것은 어떤 담배에서 다른 담배로 바뀔 때 이전 담배상표와 완전히 결별하는 것이다. 피우던 담배가 남아 있다면 모두 버려야 한다. 그리고 평소보다 더 깊게, 더 자주 빨아들이거나, 끝까지 피우면 안 된다. 무엇보다 중요한 것은 이전 담배 개비 수보다 많이 피워서는 절대 안 된다는 것이다.

이 방법은 니코틴 고함량 담배를 피우는 중증 흡연자가 수주에 걸쳐 실시할 경우 큰 도움을 받을 수 있다는 것이다.

문제는 니코틴 함량이 저니코틴 담배와 고니코틴 담배와 실제로 큰 차이가 없다는 것이다. 담배 회사가 표기한 니코틴 함량은 흡연자가 실제 흡연하는 방식으로 측정된 것이 아니기 때문에 실제보다 다소 적은 양으로 기재돼 있다. 저니코틴 담배라도 깊게 흡입한다면 니코틴 함량이 고니코틴 담배와 맞먹게 된다.

담배개비 수 줄이기(감연법)

하루에 몇 개비씩 흡연량을 줄여나가는 것이다. 하루에 △21~30개비를 피운다면 매일 5개비씩 △11~20개비라면 매일 3개비씩 △10개비 미만이라면 1개비씩 줄여나간다. 하루 흡연량이 5개비로 줄면 다음날부터 단번에 금연한다. 이 방법은 금연에 대한 자신감을 갖게 해주고 자신의 흡연습관을 보다 잘 알 수 있게 해준다. 단점은 정한 양보다 더 흡연하고 싶은 충동이 생겼을 때 감당하기 어렵다는 것이다. 어떤 사람은 담배를 줄여 피웠을 때 되도록 많은 담배연기를 흡입하기 위해 더 세게 빨거나 더 오랫동안 숨을 참는다. 흡연 충동을 누르기 위한 전략이 필요하며 이런 유혹을 견딜 수 없다면 단번에 끊는 방법이 더 적당하다.

흡연시간 늦추기

첫 번째 담배를 피우는 시간을 매일 2시간씩 늦춰 나가 1주일 정도 지나 금연에 들어간다. 금연에 대한 자신감을 키워주고 자신의 흡연습관에 대한 통찰력을 키워준다. 많은 양의 물을 마신다거나 흡연을 대신할 행동방향을 미리 마련해야 한다. 상당한 의지력이 필요한 것이 가장 큰 흠이다. 의지가 강하지 않다면 다른 방법을 모색해야 한다.

흡연간격 늘리기

금연 시작 첫 주에는 1시간에 1개비씩, 둘째 주에는 2시간에 1개비씩, 셋째 주에는 3시간에 1개비씩으로 흡연량을 줄이는 것이다. 이 방법은 TV시청, 식사 직후와 같이 흡연하고 싶은 욕구가 강해지는 상황에서도 꿋꿋이 자신의 의지를 갖고 담배를 물지 않는 습관을 길들일 수 있어 좋다. 금연을 시작했는데도 흡연욕구가 생길 때마다 담배를 문다면 금연의지와 효과는 반감되게 마련이다. 담배상표를 바꾸거나 담배 개비 수를 줄이는 방법은 흡연자가 스스로 흡연시기를 조절할 수 있는 여지가 많으나 이 방법은 흡연유발상황이 흡연으로 이어지는 연결고리를 끊는 효과가 크다.

흡연자는 하루 중 일정하게 정해진 시간에만 흡연해야 한다. 만약 흡연할 시기를 지나쳤다면 욕구를 참고 다음 담배를 피울 때까지 기다려야 한다. 단점은 근무 도중 마음대로 휴식할 수 없는 직장에 다니는 사람은 이 방법을 쓰기가 곤란하다는 것이다. 이 방법을 쓰면서 니코틴패취를 활용, 금연 시작 후 2~3주 만에 완전금연에 돌입하는 게 바람직하다.

◎ 금연을 위한 약물치료

국내 흡연자의 35%가 매년 금연을 시도하고 있다. 금연에 도전한 사람 중 아무런 의약품이나 타인의 도움없이 자력으로 금연에 성공하는 사람은 5% 정도다. 금연으로 인한 금단증상을 야기하는 니코틴을 공급해주는 패취제나 껌, 우울증치료제를 병용하면 20~30% 정도가 금연에 성공한다.

금연교실이나 금연클리닉을 이용하면 적게는 20%, 많게는 60%가 금연에 성공한다. 이곳에서 이뤄지는 금연교육의 강도와 숙박교육이냐 왕래교육이냐에 따라 성공률은 크게 변한다. 강도 높은 숙박교육의 금연 성공률이 높다.

하지만 사람의 의지만큼 더 중요한 것은 없다. 니코틴패취를 썼을 때 금연성공률이 최대 30%에 달하지만 가짜 니코틴패취를 썼을 때도 금연성공률이 10% 정도 되는 것으로 알려져 있다. 금연자에게 니코틴패취와 니코틴이 들었다고 속인 반창고를 붙이고 금연성공률을 실험한 결과 후자가 높았다는 연구도 있다. 이는 니코틴에 대한 의존성조차도 의지로 극복할 수 있으며 금연이 패취제 따위의 도움을 받을 수 있을지언정 궁극적 성패는 금연결심자의 마음에 달렸다는 것을 의미한다.

니코틴패취를 비롯한 각종 금연보조제는 플라시보(placebo 僞藥)효과에 상당 부분 의지 하고 있음을 깨달을 필요가 있다.

니코틴 대체요법
금연에 실패하는 이유의 3분의 2는 니코틴 금단증상과 연관돼 있다.

흡연시에는 니코틴과 타르 등 4000여종의 독소가 수 초 내에 혈액으로 운반된다. 피부에 붙이는 니코틴패취는 적은 양의 보다 순수한 니코틴을 천천히 피부를 통해 흡수시켜 금단증상을 완화시킨다. 그러나 니코틴이 부족하니까 니코틴을 보충해 금단증상을 해소시킨다는 관점에만 초점을 맞추다 보면 금연에 실패하기 쉽다. 흡연의 습관성과 의존성 등 신체적, 정신적 측면을 고려한 금연교육이 병행돼야 한다.

수많은 연구에서 니코틴패취는 대략 금연성공률을 2배 이상 높이는 것으로 밝혀졌다. 이에 따라 금연법 가운데 현재 세계적으로 가장 널리 사용되고 있다. 하지만 국내서는 의사들의 대국민 홍보 부족, 지나친 '자기 의지' 강조, 붙이는 약에 대한 낮은 선호도 등 여러 가지 이유로 썩 많이 이용되고 있지는 못하다.

니코틴 대체요법의 효과는 다른 치료를 같이 병행하는 것과 큰 상관이 없다. 즉 금연클리닉이나 정신과 의원에서 집중적인 행동요법을 병행한다면 성공률이 더 높아지겠지만 대개는 진료실이나 금연교실이나 약국에서 이뤄지는 니코틴 대체요법의 효과가 대등소이하다. 이런 특성으로 인해 니코틴 대체요법은 간단하게 짧은 시간 안에 광범위한 흡연자 집단에 금연을 확산시킬 필요가 있을 때 강점이 있다고 할 수 있다.

각종 연구에 의하면 금연 첫 48시간 동안 단 한 대도 피우지 않는 것이 장기간 금연 성공에 절대적이다. 이 기간에 아주 적은 양이라도 담배를 피우는 흡연자는 금연에 성공할 가능성이 거의 없다. 이는 약 1주 후 단기간 지켜볼 때 단 한 대도 피우지 않은 사람에게만 니코틴 대체요법을 선별적으로 시행함으로써 금연성공률을 극대화할 수 있음을 의미한다.

니코틴 대체요법제로는 패취, 껌, 비강분무제, 흡입제, 트로키(빨아 먹는 제품) 등이 나와있다. 이들 제품 중 어느 것도 담배를 피울 때처럼 순간적으로 동맥혈관의 혈중 니코틴농도를 높이는 것은 없다. 대체로 이들 제품이 제공하는 전반적인 니코틴 용량은 흡연을 통해 얻을 수 있는 양의 3분의 1~2분의 1 정도에 지나지 않는다. 독성을 띠는 타르와 만성적 저산소증을 일으키는 일산화탄소가 없어 안전성이 높다.

☞ 니코틴패취의 사용법

니코틴패취는 금연 시작일 아침에 일어나서 바로 붙인다. 부착 부위는 목 아래에서 허리 위쪽의 몸통이나 팔이며 매일 다른 부위로 돌아가면서 붙인다. 매일 아침 패취 1장을 새 것으로 갈아붙인다. 금연할 마음의 준비가 덜 된 사람이라면 붙이지 않는 게 낫다. 패취를 붙이고 있는 동안에는 절대로 담배피우면 안 된다. 혈중 니코틴 농도가 너무 올라가게 되어 구역, 구토, 심한 두통 증세가 생길 수 있기 때문이다.

☞ 니코틴 패취는 누가 사용해야 하나

연구에 의하면 거의 모든 흡연자들이 니코틴패취의 도움을 받을 수 있다고 한다. 특히 니코틴 의존도가 중간 이상이거나 하루에 10개비 이상 피우는 흡연자, 이전의 금연 시도에서 금단증상이 심했던 사람인 경우에는 패취가 유용하다.

최근 심장병, 위·십이지장궤양, 말초혈관질환, 고혈압을 앓았던 사람이나 임신중이거나 나이가 18세 미만인 경우는 사용해서는 안 된다. 그럼에도 불구하고 임산부나 중증 심장병 환자가 담배를 끊지 못한다면 주치의와 상의해서 니코틴 대체요법을 하는 게 담배를 계속 피우는 것보다 효과 및 안전성에서 훨씬 낫다.

☞ 어떤 니코틴 용량이 적정할까

대부분의 니코틴패취는 니코틴 함량이 대, 중, 소 등 3종류로 나와 있다. 예전의 금연 시도에서 금단증상이 심했거나, 하루에 15개비 이상 피우거나, 니코틴 의존도가 매우 높은 흡연자는 가장 많은 대용량의 패취를 4주 붙인 다음 중간 용량을 4주, 소용량을 4주 정도 추가로 부착한다.

담배를 하루에 10~15개비 피우고 니코틴 의존도가 중간 이상일 경우에는 중간 용량의 패취를 8주, 소용량 패취를 4주 붙이면 된다. 제약회사는 안정적인 금연성공을 위해 12주 정도 패취를 부착할 필요하다는 입장이다. 그러나 의학적으로 니코틴패취의 부착 기간은 보통 6~8주면 충분하다. 8주 이상 붙이는 것이 더 효과적이라는 근거는 없다.

패취제의 부작용으로 부착부위가 빨개지거나 가렵고 부어오를 수 있다. 보통 경미하며 쉽게 치료된다. 다른 부위로 패취를 옮겨 붙이면 도움이 된다. 불면증, 꿈이 생생해지는 것, 속이 메스꺼워지는 것 등도 부작용으로 나타난다. 니코틴 대체요법은 병원에서 의사의 지도를 받을 경우 추가비용이 발생하므로 약국에서 해결하는 방법을 선택할 수 있다.

☞ **주요 제품**

패취제로는 대웅제약 '니코스탑'(1매당 니코틴 함량은 57, 38, 18mg 등 3종), 한국노바티스 '니코틴엘'(1매당 니코틴 함량은 52.5, 35, 17.5mg 등 3종), 한국화이자 '니코레트'(1매당 니코틴 함량은 15, 10, 5mg 등 3종) 등이 있다. 수면중에는 흡연욕구를 느끼지 않고 니코틴이 수면이 지장을 주므로 16시간만 작용하는 패취제가 유용한데 니코레트는 니코틴 함량과 작용시간을 줄여 최적의 효과를 노린 제품이다. 대신 니코레트는 12주간 15mg, 2주간 10mg, 2주간 5mg 등 총 16주 사용하도록 설계돼 있다.

트로키 제품으로는 중외제약 '니코매직'(1개당 니코틴 함량 1mg)이 있다.

☞ **니코틴 껌의 사용법**

니코틴 성분이 든 금연껌은 워낙 맛이 고약하고 나머지는 사용이 불편해서 국내서는 니코틴패취제가 주로 쓰이고 있다. 그러나 외국서는 금연껌을 가장 효과적인 금연수단으로 권장하고 있다.

껌 제품은 흡연 갈망을 느낄 때에만 일시적으로 니코틴을 공급하기 위해 사용할 수 있는 것이 장점이다. 수개월에 걸쳐 껌을 씹으며 인체의 니코틴 수요량을 점진적으로 줄여나가는 것이다. 금연성공률은 6개월 후 40%, 1년 후 23%에 달한다. 흥미로운 것은 니코틴 껌을 주더라도 상담 또는 정신치료를 겸하지 않으면 가짜 껌(플라시보)보다 금연성공률이 높지 않다는 점이다.

니코틴 껌을 사용할 때에는 니코틴이 구강점막을 통해 흡수되도록 잘 씹어야 하며 씹는 속도가 적절하여야 한다. 처음에 잘 씹어야 껌에서 니코틴이 충분히 유리되어 특유의 고약한 맛을 느끼게 된다. 이후 1분에 1~3회로 속도를 늦추어야 한다. 더 이상 과잉으로 니코틴이 유리되면 그만 삼키게 되어 니코틴이 위장관을 자극해 오심을 야기할 수 있기 때문이다. 또 니코틴 껌을 사용할 때 산성인 청량음료나 커피를 마시면 점막을 통한 니코틴의 흡수가 방해받기 때문에 피해야 한다.

금연욕구를 줄여주는 정신과 약물

현재 미국 식품의약국(FDA)의 승인을 받은 유일한 금연보조제는 부프로피온(bupropion 글락소스미스클라인 웰부트린서방정 · 외국서는 자이반)이 있다. 흡연자의 30%가 이 약을 복용함으로써 1년 이상 금연에 성공하는 효과를 보이고 있다. 또 만성폐쇄성폐질환(chronic obstructive pulmonary disease: COPD)에 걸렸으면서도 하루 15개비 이상의 담배를 흡연하는 중증 흡연중독자에게는 26주 이상 장기 금연하는 비율이 16%에 달했다.

이 약은 금연성공률이 패취제보다 약간 높고 금연 후 체중증가를 억제하거나 감량하는 효과도 있다. 무엇보다 경구약으로 복용할 수 있는 게 큰 강점이며 비싸다는 게 단점이다. 원래 우울증치료제인 이 약은 중추신경계에 신경전달물질인 도파민, 노르에피네프린, 세로토닌의 작용을 높임으로써 흡연욕구를 억제해주는 효과가 있다. 그러나 부작용으로 불면증, 심계항진(심장이 빠르고 강하게 뜀)을 유발할 수 있다. 정확한 작용기전은 파악되지 않고 있으나 금연효과는 우울증과 무관한 것으로 알려지고 있다.

또 다른 삼환계 우울증치료제인 노트립틸린(nortriptyline 일성신약 센시발정)이 금연 후 나타나는 금단증상 및 우울증을 경감해주는 용도로 처방되고 있다. 그러나 이들 우울증치료제는 금연효과에 대한 유효성이 완벽하게 확보되지 않아 니코틴 대체요법에 우선해서 1차 선택적으로 쓸 수 없고 의사의 처방을 받아야 하는 제약이 있다.

클로니딘(clonidine 태창제약 염산크로니딘정, 한국베링거인겔하임 카타프레스정)은 알코올 및 마약중독의 금단증상에 효과가 있어서 금연보조제로도 활용되고 있다. 담배에 대한 갈망과 금단증상을 경감시키고 장기금연을 연장시키는 효과가 있다. 본래 고혈압약이라 혈압을 내리는 효과가 있으나 별 문제는 되지 않는다. 부작용으로 진전, 입마름이 생기며 소수에서는 변비, 성기능감퇴 등이 나타날 수 있다. 같은 목적으로 역시 고혈압약인 프로프라놀롤(propranolol 대웅제약 인데랄캅셀)이 사용될 수 있다.

이밖에 흡연욕구를 줄이고 금연으로 인한 금단증상을 줄여주기 위해 항불안제나 항우울제가 처방되나 금연에 이바지한다는 의학적 근거는 미약하다. 불안제로는 항우울 작용도 겸한 알프라졸람(alprazolam 한국화이자 자낙스정), 클로나제팜(clonasepam 리보트릴정)이 가장 효과적이다. 항우울제인 플루옥세틴(fluoxetine 한국릴리 푸로작캅셀), 파록세틴(paroxetine 글락소스미스클라인 세로자트정)은 세로토닌의 고갈을 막아

우울증을 개선하고 금연으로 인한 비만을 차단하는 효과가 있어 처방된다.

　미국의 다국적 제약사 화이자가 개발중인 바레니클린(varenicline 상품명 챔픽스)는 복용한 지 40주 되는 시점에서 22.1%가 금연을 유지한 반면 웰부트린은 16.4%, 플라시보(가짜 약)는 8.4%에 그쳐 보다 금연효과가 우수한 것으로 나타나고 있다. 바레니클린은 니코틴을 대신해 뇌내 니코틴수용체에 결합하므로 이 약을 먹으면 담배 핀 것과 같은 신체반응이 나타나 담배를 피우지 않아도 참기 힘든 흡연욕구를 감소시켜준다.

　이밖에 사노피아벤티스가 개발한 리모나반트(rimonabant 상품명 아콤플리아)가 2007년말 발매를 앞두고 있다. 식욕과 흡연욕구를 조절하는 뇌내 엔도카나비노이드(endocannavinoid)수용체를 차단해 식욕과 흡연에 따르는 정신적 만족을 둔감하게 한다. 이에 따라 체중이 감소하고 담배를 피우고 싶은 욕구가 뚝 떨어지는 효과를 얻을 수 있다. 리모나반트는 흡연중독은 물론 알코올중독, 약물중독, 비만증을 개선할 수 있을 것으로 기대되고 있다. 대마초를 피우는 사람의 식욕이 늘어나는 것에 착안해 엔도카나비노이드 수용체를 찾아냈고 이를 억제하면 흡연욕구, 약물탐닉욕구, 식욕이 줄어드는 것을 발견함으로써 리모나반트가 개발됐다.

　미국 플로리다주 나비파마슈티컬스(Nabi pharmaceuticals)가 개발중인 신약은 니코틴 백신(nicotine vaccine 상품명 닉박스)이다. 니코틴 분자를 찾아 결합하는 항체를 생성시켜 니코틴이 뇌내 수용체와 반응하는 것을 차단, 흡연 욕구를 줄이는 약이다.

금연초 등 기타 금연요법

　두충잎을 발효시켜 말려 궐련으로 만든 것이 '금연초' 란 제품이다.

골초였던 바둑명인 조훈현씨가 금연초를 피우고 나서 담배를 끊게 됐다고 해서 유명해졌다. 제조사인 '쓰리지케어' 측은 사용자의 60% 이상이 금연에 성공한다고 홍보하고 있으나 장기성공률이 어느 정도인지는 확실하지 않다. 이 제품과 유사한 외국 제품의 경우 일산화탄소가 많이 방출된다는 연구보고가 많아 주의가 요망된다. 하지만 이 제품은 효용성과 유해성에 대한 수차례의 법적 다툼 끝에 식품의약품안전청으로부터 의약외품으로 허가받았다.

금연초 외에 오가피, 감초, 진피(귤 껍질 말린 것), 등피(쓴맛 나는 귤과 식물의 껍질 말린 것), 청피(미성숙 귤과 식물의 껍질 말린 것), 하수오, 녹차, 뽕잎, 길경(도라지 말린 것), 모과 등의 생약 성분이 캔디나 껌 형태의 금연기능식품으로 팔리고 있다. 제조사들은 이런 성분들이 기관지를 보호하고 담배맛이 쓰게 느껴지도록 만들어 흡연욕구를 줄인다고 설명한다.

그러나 금연초나 금연캔디 등은 이를 홍보하는 조훈현씨조차 성분 자체보다는 자신의 금연의지를 강하게 하는 것이 금연에 도움을 준다고 밝힌 만큼 과신은 금물이다.

금연침은 귀에 있는 경혈 자리에 침을 놓아 담배맛을 떨어뜨려 흡연욕구를 줄이는데 도움을 주는 치료법이다. 경희대 등 한의학계는 완전 금연 성공률이 40%에 달하고 4회 이상 침을 맞으면 평소보다 흡연량이 75% 이상 감소한 사람이 82%인 것으로 나타났다고 주장한다. 효과가 다소 과장된 측면이 없지 않으나 유효성이 있는 만큼 활용해볼 필요는 있다.

이밖에 최면술, 한약요법, 식사요법 등 다양한 금연법이 소개되고 있으나 상당수가 효과가 과학적으로 검증되지 않아 신뢰를 갖기에는 부족한 점이 있다.

◎ 흡연피해를 줄이는 식사요법

흡연으로 인한 피해를 방어하고 금연에 도움을 주는 영양성분으로 몇 가지가 손꼽힌다.

우선 담배는 유해한 가스를 배출해 세포에 산화적 독성을 끼치므로 비타민C와 E, 베타카로틴(비타민A의 전단계 물질) 등의 항산화 비타민을 보충함으로써 담배로부터의 피해를 줄일 수 있다.

애연가는 하루에 적어도 비타민C를 200mg 정도 섭취하는 게 필요하다. 좀더 적극적으로 비타민을 섭취하려면 금연가는 하루 300mg, 애연가는 하루 500~1000mg이 적합하다는 주장도 있다.

베타카로틴이 풍부한 음식을 먹었더니 폐암에 걸리는 비율이 낮다는 1980년대의 연구결과가 나와 있다. 구강암 전 단계가 구강암으로 발전하는 것을 억제하는 효과도 있는 것으로 보고되고 있다.

비타민E는 지질 성분의 산화를 막는 작용을 하며 흡연이나 대기오염과 관계 깊은 폐암과 폐기종 등의 발병을 억제하는 것으로 알려져 있다.

비타민B$_1$은 흡연으로 소실되기 쉬우므로 별도의 공급이 필요하다. 현미밥이 좋다.

무기질로는 셀레늄이 비타민E와 마찬가지로 세포표면에 존재하면서 항산화작용을 하고 둘은 시너지를 나타낸다. 셀레늄의 하루섭취권장량은 50~70μg이다. 일반적으로 남성흡연자는 100~150μg, 여성흡연자는 90~120μg를 섭취하면 좋다.

담배연기 속의 일산화탄소는 혈소판을 응집시켜 혈액을 끈적끈적하게 하고 혈관을 수축시킨다. 혈관이 딱딱해지고 혈압도 따라 올라가며 결국 심장병과 뇌졸중의 위험이 높아진다. 따라서 리놀렌산(linolenic acid)과 등푸른 생선에 다량 함유된 EPA, DHA 등 오메가3(ω-3)계 지방산의 섭취하여 이를 완화시킬 필요가 있다. 비흡연자는 하루 1g씩의 ω-3계 지방산을 섭취하는 게 바람직하고 흡연자는 2배로 먹으라고 전문가들은 권장하고 있다. ω-3계 지방산은 혈소판의 응집을 억제하고 동맥경화를 예방하는 효과가 있어 뇌·심혈관질환의 예방에 유익하다.

이같은 원칙에 의해 다음과 같이 흡연피해 저감식단을 꾸밀 수 있다.
1. 과일과 야채를 섞어 하루 7가지 이상을 섭취한다.
2. 양배추와 상추 등 어린 야채를 매일 1가지 이상 먹는다.
3. 시금치, 쑥갓, 붉은 피망, 당근과 같은 짙은 녹색 야채나 적황색 야채를 한 가지 먹는다.
4. 오렌지, 사과, 바나나 등 생과일을 매일 먹는다.
5. 콩 종류를 바꿔가며 한 주에 3가지씩 먹는다.
6. 토마토에 이것저것 혼합한 샐러드 요리를 매일 1가지씩 먹는다.
7. 도정을 많이 하지 않은 곡류를 풍부하게 섭취해 식이섬유와 탄수화물을 보충한다.
8. 마늘, 양파, 파 등을 식사 때마다 먹는다.
9. 우유, 요구르트, 치즈 등의 저지방 유제품을 하루에 3가지 이상 먹는다.
10. 생선, 닭의 살코기, 계란, 치즈, 콩 등 양질의 단백질을 2가지 이상 먹는다.
11. 생선을 적어도 주 3회 이상 먹는다.
12. 하루 한 끼는 채식을 한다.
13. 소시지, 햄, 햄버거, 핫도그 등은 가급적 피한다.
14. 소고기나 돼지고기 등 붉은 고기는 주 1회로 한정한다.
15. 닭고기, 칠면조, 오리고기는 조리 후 껍질(고지방질 부위)을 벗기고 먹는다.

16. 하루에 1ℓ 이상의 물을 마시되 미네랄이 풍부한 물을 찾는다.
17. 담배와 술에 찌든 사람은 칡, 단감, 무, 오이, 파래 등이 해독에 좋다.

1권

위 · 십이지장 및 대장 항문 질환
과민성대장증후군(진경제) | 구토증 · 멀미(항구토제) | 궤양성 대장염 · 크론병 | 기능성 소화불량(위장관운동촉진제) | 변비(하제) | 설사(지사제) | 식중독 | 위산식도역류 | 위 · 십이지장궤양(제산제) | 체증 · 위하수 · 위통(소화제) | 치질 · 항문소양증

간 · 담 질환
간경변 · 간성혼수 · 합병증 | 담석 · 황달 | 바이러스성 간염 | 알코올성 간염(간장보호약 · 숙취해소제) | 알코올중독 | 지방간

혈액 및 대사이상 질환
갑상선질환 | 골다공증 | 빈혈 | 영양결핍증(비타민 무기질 보급제 · 자양강장제) | 저신장증 | 통풍

3권

신장질환
신장염 | 만성신부전

비뇨기질환
야뇨증 | 요로결석 | 요실금 · 과민성 방광 | 전립선염 | 전립선비대증

성기능 및 임신 관련 질환
남성갱년기증후군 | 발기부전 | 성 불감증 | 성병(매독 · 임질 · 세균성질증) | 에이즈 | 여성생리통 · 월경전증후군 | 여성폐경기증후군 | 임신 출산 관련 약물(피임제 · 임신진단시약 · 이유제) | 조루증

4권

근골격계 질환
골절 | 근육통 · 타박상 · 신경통 | 근육경

련 | 류마티스 관절염 · 퇴행성 관절염 |
오십견 | 요통

신경정신 질환
간질 | 공포증 · 불안증 · 강박증 | 공황장
애 | 두통 · 편두통 | 불면증 | 정신분열증
| 우울증 | 조울증 | 주의력결핍과잉행동
장애 | 치매 | 파킨슨병
종양 및 혈액이상 질환
백혈병 | 암

5권

감염 질환
기생충(구충제 · 살충제) | 말라리아 | 렙
토스피라 | 소아 감염질환(예방접종 주사
제) | 유행성출혈열

안과 질환
각막염 · 결막염 | 노안 · 시력감퇴 | 녹내
장 | 백내장 | 안구건조증 · 충혈

이비인후과 질환
난청 | 알레르기성 비염(항히스타민제) |
어지럼증 · 이명 | 인후염 | 중이염 | 축농
증 | 편도선염

피부과 질환
기미 | 농가진 | 다한증 · 액취증 | 두드러
기 | 땀띠 | 무좀 | 습진 | 아토피성 피부
염 | 여드름 | 피부외상(상처치유제 · 소
독약) | 주근깨 | 주름살 | 탈모증 | 피부
외상 | 화상

치과질환
구취(구강청결제) | 충치(치아미백제) | 풍
치(잇몸약)

※ 저자의 저술의도에 따라 순서가 바뀔 수도 있습니다.

환자의 눈으로 쓴 약 이야기2

초판 인쇄 2006년 8월 22일 | 초판 발행 2006년 9월 1일 | 지은이 정종호 | 펴낸이 임용호 | 펴낸곳 도서출판 종문화사 | 편집 블룸 | 영업 이동호 | 인쇄 삼신문화사 | 출판 등록 1997년 4월 1일 제22-392 | 주소 서울시 종로구 통의동 35-24 광업회관 3층 | 전화 (02) 735-6893 팩스 (02) 735-6892 | E-mail jongmhs@hanmail.net | 값 16,000원 | ⓒ 2006, Jong Munhwasa printed in Korea | ISBN 89-87444-64-3 03510 | 잘못된 책은 바꾸어 드립니다.